Jürgen Wettig

Schicksal Kindheit

Jürgen Wettig

Schicksal Kindheit

Mit 32 Abbildungen und 2 Tabellen

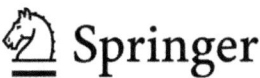

Dr. Jürgen Wettig
Zentrum für Soziale Psychiatrie Rheinblick
Klinik Eichberg
Kloster-Eberbach-Str. 4
65346 Eltville
www.doktor_wettig.de

ISBN   978-3-540-68281-3   Springer Medizin Verlag Heidelberg

Bibliografische Information der Deutschen Nationalbibliothek
Die Deutsche Nationalbibliothek verzeichnet diese Publikation in der Deutschen Nationalbibliografie; detaillierte bibliografische Daten sind im Internet über http://dnb.d-nb.de abrufbar.

Dieses Werk ist urheberrechtlich geschützt. Die dadurch begründeten Rechte, insbesondere die der Übersetzung, des Nachdrucks, des Vortrags, der Entnahme von Abbildungen und Tabellen, der Funksendung, der Mikroverfilmung oder der Vervielfältigung auf anderen Wegen und der Speicherung in Datenverarbeitungsanlagen, bleiben, auch bei nur auszugsweiser Verwertung, vorbehalten. Eine Vervielfältigung dieses Werkes oder von Teilen dieses Werkes ist auch im Einzelfall nur in den Grenzen der gesetzlichen Bestimmungen des Urheberrechtsgesetzes der Bundesrepublik Deutschland vom 9. September 1965 in der jeweils geltenden Fassung zulässig. Sie ist grundsätzlich vergütungspflichtig. Zuwiderhandlungen unterliegen den Strafbestimmungen des Urheberrechtsgesetzes.

Springer Medizin Verlag
springer.de
© Springer Medizin Verlag Heidelberg 2009

Die Wiedergabe von Gebrauchsnamen, Warenbezeichnungen usw. in diesem Werk berechtigt auch ohne besondere Kennzeichnung nicht zu der Annahme, dass solche Namen im Sinne der Warenzeichen- und Markenschutz-Gesetzgebung als frei zu betrachten wären und daher von jedermann benutzt werden dürften.

Produkthaftung: Für Angaben über Dosierungsanweisungen und Applikationsformen kann vom Verlag keine Gewähr übernommen werden. Derartige Angaben müssen vom jeweiligen Anwender im Einzelfall anhand anderer Literaturstellen auf ihre Richtigkeit überprüft werden.

Planung: Renate Scheddin
Projektmanagement: Renate Schulz , Meike Seeker
Lektorat: Petra Rand, Münster
Zeichnungen: Dr. Ulrich Neumann, Wiesbaden
Satz: Fotosatz Karlheinz Detzner, Speyer

SPIN: 12041343

Gedruckt auf säurefreiem Papier   2126 – 5 4 3 2 1 0

Für Iris, Adrian und Lydia

Vorwort

Wenn Sie dieses Buch in Ihren Händen halten, werden Sie zunächst durch eigene Kindheitserinnerungen berührt sein. Ganz entfernt und verschwommen tauchen Gedächtnisinseln auf, die allmählich eine immer komplexer werdende Landschaft bilden.

Da ist sie wieder – Ihre Kindheit.

Die warmherzige Stimme der Großmutter, die so gut, wie niemand sonst, Märchen vorlesen konnte, dringt an Ihr Ohr. Sie sehen den Großvater mit seinem dunklen Hut und dem Spazierstock an der Tür stehen und sind in freudiger Erwartung auf die Tüte Lakritz, die er bei sich trägt. Vielleicht erinnern Sie sich auch an die sanfte Hand Ihrer Mutter, die Ihnen übers Haar streicht und den Schokoladenpudding, die obligatorische Weihnachtsgans oder an Ihren ersten Goldhamster, den Sie sich so sehr gewünscht hatten. Sicher wissen Sie noch den Namen ihrer Lieblingspuppe und Ihrer besten Freundin, mit der Sie das Obst in Nachbars Garten gepflückt haben. Wenn die Welt da draußen mal wieder so ungerecht war, dann wussten Sie, dass der Vater es wieder richten würde.

Möglicherweise war aber auch alles ganz anders, und Sie möchten sich nicht erinnern, weil Beziehungen zerbrochen sind, Gefühle verletzt und Hoffnungen enttäuscht wurden. Kann sein, dass Sie trotzdem Ihren Weg gefunden haben und auch stark genug sind, um in Frieden leben zu können. Möglich aber auch, dass Sie noch immer dieses düstere Grau umgibt, dieser Nebel, der ein unbeschwertes Hineinstolpern in den jungen Tag zunichte macht und die Sonne verschleiert.

Die Kindheit kommt nicht zurück, und doch beherrscht sie uns ein Leben lang.

Unsere Kindheitserfahrungen geben wir über die Generationen hinweg weiter. Als Eltern sehen wir uns in der Verantwortung, alles richtig zu machen, aber Tag für Tag zeigen die Kinder uns unsere Grenzen auf. So wie beim Wettlauf zwischen dem Hasen und dem Igel bewegen wir uns physisch am Limit und versuchen, jeder Rolle gerecht zu werden, aber kaum ist das Ziel erreicht, schon müssen wir wieder an den Start. Erziehung ist harte und ermüdende Arbeit. Warum tun wir uns das nur an? Wohl alle Eltern haben sich das irgendwann einmal gefragt. Die meisten finden aber auch gleich die Antwort: Kinder geben unserem Leben einen Sinn. Sie halten uns jung. Sie bewegen und berühren uns. Sie sagen uns die Wahrheit. Kinder lösen in unserem Inneren tiefste Emotionen aus.

Die Geburt eines Babys ist einer der schönsten Augenblicke im Leben eines Paares. Plötzlich sind es nicht mehr zwei, sondern drei Menschen, die ihren Weg miteinander gehen. Aber da ist auch die Angst, ob das Kind gesund ist, ob »alles dran« ist und ob man zu Hause, unerfahren und jung, mit der Versorgung zurechtkommt. Da sind auch Wut und Verzweiflung, wenn sich das Baby nächtelang lautstark sein Recht verschafft – ohne Rücksicht auf irgendetwas. Bodenlos auch die Trauer, wenn das Leben mit dem Tod beginnt, etwa bei Komplikationen in der Schwangerschaft oder um die Geburt herum. Nichts macht einsamer als die Situation, ein Kind zu verlieren. Bekannte wechseln die Straßenseite, Verwandte rufen nicht mehr an, Beziehungen zerbrechen. Die Menschen möchten nichts davon wissen, halten es nicht aus, mit dem Tod eines Kindes konfrontiert zu werden und sind selten in der Lage, wirklich Trost zu geben. In der Geburtshilfe spricht man bei einem Geburtsgewicht über 500 g von einer Totgeburt, und das Kind ist beerdigungspflichtig. Leichtere Kinder, also Spätaborte, werden anonym beerdigt oder mit dem Krankenhausmüll entsorgt. Zur Bewältigung der Trauer ist es für die Eltern wichtig, das Geschlecht ihres Kindes zu erfahren, ihm einen Namen zu geben und sich von ihm zu verabschieden.

Freude, Glück, Angst, Wut, Verzweiflung und Trauer sind Gefühle, die wohl nie tiefer empfunden werden können als zwischen Eltern und Kindern. Sie bleiben lebenslang über die Generationen erhalten und folgen immer wieder dem gleichen Muster einer mehr oder weniger intakten Kommunikation. Nicht selten beobachtet die Großmutter mit Sorge, dass ihre Tochter deren Kind auf die gleiche Weise einengt, vernachlässigt oder überbehütet wie sie, die Großmutter, es früher gemacht hat. Die Weisheit des Alters hilft hier aber wenig, denn die Spur des mütterlichen Verhaltens ist schon fest zementiert, oft kaum korrigierbar und durch die eigenen frühkindlichen Erfahrungen vorgezeichnet.

Wenn Ihre Kinder schon erwachsen sind, dann blicken Sie mehr oder minder zufrieden auf das Ergebnis Ihrer erzieherischen Bemühungen zurück. Sie wissen aber, dass der nun reife Sohn oder die selbstbewusste Tochter allenfalls noch im Mikrobereich Ihrem Einfluss unterliegen. Die Art, wie Ihre erwachsenen Kinder Ihnen heute begegnen, hat viel mit Ihrem Verhalten vor 20 oder 30 Jahren zu tun. Sollten Ihre Kinder erwachsen, aber noch vom Elternhaus abhängig sein, sei es weil sie krank sind, Schicksalsschläge haben hinnehmen müssen oder weil ihnen einfach die Motivation fehlt, für sich selbst zu sorgen, dann tragen Sie eine schwere Last. Ein wesentliches Ziel der Elternschaft ist es – nach einem alten Sprichwort – kleinen Kindern Wurzeln und großen Kindern Flügel zu geben.

Es gibt gute Gründe, dieses Buch zu lesen.

Vielleicht sind Sie Erzieherin, Psychotherapeutin, Hebamme, Jugendpsychiater, Kinderarzt, Lehrer oder arbeiten beim Jugendamt.

Vielleicht sind Sie kinderlos und ärgern sich über den lärmenden und expansiven Nachwuchs der Nachbarn oder über die Vergünstigungen kinderreicher Familien.

Vielleicht leiden Sie unter Ihrem unerfüllten Kinderwunsch und blicken sehnsüchtig in der Stadt jedem Kinderwagen nach, oder Sie haben ein Kind adoptiert, oder Sie sind alleinerziehend.

Möglicherweise haben Sie Freunde oder Angehörige, die unter ihrer Kindheit leiden und sogar psychisch krank geworden sind. Sie möchten helfen, sind aber ratlos oder befangen.

Sicher stehen Sie auch unter dem Eindruck täglich neu aufgelegter Medienberichte über Kindheitskatastrophen gequälter, vernachlässigter oder getöteter Kinder.

Sie haben hier kein Lehrbuch und auch kein Therapiebuch vor sich. Es handelt sich eher um ein lehrreiches und ein therapeutisches Buch.

Ich möchte über die Folgen der Kindheit aufklären und ihre prägende Bedeutung, vor allem der frühkindlichen Phase, für das gesamte Leben bewusst machen.

Die intakte Eltern-Kind-Bindung ist der Keim für eine gesunde Persönlichkeitsentwicklung. Die einzelnen Kapitel integrieren und verknüpfen tiefenpsychologische, entwicklungspsychologische, verhaltensbiologische und moderne neurobiologische Erkenntnisse sowie Ergebnisse der funktionellen Bildgebung des Gehirns.

Bereits soviel soll am Anfang gesagt sein:

Jedes Kind hat ein Recht auf Familie, denn die ersten Jahre entscheiden.

Jürgen Wettig
Mainz, August 2008

Die überwiegend maskuline Formulierung wurde aus Gründen der Vereinfachung gewählt und ist natürlich synonym durch die weibliche Form ersetzbar.

Ich bitte die LeserInnen um Verständnis.

Alle in diesem Buch genannten Daten und Fakten basieren auf empirischen Untersuchungen und sind wissenschaftlich belegt.

Wichtige Publikationen, die zentrale Thesen des Buches begründen, sind im Literaturverzeichnis aufgeführt.

Inhaltsverzeichnis

1	**Spuren der Kindheit**	1
1.1	Konstruktive Reifung	2
1.2	Destruktive Prozesse	5
1.3	Individualität, Persönlichkeit und Charakter	8
2	**Entscheidende Entwicklungsschritte**	9
2.1	Gehirn	10
2.2	Sinne	23
2.3	Motorik	28
2.4	Sprache	31
3	**Lernen und Anpassungsbereitschaft des Gehirns**	37
3.1	Anlage und Umwelt	38
3.2	Formen des Lernens	47
3.3	Frühe Lernprozesse	50
3.4	Emotionale Intelligenz und soziale Kompetenz	57
4	**Gesunde Persönlichkeit**	73
4.1	Temperament und Charakter	74
4.2	Akzentuierte Persönlichkeitszüge des gesunden Menschen	77
4.3	Weg zum reifen Menschen	88
5	**John Bowlbys Bindungstheorie**	95
5.1	Entwicklungspsychologische und psychoanalytische Vorläufer	96
5.2	John Bowlbys frühe Arbeiten	97
5.3	Bindungssystem und motorisches Erkundungssystem	98
5.4	Ethologische Verankerung	101
5.5	Neurobiologische Parallelen	102
5.6	Konsequenzen für Erziehung und Fremdbetreuung	104
6	**Schutzfaktoren der kindlichen Entwicklung**	109
6.1	Sichere Bindung	110
6.2	Funktionen der Familie	116
6.3	Resilienz	130
7	**Risikofaktoren der kindlichen Entwicklung**	133
7.1	Unsichere Bindungsstile	134
7.2	Defizite im elterlichen Erziehungsverhalten	141
7.3	Probleme in der Familie	144
7.4	Vernachlässigung, Misshandlung, Missbrauch	160
7.5	Heimerziehung	172
8	**Folgen frühkindlicher Störungen beim Erwachsenen**	185
8.1	Entwicklung und Verlauf psychiatrischer Erkrankungen	186
8.2	Angst und Depression	187
8.3	Borderline-Persönlichkeitsstörung	195
8.4	Multiple Persönlichkeitsstörung/ dissoziative Identitätsstörung	198
8.5	Dissoziale Persönlichkeitsstörung	204
9	**Psychotherapeutische Grundlagen**	211
9.1	Psychotherapiebedarf	212
9.2	Grundregeln therapeutischen Vorgehens	213
9.3	Entwicklung der Tiefenpsychologie	221
9.4	Zusammenhang zwischen Psychotherapie und Neurobiologie	224
9.5	Konsequenzen für die psychotherapeutische Heilbehandlung	232
10	**Was ich noch zu sagen hätte**	235
	… aus autobiographischer Sicht	236
	… aus psychiatrischer Sicht	237
	… aus väterlicher Sicht	238
	… aus philosophisch-gesellschaftspolitischer Sicht	239
	… aus salutogenetischer Sicht	241
	Das Beste in uns weckt ein Kind …	243
	Literatur	247
	Sachverzeichnis	251

Spuren der Kindheit

1.1 Konstruktive Reifung – 2

1.2 Destruktive Prozesse – 5

1.3 Individualität, Persönlichkeit und Charakter – 8

1.1 Konstruktive Reifung

Kindheit ist die Zeit, in der gespielt, ziellos ausprobiert und ständig Neues erfahren werden kann. Es ist die lange zurückliegende traumhafte Freiheit ohne Aufgaben und Verpflichtungen. Kinder sind zu beeindrucken, können sich vorbehaltlos freuen, empfinden intensiv und intrigieren nicht. Sie haben noch die Fähigkeit, neue Bilder in sich aufzunehmen, ohne sie auf materielle Werte abzutasten und dann in wichtig oder unwichtig einzuteilen. Kinder sehen das Gänseblümchen auf der Wiese und pflücken es für die Mutter. Sie sammeln die Kastanien im Spätsommer, weil sie so schön rund und glatt sind. Sie freuen sich über die ersten warmen Tage im Frühling, denn es macht Spaß, kurze Hosen und Sandalen zu tragen. Kinder sehen die Welt optimistisch, nutzen ihre Sinne und koppeln ihre Erfahrungen unmittelbar mit starken Gefühlen, die sich dann in ihr Gedächtnis eingraben. Sie erleben das Geschehen um sich herum als aufregend und bunt.

vorbehaltloser Optimismus

> ❓ **Leitfragen**
> Was brauchen Kinder für eine gesunde Entwicklung?

Mithilfe ihres enorm plastischen und lernfähigen Gehirns sind Kinder prinzipiell in der Lage, alle möglichen Fähigkeiten und Fertigkeiten, Vorstellungen und Überzeugungen von denjenigen Menschen zu übernehmen, bei denen sie aufwachsen. Das sind in der Regel die Eltern. Hier wird bereits deutlich, wie wichtig die Vorbildfunktion der Elterngeneration für die Entwicklung des Kindes ist. Natürlich wird der Sohn, dessen Vater jeden Abend schlecht gelaunt nach Hause kommt, annehmen, dass Arbeit keinen Spaß macht. Auch die Tochter, die eine Mutter vor Augen hat, die regelmäßig Beruhigungspillen einnimmt und hastig an der Zigarette zieht, wird glauben, dass diese Gifte zum normalen Tagesablauf gehören. Jeder wird wissen, was mit der Feststellung gemeint ist, dass Kinder vieles von dem fortführen und verinnerlichen, was die nächsten Bezugspersonen ihnen täglich vorleben. Das betrifft Mimik, Gestik, Sprache, Gedanken, Gefühle und Verhalten. Es ist eben ein Unterschied, ob sich alle Familienmitglieder zu verschiedenen Zeiten am Kühlschrank bedienen und dann ihr eigenes Programm abspulen oder ob abends um 19.00 Uhr am Tisch gegessen, gesprochen und gelacht wird.

Vorbilder

> ❗ **Das Unternehmen Familie benötigt feste Rahmenbedingungen und Rituale; hierbei haben Kinder und Eltern Rechte, aber auch Pflichten.**

Es ist sehr wahrscheinlich, dass die Kinder alles, was sich in diesem System bewährt und ihnen nachhaltig positive Gefühle beschert hat, in die nächste Generation hineintragen werden. So sind sie in der Lage, dann selbst in der Elternrolle, den einmal begonnenen Weg auszubauen und noch konsequenter zu beschreiben.

Die Thematik von Abhängigkeit und Vertrauen zur Umwelt bestimmt die Säuglingszeit in einzigartiger Weise (◻ Abb. 1.1). Ein festes Geborgenheitsgefühl, das dem Kind unabhängig von Verdiensten und Leistungen

Geborgenheit

1.1 · Konstruktive Reifung

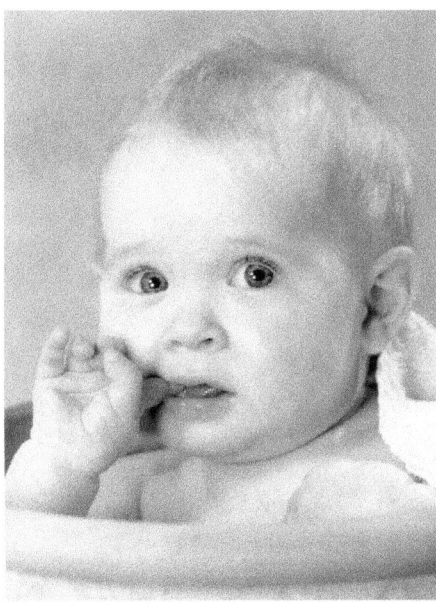

◘ Abb. 1.1. Frühe Kindheit

von den Eltern garantiert wird, ist während der ganzen Entwicklung unerlässlich. Gibt es hier Defizite, hat das Kind später für die sozialen Beziehungen keinen Platz, weil es immer mit der Absicherung seines Selbstwertgefühls beschäftigt ist. Ein stabiles Selbstbild ist aber die Basis aller sozialen Beziehungen. Es entsteht v. a. dadurch, dass das Kind Folgendes erlebt: »Meine Eltern sind zufrieden mit mir, und ich bin ihnen wichtig.«

Von Geburt an hat der Mensch ein biologisches Bedürfnis nach Bindung. Die Nähe der Bezugspersonen wird besonders dann gesucht, wenn Angst, Trauer oder Schmerz in einem Ausmaß erlebt werden, das nicht mehr selbstständig regulierbar ist. Die ersten 18 Monate entscheiden, ob das Kind im späteren Leben Beziehungsfähigkeit erlangt und seine Affekte angemessen regulieren kann.

Bindung

> ❶ Bindung bedeutet ein lang anhaltendes emotionales Band zu ganz bestimmten Personen, die nicht beliebig austauschbar sind.

Auch neurowissenschaftlich gibt es heute keinen Zweifel daran, dass frühkindliche Erfahrungen an der Konstruktion des Nervenzellnetzwerks im Gehirn maßgeblich beteiligt sind und so die künftige Persönlichkeit formen. Die Persönlichkeit eines Kindes kann sich optimal herausbilden, wenn natürliche Veranlagung und Umgebungsfaktoren harmonisch aufeinander abgestimmt sind. Das wird durch Flexibilität und Feinfühligkeit der Bezugsperson erreicht, die ihr Verhalten an die verschiedenen Entwicklungsschritte des Kindes anpasst. Jede Stufe auf dem Weg zur reifen Persönlichkeit wirkt wieder auf die nächste. Die Jahre der Kindheit beeinflussen die Jugend, diese wieder den Erwachsenen, und dessen Erfahrungen setzen sich in der Weisheit des Alters fort.

Flexibilität und Feinfühligkeit der Bezugsperson

Die sensible Phase der individuellen Bindung an eine Bezugsperson liegt im ersten bis dritten Lebensjahr (◘ Abb. 1.2). Man kann die Betreuung

sensible Phase der individuellen Bindung

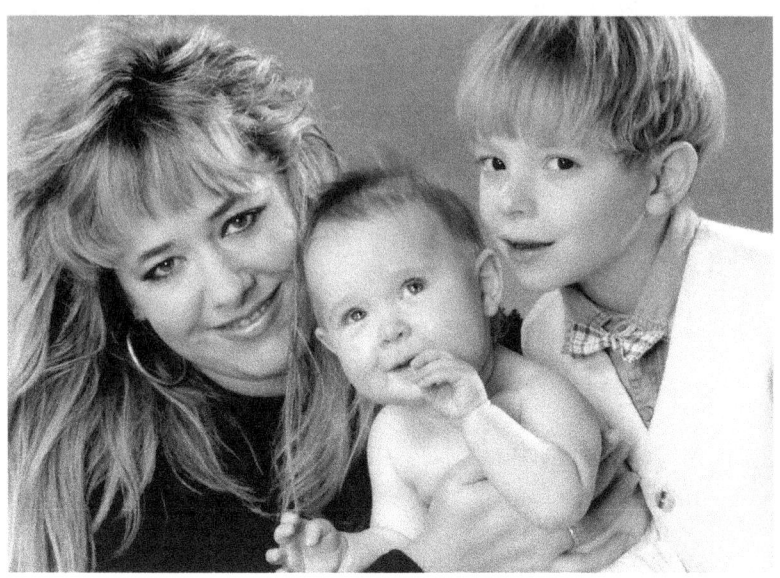

◘ **Abb. 1.2.** Sichere Basis

eines jeden Kindes durch eine konstante, ihm zugewandte mütterliche Bezugsperson in ihrer Bedeutung für die gesunde Persönlichkeitsentwicklung mit der Infektionsprophylaxe vergleichen. Nach Entdeckung der Infektionswege und Erreger gefährlicher Infektionen wurden Impfungen und Hygienestandards entwickelt. Man besiegte das Kindbettfieber durch Hygiene und die Kinderlähmung durch Schluckimpfung. Mit der gleichen Konsequenz sind wechselnde Bezugspersonen während der ersten beiden Lebensjahre zu vermeiden.

psychische Stabilität

Nur durch enge Bezugspersonen, die dem Kind gewisse Geisteshaltungen vorleben und diese auch im Umgang mit ihm verständlich ausdrücken, kann psychische Stabilität erzielt werden. Kinder brauchen also eine Familie, in der sie ihre Wahrnehmungen, Empfindungen, Erfahrungen und ihr Wissen mitteilen können. Die Familie vermittelt ihnen das Gefühl, nicht allein und verloren, sondern wertvoll und wichtig zu sein. Das Kind wird stark, wenn es täglich erfährt, dass es etwas bewirken kann, dass seine Lust, zu entdecken, akzeptiert und gefördert wird.

psychisches Gleichgewicht

Am Ende steht dann vielleicht – nach über 20-jähriger Entwicklung – der reife, erwachsen gewordene Mensch, der in der Lage ist, psychische Belastungen zu kompensieren. Diese Fähigkeit besitzt ein Optimum, das mit völligem Wohlbefinden gleichzusetzen ist. Manche nennen es Glück und meinen damit das als angenehm empfundene Gleichgewicht eines Menschen mit seiner Umgebung. Stets strebt die Persönlichkeit danach, dieses Gleichgewicht zu erreichen, verwendet darauf mehr oder weniger Energie, ist dabei unterschiedlich kreativ und pendelt in einem dauernden dynamischen Prozess auf und ab.

Imanuel Kant schrieb zum Ende des 18. Jh.s in der von ihm herausgegebenen Zeitschrift *Über Pädagogik*:

Daher ist die Erziehung das größte Problem und das schwerste, was dem Menschen kann aufgegeben werden. Denn Einsicht hängt von der Erziehung und Erziehung hängt wieder von der Einsicht ab. ... und nur dadurch, dass eine Generation ihre Erfahrung und Kenntnisse der folgenden überliefert, diese wieder etwas hinzu tut und es so der folgenden übergibt, kann ein richtiger Begriff von der Erziehungskunst entspringen ... (Kant, zit. nach Gebauer u. Hüther 2004, S. 109)

1.2 Destruktive Prozesse

Leider ist der konstruktive Reifungsprozess störanfällig, wie die weitere Lektüre dieses Buches zeigen wird.

Missglückt nämlich die Vorbildfunktion der Eltern auf breiter Ebene, könnte die Anzahl orientierungsloser Menschen in der Gesellschaft wachsen und die ganze Gesellschaft Gefahr laufen, ihre Orientierung zu verlieren. In diesem Szenario hätten immer weniger Eltern über die Generationen hinweg die Fähigkeit, ihren Kindern sinnvolle Ziele und Selbstsicherheit zu vermitteln.

Orientierungslosigkeit

Bereits heute sind Begriffe wie Aufrichtigkeit, Bescheidenheit, Achtsamkeit, Verlässlichkeit oder Verbindlichkeit aus dem Vokabular unserer Spaßgesellschaft weitgehend verdrängt worden. Aus sich selbst heraus kann ein Kind diese Werte ebenso wenig entwickeln wie die Fähigkeit, eine bestimmte Sprache zu erlernen.

Spaßgesellschaft

Es gibt nicht wenige Menschen, denen ihre Kindheit als eine außerordentlich gefährliche Zeit erscheint, in der sie hilflos und abhängig waren, verletzt und missbraucht, demoralisiert und verbogen werden konnten. Sie erinnern sich nur ungern oder mit großen Schmerzen daran, entwickeln körperliche Symptome oder psychische Erkrankungen (▶ Beispiel).

Stressnarben

> **Beispiel**
>
> Man stelle sich vor, ein 2-jähriges Kind wird von seiner Bezugsperson regelmäßig niedergebrüllt und in sein Zimmer gesperrt. Dieses Kind verarbeitet diese Form der Ablehnung unbewusst und speichert die Erfahrung als unauslöschbare Gedächtnisspur in der Großhirnrinde. Es entsteht eine »Stressnarbe«, die sich Jahrzehnte später u. a. als Angststörung oder mindestens ausgeprägte Selbstunsicherheit manifestieren kann, ohne dass dem Betreffenden die eigentliche Ursache dafür bewusst ist. Angst hat eine kalte Hand. So bilden Körperreaktionen wie Herzrasen, Schwitzen, Atemnot zusammen mit dem Gefühl, völlig die Kontrolle zu verlieren oder sterben zu müssen, die Grundlage für umfangreiches Flucht- oder Vermeidungsverhalten. Das kann so weit gehen, dass diese Menschen gar nicht mehr ihre Wohnung verlassen. Sie haben größte Probleme, mit dem Bus zu fahren oder ins Kino zu gehen. Ständig leiden sie unter der Vorstellung, es könnte etwas passieren, fühlen sich hilflos und ausgeliefert.
> Das Kind lernt in den ersten Jahren den Umgang mit Gefühlsregungen. Auch der Umgang mit Angst ist sehr davon abhängig, wie Eltern oder Geschwister mit eigenen Angstgefühlen verfahren und wie sie auf die Ängste des Kindes reagieren. So ein überbehütender Erziehungsstil kann auch das Kind prägen und eine Angsterkrankung begünstigen. Diese ist eng mit der Depression verbunden.

Gedächtnisblockade	Tatsächlich gibt es Erwachsene, die ihre Kindheit aus dem Bewusstsein gestrichen und förmlich abgespalten haben. Sie leben in einem komplizierten Mechanismus der Gedächtnisblockade, können plötzlich nicht mehr sprechen, werden ohnmächtig, oder die Gliedmaßen gehorchen ihnen nicht mehr. Der Blick zurück auf die zumeist schreckliche Kindheit wird unter Aufwendung gewaltiger Energie verdrängt.
Wut gegen sich selbst	Andere Menschen, denen die Kindheit geraubt wurde, entwickeln heftige Wut gegen sich selbst und verletzen sich immer wieder. Unterarme und Gesicht sind durch Narben nach fortwährendem Schneiden mit Rasierklingen oder Ausdrücken glimmender Zigaretten gezeichnet. Wer so handelt, spürt sich nicht mehr, verabscheut und ekelt sich beim Blick in den Spiegel. Die Begegnung mit sich selbst wird zur Qual, und Beziehungen zu anderen scheinen unerreichbar zu sein.
Sucht	Oft sind es nur noch die unterschiedlichsten Süchte, die ein Weiterleben ermöglichen. Alkohol- und Drogenkonsum oder Ess- und Brechsucht sind Ausweichmanöver vor der inneren Leere in den Aktionismus. Der Rausch lässt aber den Betroffenen stets unbefriedigt zurück, sodass sich der Vorgang zwangsläufig wiederholt und schließlich bis ins Selbstzerstörerische gesteigert wird. Sucht bedeutet Siechtum.
Entbehrung mütterlicher Zuwendung	Der Depressive trägt in sich Vorstellungen von etwas, das früher gut war und jetzt schlecht ist. Er hat einen Verlust erlitten. Oft meint er, diesen Verlust durch eigene Schuld verursacht zu haben, als Strafe dafür, dass er so schlecht ist. Aus der Deprivationsforschung wissen wir, dass in der Biographie solcher Patienten reale Entbehrungen an mütterlicher Zuwendung in der frühen Kindheit stattgefunden haben.
Last der missglückten Kindheit	Es gibt Menschen, die ihre missglückte Kindheit ständig wie einen schweren Rucksack mit sich herumschleppen, ihn gern irgendwo abstellen würden, es aber nicht schaffen. Es gelingt ihnen einfach nicht, den Gurt vom Rucksack zu lösen. Vielleicht finden sie irgendwann eine vertraute Person, die ihnen hilft, etwas Ballast abzuwerfen, um den Rucksack erträglicher zu machen.
	Im Gepäck findet man gewalttätige oder alkoholsüchtige Väter, depressive, überforderte, ehrgeizige oder gleichgültige Mütter, zerstrittene, geschiedene, verzweifelte, verbitterte oder kranke Eltern, rivalisierende, überbehütete oder verlorene Geschwister, zerbrochene, kalte, verwahrloste oder keimfreie Elternhäuser und und und …
ungelebtes Leben	Diesen Menschen fällt das Leben schwer. Sie ziehen sich zurück, wenn Konflikte auftauchen, sind unzufrieden in Beziehungen, erleben sich vielmehr als Gebende statt als Nehmende. Sie sehnen sich nach Nähe, doch wenn sie entsteht, können sie diese oft nicht ertragen. Sie haben das Gefühl, zu kurz gekommen zu sein oder versagt zu haben. Ihre selbst empfundene
gestohlene Kindheit	Tragik sind das ungelebte Leben und die gestohlene Kindheit.
	Es sind weniger die äußeren Ereignisse, Schicksalsschläge oder zeitlich befristeten Niederlagen als die dauerhaften inneren Belastungen und Konflikte, das Nichtausgeführte mehr als das Ausgeführte, dem die krank machende Wirkung zukommt. Eine Scheidung etwa ist zwar ein schmerzhaftes Trennungserlebnis, wird aber von den quälenden Selbstzweifeln und
Selbstzweifel und Bindungsängste	Bindungsängsten des verlassenen Partners, der womöglich als Einzelkind

1.2 · Destruktive Prozesse

immer erfolglos auf der Suche nach Freunden war, weit übertroffen. Beispielhaft ist auch die 40-jährige, unverheiratete, erfolgreiche Redakteurin, die eine bedrohliche Ess-Brech-Sucht entwickelt, als sie von der Schwangerschaft ihrer jüngeren Schwester erfährt.

In der besonders sensiblen frühkindlichen Phase können Vernachlässigung oder Ablehnung des Kindes zu Dauerstress führen. Dort wo, durch Körperkontakt und liebevolle Zuwendung, die hirneigenen Glückshormone (Endorphine) beim Säugling wirken müssten, findet man dauerhaft erhöhte Kortisolspiegel. Dieses messbare Korrelat für Stress wird auch bei Patienten mit schweren Depressionen, Panikzuständen und körperlichem Schmerz beobachtet. Anhaltende frühkindliche Traumatisierung führt im unreifen Gehirn zu einer bleibend erhöhten Empfindlichkeit der Hypothalamus-Hypophysen-Nebennierenrinden-Achse, die auch als Stressachse bezeichnet wird. Am Ende dieser Reaktionskette steht die Ausschüttung des Stresshormons Kortisol, das den Organismus in Alarmbereitschaft versetzt und das Immunsystem unterdrückt. Dieser Mechanismus ist seinem Wesen nach nur für kurzfristige Flucht- und Schrecksituationen vorgesehen, in denen der Organismus auf Bedrohung von außen effizient und schnell reagieren muss. Wenn nun die Stressachse durch andauernde negative Bindungserfahrungen des Kleinkindes hochreguliert wird, hat dieser Vorgang empfindliche Auswirkungen auf die sich entwickelnden Hirnstrukturen und hinterlässt unauslöschbare Stressnarben im unbewussten (impliziten) Gedächtnis. Die so wichtige Vernetzung der Hirnzellen wird auf eine Weise negativ beeinflusst, die im späteren Erwachsenenleben kaum wieder rückgängig zu machen ist. Diese Menschen leiden u. a. unter überschießenden Angstreaktionen, schweren Beziehungsstörungen und Selbstzweifeln.

Dauerstress

erhöhte Kortisolspiegel

> **!** Ebenso wie das Training bestimmter Fähigkeiten, z. B. Klavierspielen, Spuren im Gehirn hinterlässt, graben sich auch traumatische Erfahrungen ein.

Das Kind kann einzelne traumatische Erlebnisse besser verkraften als Dauerstress. Abgesehen von spektakulären Einzelfällen verhungerter, verdursteter, erstickter oder totgeschlagener Kinder gibt es eine hohe Dunkelziffer dauerhaft vernachlässigter Kinder.

Vernachlässigung

> **?** **Leitfragen**
> Wo fängt Vernachlässigung überhaupt an?

Sicherlich nicht erst, wenn ein Kind nicht richtig ernährt, gekleidet oder gepflegt wird. Viel früher setzen die psychische und die soziale Vernachlässigung ein. Das ist der Fall, wenn das Kind vor dem Fernseher oder der Spielkonsole sich selbst überlassen bleibt und über Tage und Wochen keine Aktivitäten der Eltern mit dem Kind stattfinden. Dieser Zustand ist rein äußerlich zwar nicht erkennbar, hinterlässt aber schwere Persönlichkeitsdefizite quer durchs Leben.

Zwar sind wechselnde Bezugspersonen während der ersten beiden Lebensjahre zu vermeiden; es gibt jedoch eine Ausnahme: Das ist die offenbare Erziehungsunfähigkeit der Eltern. Hier stellt ein behördlich (Jugend-

Erziehungsunfähigkeit der Eltern

amt) herbeigeführter Beziehungsabbruch innerhalb des Elternhauses das kleinere Übel für das Kind dar.

Grundsätzlich besteht aber aus Sicht der Pädiatrie, Verhaltensbiologie und Bindungsforschung heute kein Zweifel mehr an folgender Feststellung: Persönlichkeitsschäden, die durch bindungsloses Aufwachsen des Vorschulkindes oder durch mehrmalige Bindungsabbrüche entstehen, beeinträchtigen die Lebenschancen stärker als die schlimmsten sozialen und psychischen Belastungen des späteren Erwachsenenlebens.

Persönlichkeitsschäden

Aus dieser Tatsache leitet sich der Anspruch eines jeden Kindes auf eine bleibende Bezugsperson her, ganz im Sinne des bekannten Psychologen Paul Watzlawick (1988, S. 55):

> Man kann in der Wahl seiner Eltern nicht vorsichtig genug sein.

1.3 Individualität, Persönlichkeit und Charakter

Persönlichkeit ist das Ergebnis aus angeborenem Temperament und erworbenem Charakter. Der Charakter umfasst die persönlichen Einstellungen, Ziele, Werte, die man sich im Laufe seiner Entwicklung angeeignet hat. Persönlichkeit beschreibt die individuelle Wesensart eines Menschen, die ihn in unterschiedlichsten Situationen auszeichnet und ihn berechenbar macht, die bei allem Wandel des Lebens eine Konstanz aufweist.

angeborenes Temperament und erworbener Charakter

> **❓ Leitfragen**
> Warum sind die Menschen so unterschiedlich, obwohl doch ihre rund 25.000 Gene zu 99,7% identisch sind?

Die Architektur des Gehirns wird grundlegend durch die Gene bestimmt. Entscheidend für die individuelle Vernetzung der 100 Mrd. Hirnzellen, die jedes menschliche Gehirn einzigartig und unverwechselbar macht, sind aber die frühkindlichen Erfahrungen.

Prägung

> **❗ Der als Prägung bezeichnete Prozess verläuft in den ersten 3 Lebensjahren unbewusst.**

Ganz unten liegen, tief verankert, die während der Kindheit vorgefundenen und übernommenen Haltungen und Überzeugungen, die die Eltern vorgelebt haben. Auf dieses Fundament werden alle Erfahrungen gepackt, die das Kind, der Jugendliche und der junge Erwachsene in der Auseinandersetzung mit Schule, Altersgenossen, Erwachsenen, Medien, Ausbildung und Berufsleben sammeln. Der junge Mensch entwickelt eine individuelle Vorstellung davon, worauf es im Leben ankommt, und erwirbt eigene Fähigkeiten und Fertigkeiten, um sich in der Welt zu positionieren.

Entscheidende Entwicklungsschritte

2.1 **Gehirn** – 10
Wachstum, Reifung und Vernetzung – 10
»Pruning« – 12
Erfahrungsabhängige Neuroplastizität – 14
Informationsübertragung – 14
Biographisches Gedächtnis – 16
Emotionales Gedächtnis – 17
Kreatives Denken und rationales Wollen – 18
Motivation und Belohnung – 20
Architektur des reifen Gehirns – 22

2.2 **Sinne** – 23
Hörsinn – 24
Gleichgewichts- und Tastsinn – 24
Geruchssinn – 26
Sehsinn – 27

2.3 **Motorik** – 28

2.4 **Sprache** – 31
Spracherwerb – 31
Sprachentwicklung – 33
Sprache als Medium – 34

Die individuelle Lebensgeschichte des Menschen beginnt bereits mit der Empfängnis (Konzeption). Dieser Vorgang fixiert die Erbanlagen, und die Eltern bestimmen die biologischen und die sozialen Bedingungen der Menschwerdung. Schicksalhaft wirkt sich ab diesem Zeitpunkt das Potenzial von Mutter und Vater entweder entwicklungsfördernd oder entwicklungshemmend auf das zukünftige Leben des Kindes aus.

2.1 Gehirn

Wachstum, Reifung und Vernetzung

Eine Schwangerschaft umfasst bei termingerechter Geburt 40 Wochen. In dieser Zeit wächst im Mutterleib aus einer Zelle ein lebensfähiger Mensch mit all seinen Organen und Gliedmaßen heran. Es werden zwei Phasen dieser vorgeburtlichen Entwicklung unterschieden:

- das Embryonalstadium (die ersten 12 Wochen) und danach
- das Fetalstadium.

vorgeburtliche Entwicklung

Im Embryonalstadium entwickeln sich sehr schnell die Körperstrukturen und inneren Organe des Kindes.

Die Entwicklung des menschlichen Gehirns (◘ Tab. 2.1) beginnt schon in der dritten Schwangerschaftswoche. Bereits am 16. Tag erkennt man 3 Zellschichten. Zu diesem Zeitpunkt ist den meisten Müttern noch gar nicht bewusst, dass sie schwanger sind.

> ❶ Obwohl das menschliche Gehirn nach einem allgemeinen genetischen Bauplan entsteht, gleicht keines dem anderen.

Es gibt genügend Raum für individuelle Varianten und Einflüsse auf den Entwicklungsprozess. Selbst im hohen Alter besteht noch in gewissen Grenzen die Möglichkeit einer Plastizität und Veränderung des Organs. Vorher aber ist es ein langer Weg von der Eizelle mit einem Durchmesser von 0,1 mm bis zum reifen Gehirn mit einem Gewicht von 1300 g, einem Volumen von 600 cm^3 und rund 100 Mrd. Nervenzellen.

◘ Tab. 2.1. Entwicklung des menschlichen Gehirns

Zeitraum	Physiologische Prozesse
Vor der Geburt	Vermehrung und Wanderung der Nervenzellen
Geburt bis 6. Lj.	Myelinisierung, Aussprossung und Synapsenbildung
6.–13. Lj.	Festigung neuronaler Verschaltungen, Lernprozesse
13.–19. Lj.	Verminderung synaptischer Verbindungen, Optimierung
19.–23. Lj.	Reifung und Vernetzung des Frontalhirns
Höheres Lebensalter	Erfahrungsabhängige Neuroplastizität

Lj. Lebensjahr.

2.1 · Gehirn

Der erste Schritt zum Aufbau des Gehirns sowie auch des ganzen Organismus besteht darin, dass Ei und Samenzelle zu einer einzigen Zelle, nämlich zur Zygote, verschmelzen. Nach einem Tag beginnt sich die Zygote immer und immer wieder zu teilen. So entsteht ein wachsender Zellklumpen, aus dem auch die späteren Nervenzellen hervorgehen. Die Anlage des Gehirns bilden 3 Zellschichten, wobei sich die obere Schicht als sog. Neuralplatte formiert. Um den 20. Tag herum verändert sich die Neuralplatte, bildet die Neuralrinne und schließt sich dann zum Neuralrohr.

Bis zum 30. Tag hat sich bereits ein primitives Gehirn gebildet. Die zukünftigen Nervenzellen teilen sich nun mit rasanter Geschwindigkeit. Es können 250.000 neue Zellen/min entstehen. Nach der 12. Schwangerschaftswoche sind die beiden Großhirnhälften und das Kleinhirn erkennbar. Gleichzeitig entstehen auch die Gehirnkammern (Ventrikel). Die Ventrikel bilden ein zusammenhängendes Hohlraumsystem, das schließlich ins Rückenmark mündet und eine als Liquor bezeichnete farblose Flüssigkeit enthält. Der Liquor umgibt auch Gehirn und Rückenmark schützend von außen und federt das empfindliche Nervengewebe gegen Erschütterungen ab. Zu diagnostischen Zwecken kann Liquor im Bereich der unteren Lendenwirbelsäule mit einer langen Nadel in kleinen Mengen entnommen werden. Der Arzt und Philosoph Galen (Claudius Galenus, 129–199 n. Chr.) bezeichnete diese geheimnisvolle Flüssigkeit als »Pneuma psychikon, den Stoff der Seele« (Leven 2005).

Das Gehirn ist keine homogene Masse, sondern besteht aus hoch spezialisierten Bereichen. Ein wachsendes Gehirn benötigt nicht nur mehr Zellen, sondern diese müssen auch, entsprechend ihrer unterschiedlichen Funktion, an ihren Bestimmungsort gelangen.

> ❗ **Während des Wachstums setzt eine Migration (Wanderung) von Neuronen (Nervenzellen) in die entferntesten Winkel des sich entwickelnden Gehirns ein.**

So legt das Organ, ähnlich wie eine Zwiebel, Zellschicht um Zellschicht an. Die äußerste Schicht, genannt Kortex (Großhirnrinde), weist etwa im siebten Schwangerschaftsmonat die charakteristischen Windungen auf, die an eine Walnuss erinnern. Beim Erwachsenen ist der Kortex dünner als eine Orangenschale, nämlich nur 2 mm dick, steuert aber alle bewussten Denkprozesse, Handlungen sowie Bewegungen und fungiert auch als Langzeitgedächtnisspeicher.

Die Wanderung der Neuronen an den richtigen Platz ist genetisch vorgegeben, ebenso die spätere spezifische Aufgabe im komplexen Netzwerk der Zellen. Haben die Neurone ihren Platz eingenommen, knüpfen sie Synapsen (Verbindungen) untereinander. Neurone, denen es nicht gelingt, Kontakte mit anderen herzustellen, sterben ab. Die Bildung von Synapsen beginnt schon in der 15. Schwangerschaftswoche und erreicht ihren Gipfel in der Zeit zwischen der Geburt und dem vierten Lebensjahr. In dieser Zeit hat das Kind unzählige neue Eindrücke, die die Verschaltung der Nervenzellen beeinflussen.

In Kindheit und Jugend fliegt einem das Wissen buchstäblich zu. Eine Fremdsprache lernt sich so nebenbei, und 10-Jährige bedienen den Com-

---

Randnotizen:
- Anlage des Gehirns
- Pneuma psychikon (Stoff der Seele)
- Kortex
- Synapsen

puter ohne große Anstrengung. Stellt man sie auf Inliner, Skier oder Schlittschuhe, machen sie in wenigen Stunden riesige Fortschritte. An den Nervenzellen gibt es Anhängsel, die sog. Filopodien. Diese sind mit Ausprossungen eines Wurzelzweiges, den man in ein Wasserglas gestellt hat, vergleichbar. Der Wurzelzweig entspricht dann der Nervenfaser. Filopodien entstehen in Minuten, wenn das Gehirn neue Informationen verarbeiten muss. Sie werden später von anderen Nervenfortsätzen ersetzt, den knollenförmigen »spines« (dendritische Dornen). Für die Denkleistung und das Lernen ist weniger die Anzahl an Hirnzellen entscheidend, sondern vielmehr ihr Grad an Vernetzung. Je leichter die Hirnzellen Vernetzungen in Form von Filopodien bilden, desto schneller kann das Gehirn neues Wissen aufnehmen und einspeichern.

Filopodien

»Pruning«

Das schnelle Wachstum des menschlichen Gehirns beginnt im letzten Drittel der Schwangerschaft. Die stärkste Vernetzung der Neuronen ist beim 2- bis 6-jährigen Kind erreicht. Das Gehirn des Kleinkinds ist einerseits besonders plastisch, d. h. formbar (▶ Abschn. »Erfahrungsabhängige Neuroplastizität«), andererseits aber auch sehr empfindlich gegenüber schädlichen Einflüssen. In der Pubertät wird ein großer Teil der vorhandenen Nervenzellverbindungen wieder aus dem Gehirn entfernt (engl. »pruning«: ausschneiden). Dieser Prozess unterliegt wahrscheinlich genetischer und hormoneller Kontrolle. Das Pruning ist sinnvoll, um die häufig genutzten neuronalen Wege zu optimieren und nichtverwendete Verbindungen im Sinne von labyrinthären Irrwegen zu eliminieren. Während des »Stutzens« der Synapsen in den Jahren der Pubertät erwirbt der junge Mensch extrem viele Kenntnisse und Fähigkeiten. Bezüglich der neuronalen Verschaltungen gilt hier das Prinzip »weniger ist mehr«.

Irrwege des Gehirns

Es bleiben die viel benutzten und aktiven Verbindungen erhalten. Das kann man mit einer Landkarte vergleichen, auf der auch zuerst die mehrspurigen Autobahnen ins Auge fallen, dann die breiten Bundesstraßen und zuletzt die unscheinbaren Landstraßen und Umgehungsstraßen. Fuß-, Wald- und Feldwege sind von untergeordneter Bedeutung, daher nicht in der Karte eingezeichnet und können auch im Maßstab nicht berücksichtigt werden.

Kartierung des Gehirns

Das Nervenzellnetzwerk entspricht also einer oder sogar mehrerer Landkarten, wobei das über die Jahre immer und immer wieder Gedachte, Gefühlte und Gemachte in Form von festen, unauslöschbaren Verschaltungen eingraviert wird. Dieser Prozess beginnt bereits lange vor der Geburt und setzt sich in Kindheit und Jugend fort. Er schließt sowohl positive wie auch negative Erfahrungen ein und begründet die spätere Beschaffenheit der Landkarten im Gehirn des Erwachsenen (▶ Beispiel).

2.1 · Gehirn

> **Beispiel**
>
> Der 14-jährige Robert besucht das Gymnasium, lernt u. a. 2 Fremdsprachen und arbeitet in der Redaktion der Schülerzeitung mit. Seit seinem achten Lebensjahr trainiert er zweimal pro Woche im Fußballverein und erhält Klavierunterricht. Mit seinem Vater spielt er gerne Schach. Robert ist ein aktiver Junge, der viele Kontakte zu Gleichaltrigen hat und von seinen Eltern gefördert wird. Das Nervenzellnetzwerk in seinem Gehirn ist mit gut erkennbaren, stabilen und ausreichend vorhandenen Pfaden in einer dicken, weißen Schneedecke vergleichbar. Für sein weiteres Leben wird Robert damit beschäftigt sein, diese angelegten Pfade zu pflegen, sie immer und immer wieder zu begehen, um seine erworbenen Fähigkeiten zu verfeinern und auszubauen. Irgendwann wird er sich nach der einen oder anderen Seite hin orientieren, dass einmal Erlernte und Eingeübte aber nie ganz vergessen. Die früh angelegten Pfade des Könnens und Wissens werden ihn bis ins hohe Alter begleiten und ihm sogar im Fall körperlicher Erkrankung oder sonstiger belastender Lebensereignisse Hilfe und Stütze sein.

❶ Ebenso wichtig wie die Festigung häufig benutzter Nervenzellverbindungen und das rasante Auswachsen der Axone (Nervenzellfortsätze) beim Säugling ist der Vorgang der radikalen Reduktion wenig gebrauchter Synapsen für die Gehirnentwicklung (◘ Abb. 2.1).

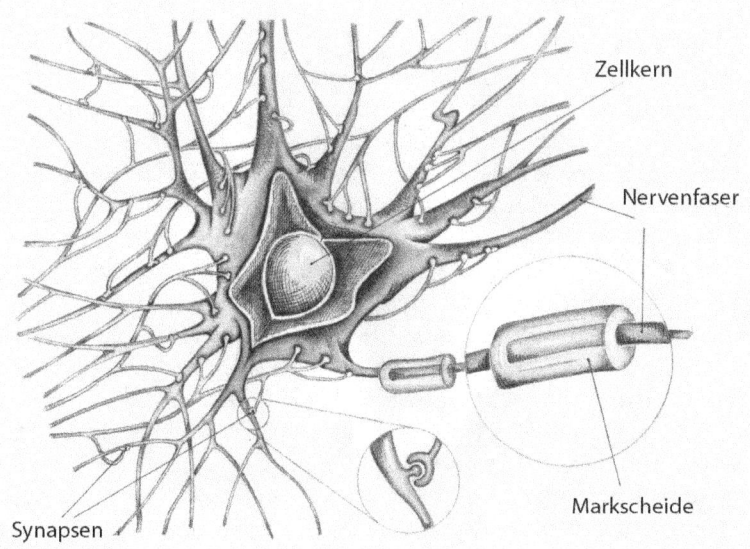

◘ **Abb. 2.1.** Nervenzelle

Erfahrungsabhängige Neuroplastizität

Anregung zur Veränderung

Zwischen dem 19. Lebensjahr und dem hohen Alter befinden sich Auf- und Abbau der Synapsen etwa im Gleichgewicht. Nichtgenutzte Kontakte verkümmern, neue Kontakte werden hergestellt und die ständig genutzten Verbindungen werden gestärkt. Dieser Umbau wird in erheblichem Maß durch Lernprozesse und individuelle Erfahrungen bestimmt. Man nennt diese Fähigkeit des Gehirns erfahrungsabhängige Neuroplastizität (»experience-dependent plasticity«). Sie ist durch die moderne Bildgebung in faszinierender Weise darstellbar und besonders charakteristisch für das Lernvermögen und die Anpassungsbereitschaft des menschlichen Gehirns (▶ Abschn. 3.1), lässt sich aber auch beim Tier nachweisen (▶ Beispiel).

> **Beispiel**
>
> Der Maulwurf ist blind, lebt unter der Erde, kann gut riechen und hören, buddelt seine Gänge und ernährt sich von Würmern. Er hat eine lange Nase und große Grabschaufeln. Schneidet man sein Gehirn auf, findet man eine verkümmerte Sehrinde und eine ausgedehnte Gehirnregion für das Riechen und Hören.

 Leitfragen
Wie »arbeitet« das Gehirn?

Informationsübertragung

Neurotransmitter

Die Informationsübertragung zwischen den Schaltstellen der Neuronen geschieht über Neurotransmitter (chemische Botenstoffe). Diese chemischen Botenstoffe werden in den synaptischen Spalt ausgeschüttet, um dann an sog. Rezeptoren der nachfolgenden Nervenzelle anzudocken. Die Rezeptoren sind große Eiweißmoleküle auf der Außenseite der Nervenzellmembran, die bestimmte Neurotransmitter in einer sehr selektiven Weise nach dem Schlüssel-Schloss-Prinzip erkennen. Nach Kontakt des Neurotransmitters mit dem Rezeptor setzt sich die Botschaft innerhalb der nächsten Zelle weiter fort.

elektrische Impulse

Entlang der Axone (Nervenfasern) stehen die Zellen über schnelle elektrische Impulse in Verbindung. So führen die elektrischen Impulse zur weiteren Ausschüttung von Botenstoffen, und nachfolgend kommt es an der nächsten Nervenzelle wieder zu einem elektrischen Impuls. Schließlich steht eine einzelne Hirnzelle auf diese Weise mit 20.000 weiteren Hirnzellen in direktem Kontakt. Dies ist so, als würden 20.000 Einwohner einer Stadt zugleich miteinander sprechen und sich dabei auch präzise verstehen. Jede Wahrnehmung ruft normalerweise in den 100 Mrd. Hirnzellen eine plötzliche Ordnung hervor, die die Voraussetzung für dynamische Informationsverarbeitung und Handlungsplanung darstellt.

> ❶ Bei den meisten psychiatrischen Erkrankungen sind die Signalübertragung und die Informationsverarbeitung im Gehirn gestört.

2.1 · Gehirn

Die elektrische Informationsübermittlung wird durch ein weiteres charakteristisches Merkmal der Nervenzellbahnen möglich. Es handelt sich um sog. Markscheiden, die die Nervenzellfortsätze wie einen Mantel umgeben. Die Markscheidenbildung, die Myelinisierung, setzt bereits in der 25. Schwangerschaftswoche ein und erreicht einen ersten Höhepunkt zwischen der Geburt und dem zweiten Lebensjahr, dann nochmals während der Pubertät. Die Markscheide (Myelin) hat den Sinn, die Axone zu isolieren, sodass sie elektrische Signale schneller fortleiten können.

Myelinisierung

❗ **Tritt im Erwachsenenalter eine Entmarkung ein, resultieren schwere neurologische Ausfälle, wie z. B. bei der multiplen Sklerose.**

Zusammenfassend wird das Gehirnwachstum nach der Geburt durch zwei wesentliche Faktoren bestimmt:
- Aussprossen von Nervenzellfortsätzen und die Vernetzung der Nervenzellen untereinander durch Synapsen,
- Bildung von Markscheiden um die Nervenzellfortsätze herum mit entsprechender Volumenzunahme des Organs (◘ Abb. 2.2).

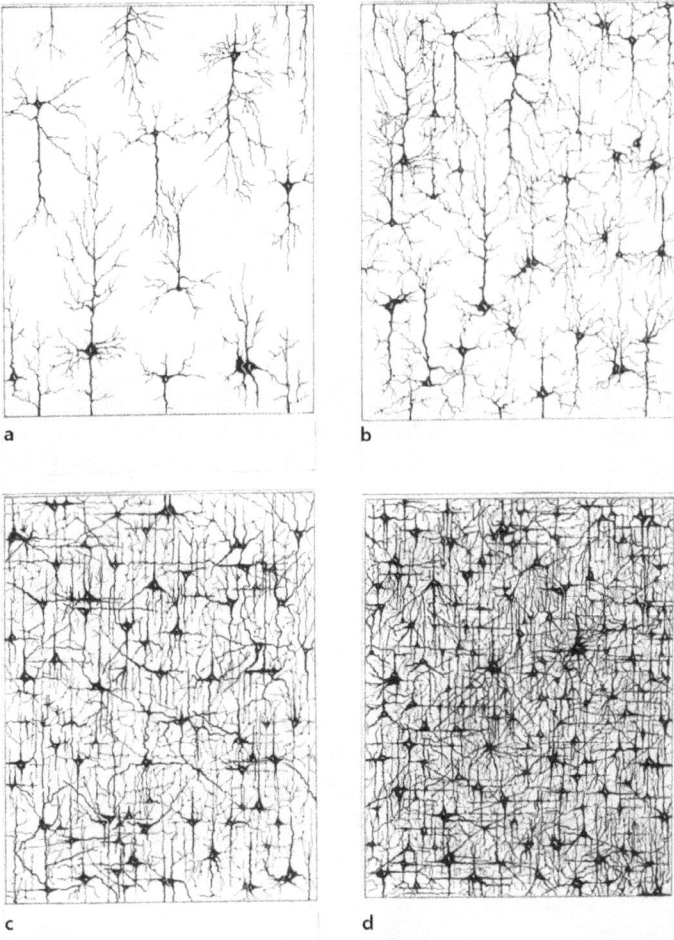

◘ **Abb. 2.2a–d.** Vernetzung der Hirnzellen
a bei der Geburt
b nach 6 Monaten
c nach 12 Monaten
d nach 2 Jahren

Die Vermehrung auf ca. 100 Mrd. Nervenzellen ist größtenteils bereits vor der Geburt abgeschlossen. Während der Phase des schnellen Zellwachstums werden bis zu 250.000 Neurone/min gebildet. Die wichtige Zeit der Vermehrung und Wanderung der Neurone dauert bis zur 34. Schwangerschaftswoche an.

bis zu 250.000 Neurone/min

Besonders während des ersten Drittels der Schwangerschaft, im Zuge der Organbildung, reagiert der Embryo empfindlich auf Störungen von außen. Der Gebrauch von Drogen, Alkohol und Nikotin, die die Gehirnentwicklung erheblich schädigen, sowie berufliche Überlastung und falsche Ernährung sind als Fehlverhalten der Mutter zu werten, die ihren Lebensstil nicht der Schwangerschaft anpassen will oder kann. In diesem Fall entwickelt sich keine biologische Einheit zwischen Mutter und Kind. Stattdessen entsteht Stress, der sich in den hormonellen Abläufen der Mutter widerspiegelt, und das Kind wird zum Zielort einer erhöhten Adrenalinausschüttung. Schwankungen im eigenen Blut, während der gesamten Schwangerschaft, sind die ersten Parameter, die das Ungeborene über den Zustand der Mutter informieren.

Störungen

> ❗ Das Neugeborene ist bereits kein unbeschriebenes Blatt mehr, sondern hat eine individuelle Vergangenheit.

Biographisches Gedächtnis

Das biographische Gedächtnis, d. h. die Erinnerung an Lebenserfahrungen, setzt erst nach Vollendung des dritten Lebensjahres ein. Erst dann ist der Hippocampus ausgereift und myelinisiert. Beim Hippocampus handelt es sich um einen wichtigen Zellverband des Gehirns, der für Speicherung bewusster Erinnerungen (Ort, Namen, Ereignisse u. a.) verantwortlich ist. Diese Speicherung funktioniert besonders gut, wenn mit einer bestimmten Erfahrung starke Emotionen verknüpft sind. Neue und bedeutsame Ereignisse bleiben schnell und auf Dauer im Gedächtnis haften, während belanglose Erfahrungen ohne emotionalen Tiefgang nur im Kurzzeitgedächtnis abgelegt und wieder vergessen werden. Der Hippocampus speichert Einzelheiten chronologisch ab, ruft sie nachts wieder auf und transportiert sie innerhalb von Tagen, Wochen und Monaten in die Großhirnrinde, den »langsamen Lerner«, wo sie langfristig aufbewahrt werden. Bei diesem Vorgang, der sog. Konsolidierung, würden frische, äußere Reize stören. Deshalb kann er nur bei ausgeschaltetem Bewusstsein, also im Schlaf, ablaufen. Botenstoffe wie Acetylcholin und Stresshormone wie Kortisol unterdrücken das Abspielen der Informationen ins Langzeitgedächtnis tagsüber. Im nächtlichen Schlaf ist ihr Spiegel dagegen abgesenkt.

Hippocampus

Bei Demenzkranken, z. B. Morbus-Alzheimer-Patienten, aber auch bei Menschen mit lang dauernden Depressionen ist das Volumen des Hippocampus deutlich vermindert. Diese mit moderner Bildgebung nachweisbare Veränderung führt bei den Betroffenen zu Störungen der Konzentration und Merkfähigkeit.

Stresshormon Kortisol

> ❗ Frühkindlicher Stress bewirkt, ähnlich wie die Depression beim Erwachsenen, dauerhaft erhöhte Kortisolspiegel.

Zielort des Stresshormons Kortisol sind u. a. die Zellen des Hippocampus, die in ihrer Entwicklung gehemmt werden. Frühkindliche, anhaltende negative Erfahrungen bedingen im unreifen Gehirn eine verlangsamte Ausbildung von Synapsen, Störungen der Migration (Wanderung) sich entwickelnder Nervenzellen oder auch fehlerhafte Differenzierung und mangelhafte Vernetzung wichtiger Hirnregionen.

Emotionales Gedächtnis

Eng verbunden mit dem Hippocampus (Seepferdchen) ist die Amygdala (Mandelkern). Evolutionsgeschichtlich betrachtet ist die Amygdala ein alter Gehirnteil. Bereits Reptilien besitzen diese Gehirnstruktur. Sie ist es, die im Ernstfall die Alarmreaktion startet, noch bevor das Großhirn darüber nachzudenken in der Lage ist. *Amygdala*

Sowohl bei der Entstehung wie bei der Steuerung von Gefühlen hat die Amygdala die entscheidende Bedeutung und, wenn es eine Anatomie der Seele gäbe, müsste man sie hier suchen. *Anatomie der Seele*

> **Die Amygdala gilt als emotionales Gedächtnis.**

Im Gegensatz zum Hippocampus ist die Amygdala bereits bei der Geburt voll funktionsfähig und bleibt es auch lebenslang. Dieser Motor der Emotionen schaltet sich niemals ab. Die Speicherung der Gefühlsfragmente erfolgt ohne räumliche oder zeitliche Einordnung, unabhängig von Sprache und Daten. Es handelt sich vielmehr um die unbewusste Aufnahme von Sinneseindrücken, Empfindungen und starken Gefühlen. Dabei sind es v. a. die von negativen Emotionen begleiteten Außenreize, die von der Amygdala gespeichert und an die Großhirnrinde weitergeleitet werden.

Angst, Wut und Ekel sind z. B. Gefühle, die ein ganz spezielles Verhalten hervorrufen. Es sind in der Regel Furcht- und Fluchtreaktionen oder auch Aggressionen. Wird der Mandelkern aktiv, steigen Puls sowie Blutdruck und die Muskeln spannen sich an. Das ist in Anbetracht von Gefahr auch eine sinnvolle Reaktion, sofern sie vorübergehender Natur ist. *körperliche Reaktionen*

Die Amygdala kann diese komplexen Körperreaktionen nur deshalb auslösen, weil sie ganz im Zentrum weiterer wichtiger Hirnanteile steht und mit diesen vernetzt ist (▶ Beispiel).

Bedeutend ist nun die Parallele zwischen körperlichem Schmerz, der hier beschrieben wurde, und seelischem Schmerz. Wäre nämlich Julias Mutter kühl, abweisend oder würde sie sie sogar misshandeln, käme Julias Amygdala auf Dauer nicht mehr zur Ruhe, befände sich gleichsam in Stand-by-Bereitschaft und auf höchstem Erregungsniveau (»arousal«). *seelischer Schmerz*

> **Neurowissenschaftlich ist erwiesen, dass dauerhaftes psychisches Leid die gleiche hormonelle Achse aktiviert wie körperlicher Schmerz.**

Es ist leicht vorstellbar, dass der Organismus eines Kleinkinds, bei fortgesetztem frühkindlichen Stress, konfrontiert mit Adrenalinschüben und erhöhtem Kortisolspiegel, Schaden nimmt. Angst und Verunsicherung sind dann Wegbereiter, die die Konstruktion des Neuronennetzwerks im Gehirn negativ beeinflussen und die künftige Persönlichkeit formen.

Beispiel

Die 4-jährige Julia schaut ihrer Mutter in der Küche zu. Als die Mutter sich kurz abwendet, versucht Julia, heißen Tee in die Tasse zu gießen, rutscht aus und verbrüht sich die Hand. Julias Amygdala meldet plötzlichen Schmerz als unangenehme Erfahrung. Die direkte Verbindung der Amygdala mit dem Hirnstamm, der Kerngebiete enthält, die Noradrenalin produzieren, führt zur Ausschüttung von Adrenalin und Noradrenalin in Julias Blutkreislauf. Daraufhin steigen kurzfristig ihr Puls und Blutdruck an, ihre Muskulatur verspannt sich. Damit aber nicht genug. Die Amygdala ist auch mit dem Hypothalamus eng verbunden. Diese wichtige Hirnregion ist zuständig für die Regulation des Salz-Wasser-Haushalts, des Stoffwechsels, des Wärmehaushalts sowie der Sexualität und beeinflusst Hautdurchblutung, Muskelspannung sowie Hormonsteuerung. Der heiße Tee auf Julias Hand bedeutet einen Stresszustand, der ihren Hypothalamus in Erregung versetzt und zur Ausschüttung von »corticotropin releasing hormone« (CRH) veranlasst. Das CRH wirkt direkt auf Julias Hypophyse (Hirnanhangsdrüse), die nun in verstärktem Maß adrenokortikotropes Hormon (ACTH) freigibt, das auf dem Blutweg die Nebennierenrinde erreicht und diese wieder zur Ausschüttung von Kortisol ins Blut anregt. Die Kaskade vom Hypothalamus über die Hypophyse bis zur Nebennierenrinde wird immer bei unangenehmen Stressreizen in Gang gesetzt, ist normalerweise von kurzer Dauer und befähigt den Organismus zu schnellen Flucht- und Abwehrreaktionen bei Gefahr. Die auch als »Stressachse« (◘ Abb. 2.3) bezeichnete Verbindung zwischen Hypothalamus, Hypophyse und Nebennierenrinde ist in der Lage, in Bruchteilen von Sekunden die Kraftreserven des menschlichen Körpers im Sinne der Überlebenssicherung zu mobilisieren. Das bedeutet im Fall von Julias Missgeschick: Schreck, Loslassen der Tasse, Zurückziehen der Hand durch Muskelanspannung, Aufschrei und Weinen, Vermeidung weiterer Verletzung.

Julia hat Glück. Ihre Mutter ist gleich zur Stelle, kühlt ihre Hand und spendet ihr Trost. Julia spürt, dass keine Gefahr mehr besteht, und ihre körpereigene »Alarmanlage« beruhigt sich wieder. Das Ereignis wird in ihrem Gedächtnis haften bleiben und ihr helfen, dass nächste Mal vorsichtiger in der Küche zu agieren. Mehr noch: Julias Erfahrung, dass heißer Tee auf der Haut schmerzt, wird sich in ihrer Großhirnrinde als allgemeine Erwartung an die Umwelt festsetzen. Sie weiß jetzt, dass es einen Zusammenhang zwischen »heiß und Schmerz« gibt.

Kreatives Denken und rationales Wollen

Um adäquat auf Angst reagieren zu können, benötigt der Mensch sein Frontalhirn. Das Frontalhirn umfasst ca. 40% der Großhirnrinde, und bis zur vollständigen Reifung und Differenzierung vergehen über 20 Jahre. Es ist zuständig für Bewegung, Sprache, Planung von Handlungen, Lösen von Problemen, Aufmerksamkeit und Gedächtnis, Urteilsvermögen und Antrieb.

> ❶ Das Frontalhirn verkörpert das Menschsein schlechthin: die Fähigkeit zu kreativem Denken und rationalem Wollen.

2.1 · Gehirn

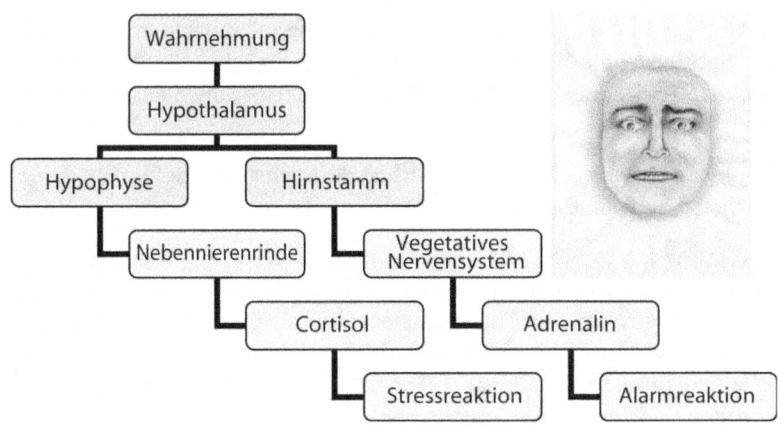

Abb. 2.3. Hormonelle Stressachse

Werden z. B. Bewegungsabläufe erlernt (Tanzen, Schwimmen, Klavierspielen), benötigt der Mensch immer sein Frontalhirn. Auch die Moral ist im Frontallappen angesiedelt. Frontale Hemmmechanismen verhindern übergriffige Verhaltensmuster und helfen, Gefühle zu kontrollieren (▶ Beispiel).

> **Beispiel**
>
> Der 40-jährige Bankangestellte Max wird zu seinem Chef gerufen. Dieser teilt ihm seine ablehnende Haltung bezüglich einer lange erhofften Beförderung mit. Max muss zur Kenntnis nehmen, dass sein jüngerer Kollege die ausgeschriebene Stelle erhält. Den Argumenten des Vorgesetzten hat Max nichts entgegenzusetzen. Er bedankt sich für das Gespräch und verabschiedet sich höflich. Zurück in seinem Büro, fragt ihn der Kollege neugierig aus. Max antwortet distanziert und ausweichend. In der Kantine, während Max mit den Kollegen beim Mittagstisch sitzt, wird ihm plötzlich heiß, und er hat keinen Appetit mehr. Er muss daran denken, dass seine Bank demnächst eine Filiale in Ostdeutschland eröffnet.
>
> Auf den ersten Blick ein ganz normaler Arbeitstag: Max funktioniert, führt Kundengespräche, erstellt Kalkulationen, wirkt auf die Kollegen unauffällig wie immer. Und doch: In seinem Innersten toben heftige Emotionen. Die überschäumende Wut auf die Selbstgefälligkeit des Vorgesetzten, der Neid auf den Erfolg des jüngeren Kollegen, die Scham, seine Niederlage offenlegen zu müssen und dann die Angst, in eine andere Filiale versetzt zu werden. Wut, Neid, Scham und Angst sind nur einige Schattierungen aus der großen Klaviatur der Gefühle, die dem Menschen innewohnen. Hätte Max an diesem Tag seine Affekte hemmungslos ausgelebt und seine innere Welt nach außen gekehrt, wäre er wahrscheinlich in der Psychiatrie gelandet. Möglicherweise hätte er seinen Job verloren. Mit Sicherheit aber wäre er für alle, die ihn bis dahin kannten und schätzten, nie mehr der Gleiche gewesen und irgendwie unberechenbar geworden. Glücklicherweise hat Max aber ein intaktes Frontalhirn, das seine animalischen Triebe und emotionalen Impulse rechtzeitig ausbremst. So bleibt er angepasst, gesellschaftskonform und sozial verträglich, schwimmt weiter mit im großen Strom der »Normalität«.

Abstraktes Denken, bewusste Wahrnehmung, zielgerichtetes Handeln, Zeitempfinden und Verarbeitung von Affekten sind ohne Frontalhirn nicht denkbar. Hier findet die Koordination von Informationen aus allen anderen Hirnregionen statt.

> **!** Bei Schädigung des Frontalhirns ist der Verlust des zielgerichteten, vorausschauenden Verhaltens zu erwarten.

Thalamus

Tor zum Bewusstsein

Bevor Außenreize über die Großhirnrinde (Kortex) überhaupt bewusst wahrgenommen werden können, müssen sie über die Sinnesorgane den Thalamus passieren. Der Thalamus stellt eine sehr große Ansammlung von Neuronen dar und teilt sich in verschiedene Kerngebiete auf. Er gilt als »Tor zum Bewusstsein oder auch Tor zur Großhirnrinde«. In seiner Funktion als Filter eingehender Informationen teilt er jeden Input zunächst grob in »wichtig oder unwichtig«, in »positiv oder negativ« ein. Der Thalamus ist auch Zentrum der Schmerzwahrnehmung. Ist dieser Eingangsfilter krankheitsbedingt (z. B. bei Schizophrenie) nicht intakt, kommt es zur Reizüberflutung oder zumindest zur Reizoffenheit. Hierbei können äußere Wahrnehmungen nicht mehr hierarchisch nach ihrer Bedeutung geordnet werden. Es resultiert eine Störung der Informationsverarbeitung, also eine schwere Denkstörung. Normalerweise steht der Thalamus in engem Kontakt zur Großhirnrinde, die eingehende Sinneseindrücke bewusst werden und ihnen Handlungen folgen lässt. Im Schlaf sinkt die Aktivität des Thalamus. Das Bewusstsein ist ausgeschaltet, d. h. es liegt eine Entkopplung von Großhirnrinde und äußeren Reizen vor (◘ Abb. 2.4).

Motivation und Belohnung

Belohnungssystem

Ihre Motivation, dieses Buch zu lesen, wird über Ihr Belohnungssystem gesteuert. Irgendetwas regt Sie zum Weiterlesen an. Vielleicht ist es Spannung, Betroffenheit oder die Erwartung, Neues zu erfahren, Verborgenes zu entdecken, Vergessenes zu erinnern.

Dopamin
Nucleus accumbens

Dopamin ist der entscheidende chemische Botenstoff, der, ausgehend vom Mittelhirn, eine direkte Verbindung zum Nucleus accumbens hat. Dieses Kerngebiet ist von großer biologischer Bedeutung für das Belohnungssystem. Jegliche Motivation zu einem bestimmten Verhalten wird über diese dopaminabhängigen Nervenbahnen aktiviert. Der Nucleus accumbens befördert als Relaisstation Dopaminimpulse in das Frontalhirn, genauer in den präfrontalen Kortex. Die Erwartung eines Lottogewinns aktiviert den Nucleus accumbens, genauso jede andere freudige Erwartung auf Macht, Erfolg, Sex, Anerkennung oder gutes Essen. Ebenso sind, vielen Experimenten zufolge, Musik, Humor und freundliche Gesichter mit dem Belohnungssystem assoziiert. Ganz wesentlich ist die Erkenntnis, dass der eigentliche Konsum der Belohnung von untergeordneter Bedeutung ist. Der entscheidende zur Dopaminausschüttung führende Reiz ist die Erwartung (► Beispiele) auf eine Belohnung oder die überraschend eingetretene Belohnung (»surprising event«). In der Regel ist damit eine stärkere Erregung (Arousal) verbunden, die mithilfe bildgebender Verfahren in der Amygdala nachgewiesen werden kann.

2.1 · Gehirn

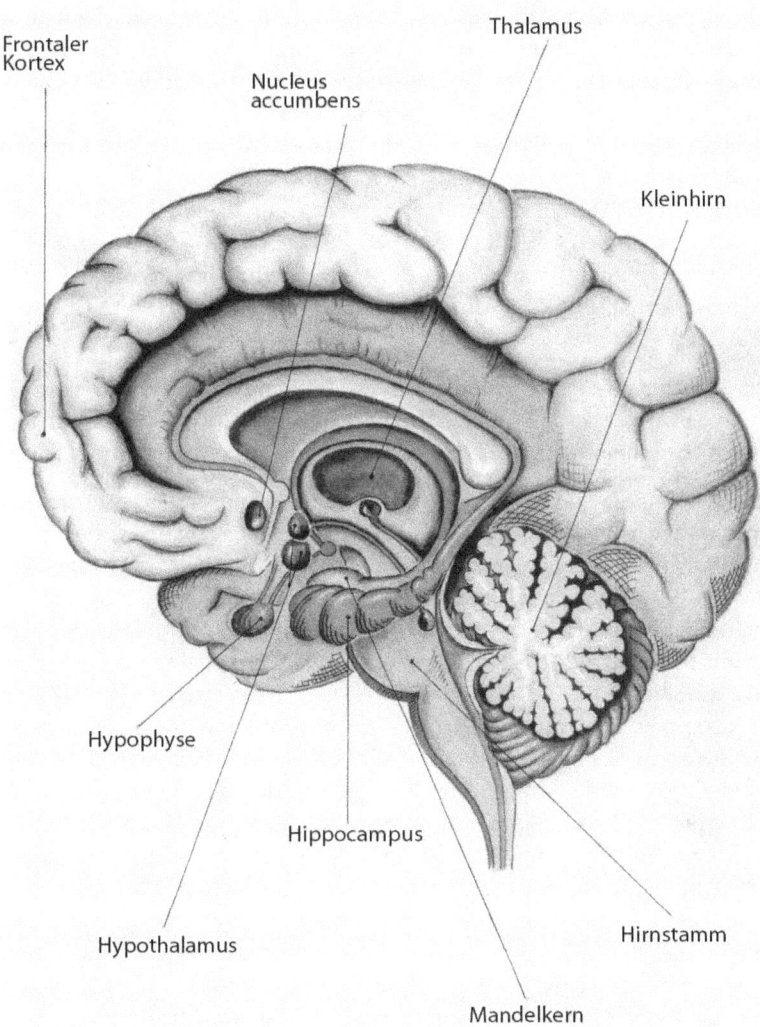

◘ Abb. 2.4. Gehirn

Beispiele

Wenn die kleine Anna am Weihnachtsabend gespannt auf die Bescherung wartet oder wenn Tausende im Fußballstadion dem Sieg ihrer Mannschaft entgegenfiebern, ist immer wieder das Frontalhirn Effektorgan einer Dopaminwelle, die ganz natürlich und regelmäßig von den dopaminproduzierenden Zellen des Mittelhirns heranrauscht. Unterschiedliche sensorische Reize wie Riechen, Schmecken, Sehen und Tasten sind an der Speicherung des Belohnungswerts beteiligt, d. h. alles, was einmal spannend, wohltuend und erfolgreich war, drängt auf Wiederholung.

❗ Neurowissenschaftlich wurde für eine Vielzahl von belohnenden Reizen, nicht nur bei Erwachsenen, sondern auch bei Kindern und Jugendlichen herausgefunden, dass immer wieder die gleichen Gehirnregionen (Nucleus accumbens, Frontalhirn, Amygdala) aktiviert werden.

Verstärker

Die tierexperimentelle Forschung hat sehr dazu beigetragen, die neuronalen Grundlagen des Belohnungssystems aufzuzeigen, die nun in den letzten Jahren auch beim Menschen mithilfe der funktionellen Bildgebung untersucht werden konnten. Bei Affen, Mäusen und Ratten wurden v. a. primäre Verstärker, also Nahrung und Wasser erforscht, die mit Überleben und Arterhaltung zusammenhängen. Geld, Lob, Erfolg, Attraktivität, Macht oder Sicherheit sind sekundäre Verstärker, die ihre Bedeutung erst durch Lernvorgänge erhalten.

Das Belohnungssystem dient der Arterhaltung und ist Grundlage für soziale Kontakte und gewinnoptimiertes, fortschrittliches und aktives Handeln.

> ❶ In Kenntnis der physiologischen Zusammenhänge wird klar, dass Motivation, Lernen und Wissbegierigkeit von Kindern viel effektiver mit Belohnung statt mit Bestrafung gefördert werden können.

aus früheren Erfahrungen lernen

Das Belohnungssystem trägt entscheidend zur Fähigkeit bei, aus früheren Erfahrungen zu lernen: Verhalten, das negative Folgen hatte, wird vermieden, und Verhalten, das zu positiven Ergebnissen führte, wird verstärkt. Auf diese Weise manifestieren sich Vorlieben und Abneigungen, die das Leben stark beeinflussen. Bei jedem Kind löst die Wahrnehmung angenehm empfundener Überraschungen (z. B. das Sammeln von Kastanien, die Wasserrutsche im Schwimmbad, die Geburtstagsparty) über das Mittelhirn eine durch Dopamin getriggerte Frontalhirnaktivität aus. Suchtsubstanzen wie Kokain, Amphetamine oder Cannabis haben genau den gleichen Effekt. Sie führen zu einer künstlichen Manipulation des oben beschriebenen physiologischen Belohnungssystems. Hier sind auch Videospiele und die Fixierung auf den PC oder das Handy einzuordnen, ein Massenphänomen bei Kindern, das eindeutig Suchtcharakter hat.

Überall dort, wo Suchtstoffe regelmäßig eingesetzt werden, um den dopaminergen Kick herbeizuführen, ist Wohlbefinden auf natürlichem Weg kaum noch möglich. Umweltreize sind zu schwach, physiologische Entspannung ist zu ineffektiv, um das Belohnungssystem zu triggern. Das System ist auf Sucht geeicht, der Schalter ist umgelegt. Es muss also darum gehen, Kinder und Jugendliche auf natürlichem Wege (Sport, Musik, elter-

gesundes Verhalten verstärken

liche Zuwendung) Erfolg erleben zu lassen und gesundes Verhalten zu verstärken.

Architektur des reifen Gehirns

Das menschliche Gehirn benötigt mehr Zeit zur Reifung als das jeder anderen Art. Amygdala, Hippocampus, Thalamus und Hypothalamus, die zusammengenommen auch als limbisches System bezeichnet werden, erreichen ihre endgültige Vernetzung mit den anderen Hirnregionen erst während der Pubertät. Das limbische System ist zeitlebens zuständig für die Verarbeitung, Bewertung und Speicherung emotionaler Erfahrungen. So sind die Verwirrung der Affekte, die Sinnsuche und das irrationale Verhalten vieler Jugendlicher, die ihre Impulse mangels Hirnreifung nur

limbisches System

schwer kontrollieren können, erklärbar. Zwar ist das endgültige Hirnvolumen bereits mit dem 15. Lebensjahr erreicht, jedoch kann erst ab dem 21. Lebensjahr bei Frauen und dem 23. Lebensjahr bei Männern von einem stabilen, adulten Gehirn gesprochen werden. Dann nämlich hat vor allem das Frontalhirn, das für Bewegung, Sprache, Handlungsplanung, Problemlösung, Arbeitsgedächtnis und Triebhemmung zuständig ist, seine vollständige Reifung erreicht. Der Frontallappen ist zwar bei allen Säugetieren vorhanden, umfasst jedoch beim Menschen einen besonders großen Teil der Großhirnrinde. In dieser außerordentlichen Ausprägung ermöglicht er Leistungen, die als spezifisch menschlich anzusehen sind.

Die rund 100 Mrd. Hirnzellen des Menschen sind nach ganz bestimmten, komplizierten Mustern miteinander verknüpft. Nur so ermöglichen sie das Sehen, Hören, Fühlen, Empfinden, Lernen, Erinnern, Denken, Erkennen und ein Bewusstsein. Der Fetus ist darauf angewiesen, dass bei seiner weiteren Entwicklung genügend Neurone an den richtigen Stellen entstehen und die ihnen entsprießenden Axone den Weg zu ihrem Zielort finden, um schließlich die funktionsgerechte Verbindung herzustellen.

komplizierte Verknüpfungsmuster

Es ist nicht so, wie früher angenommen, dass sich die Hirnzellen im Verlauf der Hirnreifung nach einem vorgegebenen Schaltplan wie von selbst verdrahten und damit die Funktion des Organs gewährleisten. Vielmehr entstehen die synaptischen Verbindungen aus einem vorläufigen Muster, das nur eine grobe Annäherung an den endgültigen Zustand darstellt. Die Architektur des reifen Gehirns ist dabei von 2 wichtigen Faktoren abhängig:
- einem präzisen, genetischen Bauplan und
- dem Einfluss frühkindlicher Erfahrungen sowie späterer Lebensbedingungen (◘ Abb. 2.5).

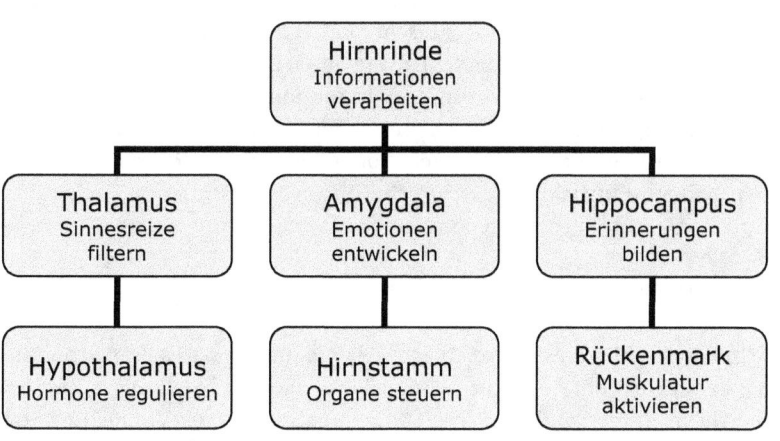

◘ Abb. 2.5. Gehirnstrukturen und Funktion

2.2 Sinne

In der relativ kurzen Zeit von 9 Monaten muss das Gehirn des Kindes so weit entwickelt sein, dass die Existenz außerhalb des Mutterleibs möglich ist. Der Wechsel vom intrauterinen zum eigenständigen Leben erfordert vom Neugeborenen eine erhebliche Anpassungsfähigkeit. So entfällt die Schwerelosigkeit, die im Uterus durch das umgebende Fruchtwasser gewährleistet war. Die Versorgung über die Nabelschnur wird durch die aktive Nahrungsaufnahme ersetzt, und das Kind ist auf ein funktionsfähiges Atem- und Kreislaufzentrum im Hirnstamm angewiesen. Die Lungenbläschen entfalten sich und werden wasserundurchlässig. Der Blutkreislauf formiert sich neu, und die ehemals gleichmäßige Wärmezufuhr im Mutterleib führt zur eigenständigen Temperaturregulation mit dem bekannten Kälteschock direkt nach der Geburt. Schließlich kommt es zu einer völlig veränderten Wahrnehmung des Neugeborenen. Auf seine Sinnesorgane strömt eine Fülle von Reizen zu.

> **? Leitfragen**
> Wie lernt ein Neugeborenes seine Sinne zu nutzen?

Hörsinn

erstes Hören

Bereits ab dem sechsten Schwangerschaftsmonat kann das Kind hören; bei heftigen Außengeräuschen kann die werdende Mutter ein Zucken oder Klopfen bemerken. In den letzten Wochen der Schwangerschaft nimmt das Kind die Stimme der Mutter wahr. Es bildet schon erste kurz dauernde Erinnerungen durch synaptische Verschaltungen in seinem Gehirn.

> **! Säuglinge können ein bestimmtes Musikstück, das ihre Mutter in der Schwangerschaft häufig gehört hat, wiedererkennen.**

Experten konnten dies anhand eines veränderten Lutsch- und Nuckelverhaltens nachweisen.

Neben der Stimme der Mutter, die das Ungeborene über Schallleitung wahrnimmt, gehören Darmgeräusche und Herzschlag der Mutter gegen Ende der Schwangerschaft zu seiner vertrauten Umgebung. Da es zwischen Mutter und Kind keine neuronalen Verbindungen gibt, stellen Geräusche und Vibrationen neben Schwankungen im Plazentablut wichtige sensorische Informationen dar. Die Reaktion auf akustische Reize ist der erste Baustein zur Entwicklung der Sprache.

sensorische Informationen

Gleichgewichts- und Tastsinn

Sehr früh etablieren sich der Gleichgewichts- und der Tastsinn. Schon im Mutterleib erprobt der Fetus verschiedene Lagen und Stellungen, berührt die Gebärmutterwand und erhält so erstmals eine vage Vorstellung von seinem eigenen Körper. Er reagiert auf seine Umgebung mit reflexartigen Bewegungen der Extremitäten und Veränderung der Kopflage. Bei einer regulären Geburt beteiligt sich das Kind aktiv am Geburtsvorgang. Durch die Wehenfunktion, also Muskelkontraktionen, die das Kind aktiv miterlebt, wird die Haut des Neugeborenen stimuliert, die wieder Informationen an die sich vernetzenden Nervenzellen im Gehirn weitergibt.

2.2 · Sinne

> Der Säugling erkundet seine nächste Umgebung mit Händen und Körper, jedoch v. a. mit dem Mund als dem empfindlichsten Tastorgan.

Da die Mutterbrust zunächst Ziel der Begierde ist, kann in den ersten Wochen nach der Geburt das Fühlen als lebenserhaltender Sinn angesehen werden. Bei der Geburt ist der Tastsinn von allen Sinnen am besten entwickelt. Mund und Zunge sind in den ersten Jahren die bevorzugten Tastorgane des Säuglings (▶ Beispiel). Er lutscht, schmeckt, kaut sich durch die Welt und treibt dabei die Eltern unter Missachtung jeglicher Hygienestandards zum Wahnsinn.

Fühlen als lebenserhaltender Sinn

Beispiel

Wenn der kleine Thomas immer wieder im Treppenhaus den Handlauf des Geländers ableckt, folgt er nur seinem Bedürfnis, Informationen aus der Umgebung zu sammeln. Er ist, wie alle Kinder, bis in sein fünftes Lebensjahr hinein mit Mund und Zunge noch besser in der Lage, die Beschaffenheit eines Materials zu erkunden, als mit seinen Händen.

Berührung, Druck, Wärme und Kälte werden über die Haut zu einem speziellen Feld in der Großhirnrinde weitergeleitet. Obwohl der Tastsinn bei Geburt schon reifer ist als die übrigen Sinne, ist er noch nicht voll entwickelt. Die Myelinisierung (Ummantelung) der für die Reizleitung zuständigen Nervenfasern findet im ganzen ersten Lebensjahr statt und wird durch ständige Berührungserfahrung gefördert. Erst diese vollständige Ummantelung stellt die schnelle Weiterleitung eines Reizes sicher. Die noch unvollständige Myelinisierung ist auch die Ursache für langsames und umständliches Reagieren von Kindern im Vorschulalter. Die Geschwindigkeit der Tastwahrnehmung entwickelt sich erst nach und nach. So haben Kleinkinder eine »lange Leitung«.

Geschwindigkeit der Tastwahrnehmung

> Erst mit 6 Jahren weist ein Kind die Reizleitungsgeschwindigkeit eines Erwachsenen auf.

Viele Eltern sind ungeduldig und gestresst, wenn die Kleinen nicht auf Kommando hören und Aufforderungen nicht sofort umsetzen. Sie vergessen dabei, dass die Wahrnehmungsfähigkeit aufgrund fehlender Reife der Sinneszellen noch verzögert ist (▶ Beispiel).

Beispiel

Ein 9 Monate altes Kind, das die heiße Herdplatte berührt, wird sich schlimme Verbrennungen zuziehen. Die 4-jährige Schwester nimmt beim Kontakt mit der Herdplatte die Hand sehr viel schneller zurück und ist dadurch geschützt. Der Grund: Das Baby kann nicht so schnell reagieren, weil die Nervenfasern seines Tastsinns noch nicht ausreichend myelinisiert sind. Darüber hinaus hat die 4-jährige Schwester schon Erfahrungen mit der Assoziation »heiß und Schmerz« sammeln können und ist dadurch gewarnt.

Sofort nach der Geburt sind unterschiedlichste Berührungserfahrungen zur Entfaltung des Tastsinns dringend erforderlich. Bei allen höheren Säugetieren beobachtet man ein intensives Lecken des Neugeborenen in den ersten Lebensstunden. Ethnologen stellten noch im 19. Jh. dieses Lecken der Neugeborenen bei einigen Naturvölkern (Aborigines und Eskimos) fest.

In unserer Kultur gibt man den Babys geduldig Zuwendung durch Halten, Tragen, Schmusen, Küssen, Streicheln und Zureden. Die Formel »satt und sauber« genügt nicht. Nur durch unendlich viel Körperkontakt kann das Kind seine Sinne frei entfalten und irgendwann später dann selbst in die Lage versetzt werden, sich Menschen liebevoll zuzuwenden. Dieser Prozess setzt sich über Generationen hinweg entweder in Form sozialer Intelligenz fort oder produziert emotionale Analphabeten im Fall ausgebliebener früherer Berührungserfahrungen.

»satt und sauber« genügt nicht

Geruchssinn

Der Geruchssinn ist wahrscheinlich das älteste Sinnessystem der Natur. Im Alltag wird er im Unterschied zum Sehen und zum Hören nur wenig beachtet. Tatsächlich aber wird der Mensch stärker von Gerüchen gesteuert, als ihm bewusst ist. Düfte können Auslöser für Sympathie und Antipathie sein, Stimmungen und Emotionen beeinflussen, das Sozial- und Sexualverhalten steuern, den Hormonstatus verändern und als chemische Kommunikationsmittel dienen. Der Geruchssinn reagiert auf Substanzen in der Luft, die mit der Atmung an Rezeptoren der Nasen- und Rachenschleimhaut gelangen. Jedes Menschenleben beginnt bereits mit einem Akt des Riechens. So folgen die Spermien einer Duftspur, um den Weg zur reifen Eizelle zu finden. Demnach kommen Geruchsrezeptoren nicht nur in der Nase, sondern auch auf dem Kopf menschlicher Samenzellen vor. Die Eizelle sondert einen nach Maiglöckchen riechenden Duftstoff ab, dem die Spermien folgen.

chemische Kommunikation

Der Mensch kann bis zu 10.000 Duftstoffe wahrnehmen. Da er über eine individuelle Ausstattung mit Geruchsrezeptoren verfügt, ist seine olfaktorische Wahrnehmungsfähigkeit so einzigartig wie sein Fingerabdruck und daher von Mensch zu Mensch verschieden. Das Geruchssystem benötigt im Vergleich zu anderen Sinnesorganen eine relativ hohe Anzahl an Rezeptoren (ca. 360), da Duftstoffmoleküle sich im Vergleich zu anderen sensorischen Reizen durch eine enorme chemische Vielfalt auszeichnen.

einzigartige olfaktorische Wahrnehmungsfähigkeit

Bei der Geburt ist der Geruchssinn schon ausgereift. Ab der 28. Schwangerschaftswoche ist der Fetus in der Lage, durch das Fruchtwasser und die sich entwickelnde Nasenschleimhaut, zu riechen. Die Schluckbewegungen des Fetus haben zur Folge, dass Duftstoffmoleküle zu den Rezeptoren in seiner Nase befördert werden. Über entsprechende Nervenfasern werden sie in die Großhirnrinde weitergeleitet und sind so wahrnehmbar. Am Ende der Schwangerschaft kann das Ungeborene so gut wie alles riechen, was auch die Mutter an Gerüchen wahrnimmt: Speisen, Getränke, Parfüm, Abgase.

Auch das Fruchtwasser selbst hat einen typischen Geruch, den der Fetus sehr genau kennt. Bei der Geburt muss er sich u. a. von diesem vertrauten Milieu trennen. Einige Studien kamen daher zu dem Ergebnis, man solle Neugeborene nicht direkt nach der Geburt waschen, um ihnen, beim Eintritt in die neue, unbekannte Welt, die Orientierung zu erleichtern.

> **!** Sowohl Mütter als auch Kinder sind in der Lage, sich gegenseitig am Duft zu erkennen.

vertraute Gerüche

Das liegt daran, dass jeder Mensch seine eigene und unverkennbare Duftmarke besitzt. Untersuchungen ergaben, dass einige Tage alte Säuglinge sehr viel entspannter reagierten, wenn sie unmittelbar mit dem Körpergeruch der eigenen Mutter konfrontiert wurden. Zweifellos ist so erzielte Beruhigung auf natürlichem Weg durch vertraute Gerüche für das Wohlbefinden und die Entwicklung des Kindes von unschätzbarem Wert. Stillkinder sind auch in dieser Beziehung den Flaschenkindern voraus, da die Nahrungsaufnahme immer auch mit dem Duft der Mutter garniert ist.

Entfernt sich das 1- bis 3-jährige Kind von der Mutter, nimmt es gern sein Kuscheltier oder die Schmusedecke mit. Auch wenn ein solches Lieblingsobjekt schmuddelig und unansehnlich geworden ist, erfüllt es doch eine elementare Funktion. Es beherbergt vertraute Gerüche, die das Kind in fremder Umgebung beruhigen und ihm bei Abwesenheit der Eltern Sicherheit verschaffen.

Sehsinn

Der Sehsinn ist zum Geburtstermin noch sehr unreif. Gegen Ende der Schwangerschaft konnte das Kind im engen Mutterleib lediglich Hell- und Dunkelerfahrungen machen. In den ersten Lebenstagen erkennt der Säugling seine Umgebung nur unscharf und schemenhaft, kann komplexe Formen und Farbkontraste noch nicht differenzieren. Die Entwicklung des Auges wird, wie auch die anderen Sinnsysteme, von Geburt an trainiert. Das Baby versucht Gegenstände und Personen mit den Augen, später durch Kopfdrehung zu verfolgen. Dies gelingt von Tag zu Tag besser. Nach wenigen Wochen ist das Kind in der Lage, seine Augen zu koordinieren und Gegenstände zu fixieren. Wenn das Neugeborene seine Mutter erstmals betrachtet, geht von diesem Augenkontakt für sie eine Faszination aus, die die lebenslange Bindung zu begründen scheint.

Unterscheidungsfähigkeit

> **!** Der Mensch ist ein Augenwesen.

Sein ganzes Handeln findet weitgehend unter visueller Führung statt. Am Ende des sechsten Lebensmonats ist der Sehsinn des Säuglings ausgereift. Die Präferenz für das Gesicht der Mutter, das Antwortlächeln im dritten Monat und das Fremdeln im achten Monat sind wichtige Hinweise dafür, dass die Unterscheidungsfähigkeit schon gut entwickelt und das Bild der Mutter verinnerlicht ist.

Durch Schmecken, Sehen, Hören, Riechen und Tasten ist das Kind vom ersten Moment nach der Geburt Akteur seiner eigenen Entwicklung. Durch

Hochleistungscomputer Großhirn

Licht, Luft, Geräusche, Berührung und viele andere Reize der Außenwelt werden die Sinne angesprochen und geben über ihre Reizleitungen Informationen an die Großhirnrinde weiter. Deren Aufgabe besteht darin, die vielen ungeordneten Informationen zu einem verständlichen Bild zu formen und daraus, mit fortschreitender Entwicklung, Handlungen abzuleiten. Das Großhirn ist also vergleichbar mit einem Hochleistungscomputer, gegen den aber die besten Rechner dieser Erde nur einen simplen Abklatsch darstellen. Es gibt kein komplexeres System als das Gehirn des Menschen. Das Großhirn des Säuglings gleicht einer Festplatte, auf die nach und nach Programme aufgespielt werden. Das Speichern der Programme besorgt das Kind in eigener Aktivität, ist jedoch dabei auf eine sichere Umgebung und verlässliche Beziehung angewiesen. Durch die unendliche Wiederholung und Variation von Sinneseindrücken entstehen neue Muster neuronaler Verschaltungen, die sich im Großhirn einprägen. Je mehr Erfahrung der Säugling also macht, umso mehr Aussprossungen bilden sich an den Hirnzellen und umso dichter treten sie untereinander in Kontakt. In den ersten Lebensjahren ist das Kind extrem lernfähig. In seinem Kopf bildet sich in großen Schritten die Welt ab.

2.3 Motorik

erste motorische Aktivitäten

Der Fetus entwickelt motorische Aktivitäten sehr viel früher, als dies von der werdenden Mutter bemerkt wird. Schon ab der achten Woche sind isolierte Arm-, Bein- und Rumpfbewegungen erkennbar. Ab der 10. Schwangerschaftswoche wird das Gesicht mit der Hand berührt und ab der 12. Woche sind Saugen, Schlucken, Gähnen, Strecken und Räkeln im Mutterleib zu beobachten. In der 17. Woche reagiert der Fetus erstmals auf intensive Schallreize wie Musik und Geräusche mit zuckenden Bewegungen. Die Verschaltung von Gehirn und Sinnesorganen findet zwischen der 23. und 37. Schwangerschaftswoche statt. Ab der 28. Woche haben Sinnesorgane, Motorik und zentrales Nervensystem einen Reifegrad erreicht, der bei einer vorzeitigen Geburt das Überleben ermöglicht und auch eine normale körperliche und psychische Entwicklung in Aussicht stellt.

Reflexhandlungen

Der erste Lebensmonat des Neugeborenen ist durch wenig koordinierte Reflexhandlungen, die der Überlebenssicherung dienen, bestimmt. Den Saugreflex beobachtet man bei Berührung des Säuglings an der Wange. Der Kopf wird automatisch gedreht, um die Mutterbrust zu erreichen. Der Greifreflex ist ein vom Stammhirn gesteuertes, altes Bewegungsmuster aus einer Zeit, als die Mutter noch ein Fell hatte, an dem man sich festhalten konnte. Das Kind umklammert wahllos Gegenstände und zieht sie heran. In den kommenden Monaten begreift es sich als Urheber seines Handelns, und es wird ihm durch viele Wiederholungen immer besser gelingen, Bewegungen mit Sinneseindrücken zu koordinieren. Allmählich werden Muskeln und Sinne immer feiner aufeinander abgestimmt. Im ersten Monat bildet die Schwerkraft ein Problem für das Baby. Es kann den Kopf noch nicht anheben, da die Nackenmuskulatur zu schwach ist. Im Mutterleib hingegen war das Kind durch das umgebende Fruchtwasser schwerelos.

2.3 · Motorik

Bis zum sechsten Monat haben sich die Kopfkontrolle und der Gleichgewichtssinn schon gut entwickelt, Handbewegungen laufen immer zielgerichteter ab. Etwa mit 6 Monaten kann das Kind frei sitzen und beginnt zu krabbeln. Bis zum achten Monat wird der Bewegungsdrang immer stärker und der Erkundungsradius größer. Das Baby spielt gerne mit seinen Füßen und zieht sie oft in die Nähe des Mundes. Feinmotorisch ist es so geschickt, dass es gezielt Sachen zwischen Daumen und Zeigefinger nehmen kann. Während sich das Kind aktiv ausprobiert, erlebt es Freude. Es benötigt aber Kontakt zur Mutter, um sich durch deren visuelle und akustische Reaktionen abzusichern. Mit Vollendung des ersten Lebensjahres richtet sich das Kind allein auf und unternimmt die ersten Gehversuche. Nach den ersten 12 Lebensmonaten ist das Fundament der motorischen Entwicklung gelegt. Alle Bewegungen laufen viel geschmeidiger ab, da die Muskeln trainiert sind und die Koordination der einzelnen Körperteile, z. B. Hand und Mund, gut funktioniert.

Fundament der motorischen Entwicklung

In den folgenden Monaten wird das Kind frei laufen und immer neue Varianten der Bewegungen testen. Es entwickelt Körpergefühl und setzt sich selbst in Beziehung zur Umgebung. Sein großer Erkundungsdrang führt zum – manchmal gefährlichen – Eintauchen in die Welt.

Am Ende dieser berauschend schnellen Entwicklung vom Kopfheben zum Sitzen und Krabbeln über das Stehen bis zum Laufen, drückt sich die motorische Intelligenz des Menschen in der Feinsteuerung der Finger- und Gesichtsmuskulatur aus. Niemals könnte ein Affe Klavier spielen, und kein Affe hat – trotz aller Bemühungen – je sprechen gelernt. Ein Kennzeichen des Sprechens ist die perfekte Beherrschung der Artikulationsmuskulatur. Auch die Fingerfertigkeit beim Zuknöpfen einer Jacke oder beim Schuhebinden beruht auf hoch entwickelter Feinmotorik. Der Mensch ist in der Lage, die Muskulatur der Hände und Arme sehr viel schneller und präziser zu steuern als jedes Tier. Die verbesserte motorische Kontrolle ist durchaus schon bei Primaten (Menschenaffen) festzustellen. Wir beobachten mit Interesse, wenn sich Affen mit flinken Fingern gegenseitig entlausen oder ihre Lippen formen, weil wir dann Menschliches an ihnen entdecken. Dennoch könnte ein Affe niemals zielgenau werfen oder mit dem Hammer einen Nagel treffen. Der Mensch ist dazu fähig, da die für die Arm- und Handmuskulatur zuständigen Nervenfasern ihre Befehle direkt aus dem Frontalhirn erhalten. Die Beine werden motorisch wesentlich undifferenzierter versorgt. So ist es sehr viel einfacher, einen Ball mit den Händen in der Luft zu halten als mit den Füßen, es sei denn, man ist ein brasilianischer Fußballakrobat.

motorische Intelligenz

In der Großhirnrinde ist ein Areal, der sog. motorische Kortex, für Bewegungsbefehle reserviert. Alle Skelettmuskeln, die willkürlich bewegt werden können, haben hier ihre eigene Zentrale, jedoch in unterschiedlicher Proportion.

Bewegungsbefehle

> ❗ Die motorische Geschicklichkeit einer Körperpartie ist umso größer, je ausgedehnter sie auf der motorischen Großhirnrinde repräsentiert ist.

Beim Menschen sind zwei Drittel der motorischen Rindenoberfläche für Gesicht und Hände zuständig (◘ Abb. 2.6). Nur deshalb kann er Sprach-

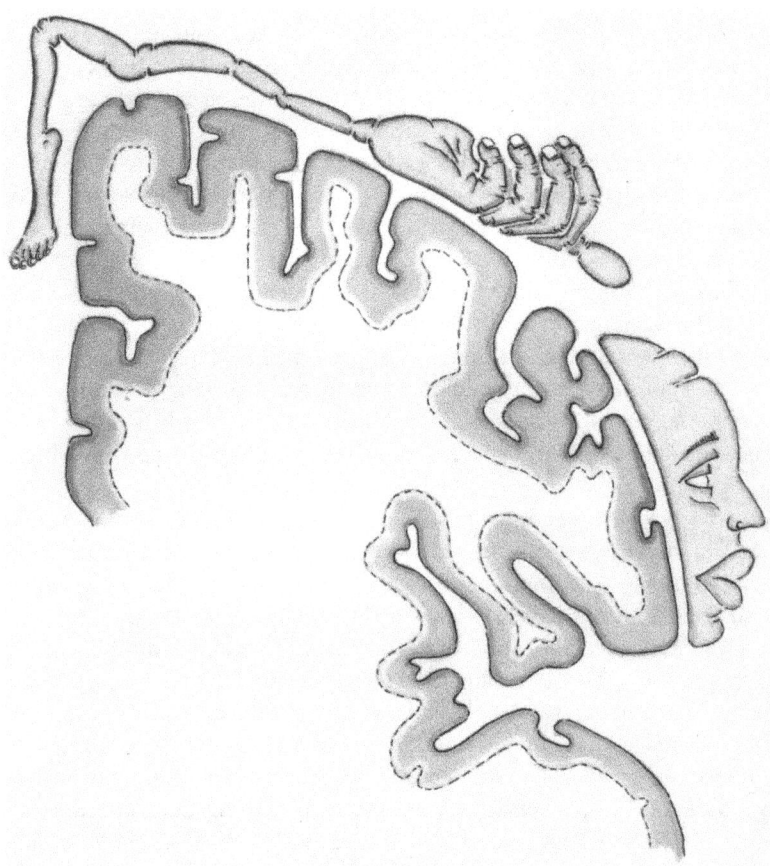

◘ Abb. 2.6. Homunculus – Repräsentation auf der Großhirnrinde

laute formulieren, sich mimisch ausdrücken, handwerklich präzise arbeiten oder Klavier spielen.

Pyramidenbahn

Selbst kleinste Bewegungen werden von der motorischen Großhirnrinde über die Pyramidenbahn (Nervenfaserbündel) zum Rückenmark angewiesen und von dort aus auf Nervenfasern umgeschaltet, die die ausführenden Muskeln versorgen. Als Ergebnis umfassen z. B. Daumen und Zeigefinger den Schraubverschluss einer Flasche mit einer Drehbewegung.

Hoch entwickelte motorische Intelligenz zeichnet den Menschen aus. Sie ermöglicht komplexes, differenziertes Handeln und Sprache. Höchstleistungen in Kunst, Wissenschaft, Sport, Technik, Kultur, Architektur und Handwerk, kurz – die Schaffenskraft des Menschen, gäbe es nicht, ohne diese phänomenale motorische Intelligenz.

2.4 Sprache

Spracherwerb

Der Spracherwerb des Kindes ist ein wichtiger Gradmesser seiner Entwicklung, ein Faktor in der Beziehung zu Erwachsenen und in der Kommunikation mit Gleichaltrigen. Neben einer ausreichenden Anregung durch die Umgebung ist die Sprache an eine optimale Hirnentwicklung gebunden. Unterschiedliche Hirnregionen sind für die schnelle Verarbeitung des akustischen Signals, das Sprachgedächtnis und die Koordination der zum Sprechen benötigten Motorik verantwortlich.

Gradmesser der Entwicklung

Kein noch so kluges Tier wäre in der Lage, eine ausgefeilte Grammatik zu entwickeln. Kinder scheinen sich ganz selbstverständlich nach und nach ihrer Muttersprache zu bemächtigen.

Sprache ist typisch menschlich

❓ **Leitfragen**
Ist diese Fähigkeit angeboren oder erlernt?

Als gesichert gilt: Sprechen lernen heißt genau hinzuhören – und damit fangen Kinder sehr früh an.

Die Fähigkeit, Sprache wahrzunehmen und zu unterscheiden, besitzt schon der Fetus im Mutterleib. Er hört Darmgeräusche, den Herzschlag und v. a. die Stimme der Mutter. Ab der 25. Schwangerschaftswoche ist das Gehör ausgereift und funktionsfähig. Neugeborene bevorzugen die Stimme der Mutter und können diese von anderen Stimmen unterscheiden. Wie ist so etwas zu beweisen?

Mit einem Sensorschnuller kann man die Intensität, mit der Säuglinge nuckeln, messen. Je höher die Saugrate, desto interessierter das Kind. Auf diese Weise fand man heraus, dass Neugeborene Sprachlaute anderen Geräuschen vorziehen und ihre Muttersprache gegenüber anderen Sprachen bevorzugen, vorausgesetzt, sie unterscheidet sich davon deutlich in der Sprachmelodie. Im Mutterleib ist die mütterliche Stimme für den Fetus durch das Furchtwasser gedämpft, wie durch eine Wand, wahrnehmbar. Alle hohen Frequenzen fehlen, sodass das Ungeborene nur die Sprachmelodie (Prosodie) empfängt. Diese wird offenbar ins kindliche Gedächtnis befördert, denn, kaum ist es geboren, reagiert das Kind eindeutig und vorrangig auf die Stimme der Mutter.

Prosodie

Kaum auf der Welt, ist das Kind schon fähig, Laute (Phoneme) zu hören und zu unterscheiden. Es filtert aus seiner akustischen Umwelt alles heraus, was an Sprachinformation angeboten wird. Dabei sind die Wörter natürlich nicht so fein abgegrenzt wie in der Schriftsprache, sondern werden als kontinuierlicher Lautstrom, wie z. B. »hamwirnochTeeda?«, übermittelt. Da der Säugling, aufgrund seiner universellen Grundausstattung, jeden der über 100 Sprachlaute der Welt erkennen kann, besitzt er die Fähigkeit, auch jede Sprache zu erlernen. Diese Fähigkeit geht aber mit Vollendung des 10. Lebensmonats wieder verloren, und das Baby konzentriert sich immer stärker auf das Lautsystem seiner Umgebung, wobei dies auch mehrere Sprachen gleichzeitig sein können. In erster Linie wird das Kind aber seine Muttersprache perfektionieren und die ursprüngliche, universelle

Phoneme

Begabung aufgeben. Weniger ist in diesem Fall mehr. So unterscheiden Kinder in Japan plötzlich nicht mehr zwischen L und R.

erste akustische Signale — Das erste akustische Signal des Säuglings ist der Geburtsschrei, der das selbstständige Atmen einleitet. Der Geburtsschrei ist physiologisch bedingt. Mit der Durchtrennung der Nabelschnur wird die Sauerstoffzufuhr unterbrochen, der Kohlendioxidgehalt im Blut steigt und reizt über das Atemzentrum die Atemmuskulatur zur Ausdehnung der Lunge. Die dabei eintretende Luft setzt die Stimmbänder in Bewegung, und es kommt zum ersten Schrei. Das Schreien bleibt in den ersten Lebenswochen die vorherrschende Verständigungsart des Neugeborenen. Es drückt Unlust (Wunsch nach Zuwendung, Schmerz, Hunger) aus und dient der Überlebenssicherung, aber auch der Ausbildung von Atemmuskulatur und Stimme. Ab dem dritten Lebensmonat sind Gurrlaute zu vernehmen, die Wohlbefinden signalisieren und besonders als Reaktion auf positive Zuwendung durch Anlächeln oder Ansprechen auftreten. Der Blickkontakt zur Mutter, als Zeichen von Aufmerksamkeit, fördert die stimmlichen Äußerungen. Über das Gurren trainiert das Baby bis zum fünften Monat seine Mundmuskulatur, die es später zur Artikulation benötigt. Es erprobt permanent Nase, Lippen, Zunge, Kiefer, Gaumen und Rachen im Sinne einer Bewegungslust, die dem Strampeln vergleichbar ist. Für den weiteren Spracherwerb ist das Experimentieren mit selbstproduzierten Lauten und deren akustischer Wiederaufnahme ganz entscheidend.

Lallphase — Zwischen dem sechsten und dem neunten Monat werden die kindlichen Äußerungen als Lallphase bezeichnet. Bemerkenswert ist dabei, dass taube Kinder in dieser Zeit die gleichen Silben produzieren wie gesunde Kinder. Sie können die Silben also nicht aus der Umwelt übernommen haben. Die Lallsprache dieses Alters ist im Übrigen überall auf der Erde identisch, sodass ein deutsches Kind sich in gleicher Weise mitteilt wie ein afrikanisches. Die Lallphase muss genetisch determiniert sein.

Sprachversuche — Ab dem 10. Monat versuchen Kinder, Wörter nachzusprechen, verstehen aber noch nicht deren Sinn. Das viel und gern gehörte »Mama« oder »Papa« ist also noch eine zufällige Aneinanderreihung von Silben, auch wenn die Eltern diese konkret bereits auf sich beziehen möchten. Aufgrund der komplexen Anforderungen an die Mundmotorik wenden die Kinder Vereinfachungen wie z. B. »Lade« statt Schokolade, »Bume« statt Blume oder »Bai« statt Ball an. Im zweiten und dritten Lebensjahr nehmen sie aus der täglichen Kommunikation immer mehr Wörter auf und versuchen diese vereinfacht wiederzugeben. Die Sprachversuche werden in der Regel durch die Eltern korrigiert, die genaue Begriffsbezeichnungen rückmelden.

> ❶ Kinder, die an der Unterhaltung der Erwachsenen teilhaben dürfen und beachtet werden, haben einen Vorteil im Spracherwerb gegenüber solchen, die in einer stummen oder durch Medien dominierten Umgebung aufwachsen.

Ammensprache — Erwachsene, die sich mit Kleinkindern beschäftigen, bedienen sich einer Ammensprache. Diese ist durch höhere Grundfrequenz, starke Tonhöhenunterschiede, einfache Satzmuster, Fragen und Aufforderungen, Wieder

2.4 · Sprache

holungen und mimisch betonte Zuwendung gekennzeichnet. Wörter wie »Wauwau« oder »Aua« werden von den Eltern bei Kindern im Alter zwischen 7 und 15 Monaten eingesetzt.

Bereits mit 10 Monaten hat das Kind verstanden, dass Sachen bzw. Objekte nicht magisch verschwinden, wenn sie nicht mehr zu sehen sind (▶ Beispiel). Diese Fähigkeit wird als Objektpermanenz bezeichnet. Existierende Dinge zeichnen sich dadurch aus, dass sie eine bestimmte Form besitzen, einem Ort zuzuordnen sind oder sich bewegen. Das Kind kann sie berühren, halten, fallen lassen, werfen, schieben, sehen und hören.

Objektpermanenz

> **Beispiel**
>
> Wenn der Ball im Park beim Spielen in die Büsche rollt, begreift der kleine Thomas, dass man ihn wiederbekommen kann, wenn man danach sucht. Er wird auch dann dem Ball als attraktivem Spielzeug eine Bedeutung zumessen, wenn er auf der Wiese spielt und den Ball zu Hause gelassen hat. Thomas kann also Vorstellungen von Objekten vor seinem geistigen Auge entwickeln und die Objekte benennen, etwa in dem Sinne: »Ball weg«.

Es ist erwiesen, dass Kinder zunächst viele Wörter verstehen können, bevor sie fähig sind, sie auszusprechen. Hört Lydia das Wort Ball, so entsteht in ihrer Vorstellung das Bild vom Ball oder vom Ballspielen, aber sie benennt das Objekt als »Bai«.

Sprachentwicklung

Die Sprachentwicklung verläuft individuell sehr unterschiedlich. Die meisten Kinder produzieren jedoch ihr erstes Wort im Alter zwischen 10 und 14 Monaten, wobei sie dann ihren Wortschatz auf ca. 10 Wörter, die für sie die größte Bedeutung haben, ausweiten. Erfüllt das geäußerte Wort die Funktion eines ganzen Satzes und trägt es zur Kommunikation mit Erwachsenen bei, handelt es sich um einen Einwortsatz. »Hund« als kindliche Äußerung kann bedeuten, dass der Nachbar gerade im Garten mit seinem Hund spielt oder dass ein Plüschtier irgendwo im Schaufenster sitzt.

Einwortsatz

Mit 18 Monaten werden ca. 50 Wörter aktiv beherrscht. Viele dieser Wörter sind eigentlich Sätze oder Kommandos: »Arm« heißt »Ich will auf den Arm!« Ab diesem Zeitpunkt lernen Kinder sehr viel schneller und kommen auf bis zu 6 neue Wörter pro Tag, sodass diese Phase als Benennungsexplosion bezeichnet wird.

Benennungsexplosion

Im Alter von 30 Monaten umfasst das sog. Sprachlexikon 450 Wörter, mit 4 Jahren 1500 Wörter, mit 6 Jahren 2500 Wörter, mit 18 Jahren erreicht das Vokabular 60.000 Wörter. Der schnellste Wortzuwachs ist im Alter zwischen 2,5 und 4 Jahren zu verzeichnen. Das Kind extrahiert Wort für Wort aus der Erwachsenensprache, die zunächst nur als kontinuierliche Klangsoße wahrgenommen wird. Jeder, der die Konversation in einer Fremdsprache mithört, wird Probleme haben, Pausen zu erkennen, die ein

Wortzuwachs

Wort vom anderen trennen. Die kleinen Sprachlerner sind in der gleichen Situation. Sie müssen ihr Vokabular aus einer Umwelt entnehmen, in der am laufenden Band geredet wird.

Mit 4 Jahren beherrschen Kinder zwar die meisten Satzbildungen ihrer Muttersprache, sind aber noch nicht zur Abstraktion fähig. Fragt die Oma z. B. am Telefon nach einem Geburtstagsgeschenk, dann antwortet das Kind wie selbstverständlich »das da« und deutet auf sein neues Auto. Durch den in diesem Alter noch vorliegenden Egozentrismus gelingt es nicht, die Perspektive des anderen einzunehmen.

Egozentrismus

Bemerkt das Kind eine Lücke in seinem Wortschatz, dann sucht es aktiv nach neuen Begriffen. Wortneubildungen ermöglichen die Fortsetzung des Dialogs, obwohl der passende Begriff gerade nicht verfügbar ist (▶ Beispiele).

Wortneubildungen

> **Beispiele**
>
> Der kleine Adrian hat erstmals einen Magneten in der Hand und ist fasziniert davon, dass dieser Büroklammern anziehen kann. Um den Magneten am nächsten Tag wiederzubekommen, fragt er nach dem »Eisensauger«.
> Lydia war vor 2 Tagen bei ihren Großeltern und berichtet, sie habe »übergestern« ihre Oma besucht.

Sprache als Medium

Sprache begleitet Kinder in ihrer Sozialisation, d. h. beim Hineinwachsen in die Gesellschaft mit ihren Normen und Werten. Das Medium Sprache ermöglicht sowohl die Identifikation mit anderen im Fall gleicher Vorstellungen als auch die Individuation im Sinne der Abgrenzung von anderen und der Selbstbehauptung. Diese Differenzierung im Geiste und im sprachlichen Ausdruck gelingt frühestens ab dem sechsten Lebensjahr. So sollten Kinder bei der Einschulung in der Lage sein, sich in andere Menschen einzufühlen und deren Perspektive von der eigenen Sichtweise zu trennen.

Identifikation
Individuation

Schulunterricht ist ohne Sprache nicht denkbar. Deshalb haben Kinder mit Sprachstörungen in der Schule erhebliche Nachteile. Genetische Faktoren, frühkindliche Hirnschädigungen, Hörstörungen oder eine anregungsarme Umgebung sind Ursachen für die Behinderung des Spracherwerbs. Die Fähigkeit, Sprache zu produzieren und zu verstehen, steht in direktem Zusammenhang mit der Ausbildung der Intelligenz. Ist also die Sprachentwicklung im frühen Kindesalter gestört, resultiert daraus oft eine Beeinträchtigung im kognitiven Bereich. So führt die initiale Sprachverzögerung, z. B. durch Hörminderung, zu einer allgemeinen Lernbehinderung, sofern die Sprachstörung nicht rechtzeitig erkannt und sprachtherapeutisch beeinflusst wird.

Sprachstörungen

Sprachverzögerung

Defizite der Sprachverarbeitung sind ein Merkmal lernschwacher Schüler. Das folgt aus der Tatsache, dass Sprache nicht nur Ziel und Gegenstand, sondern auch Medium des Unterrichts ist.

2.4 · Sprache

> ⚠ Wer schlecht spricht, wird auch schlecht lesen und schreiben können.

Umgekehrt sind Kinder, die viel lesen, bezüglich Vokabular und Grammatik eindeutig im Vorteil. Ihr Vorstellungsvermögen und ihr Allgemeinwissen werden geschult.

Der Spracherwerb des gesunden Kindes mit intaktem Hörvermögen wird sehr viel mehr durch die Sprache der Umgebung als durch Erbanlagen gefördert (▶ Beispiel).

nutzungsabhängige Veränderbarkeit des menschlichen Gehirns

> **Beispiel**
>
> Vor rund 800 Jahren befahl der Stauferkaiser Friedrich II. die Durchführung eines grausamen Experiments. Um herauszufinden, welche Ursprache das Gehirn aus sich selbst heraus entwickelt, ließ er 2 Kinder von Ammen aufziehen. Den Ammen verbat er, auch nur ein einziges Wort mit den Kindern zu sprechen. In der Folge begannen die Kinder nicht, wie der Kaiser vermutet hatte, griechisch oder lateinisch zu sprechen, sondern ihre Entwicklung verzögerte sich stark und schließlich starben sie. Damals konnte man ihr retardiertes Gehirn zwar nicht wie mit heutigen Möglichkeiten untersuchen, jedoch dürfte das ursprüngliche Hirnpotenzial erheblich verkümmert gewesen sein.

Heute ist die nutzungsabhängige Veränderbarkeit des menschlichen Gehirns unbestritten. Das Gehirn wird also durch seinen individuellen Gebrauch bestimmt und beantwortet hohe Anforderungen mit entsprechenden Höchstleistungen. Dies ist im Übrigen mit dem systematischen Muskelaufbau bei sportlicher Betätigung vergleichbar, jedoch hält das Gehirn unendlich viele Variationsmöglichkeiten kognitiver, kreativer und motorischer Befähigung bereit. Da es keine 2 Menschen gibt, die in ihrem Leben exakt die gleichen Erfahrungen gemacht und ihr Gehirn auf die gleiche Weise benutzt haben, ist jedes Gehirn einzigartig wie ein Fingerabdruck. Das in Entwicklung befindliche Gehirn des Kindes kann sich gegen die »Sprachschule« seiner Umgebung nicht wehren. Das liegt an der universellen, menschlichen Sprachlernfähigkeit, die jedes Kind zum unbewussten, beiläufigen Erlernen einer oder mehrerer Sprachen hinführt.

Sprache setzt sich aus Phonetik (Sprachlaute), Lexikon (Wortvorrat), Syntax (Grammatik), Semantik (Bedeutung), Prosodie (Sprachmelodie) und Rhythmus (Zeitablauf) zusammen und ist daher komplex und störanfällig.

Eng verbunden mit der Sprache sind Lesen und Schreiben (◘ Abb. 2.7), d. h. das Erkennen und das Reproduzieren von Zeichen. Auch die Musik nutzt das gleiche neuronale Netzwerk wie die Sprache und kann unterschiedlichste Lernvorgänge unterstützen. Drei Monate alte Kinder aktivieren bereits das gesamte Sprachnetzwerk und sollten daher nicht ausschließlich mit der »Babysprache« konfrontiert werden. Man kann ihnen einfache Hauptsätze, die die Gegenwart betreffen, zumuten, weil ihr Gehirn diese Sprachmuster erkennt und speichert. Eltern können sicher sein, dass es

Erkennen und Reproduzieren von Zeichen

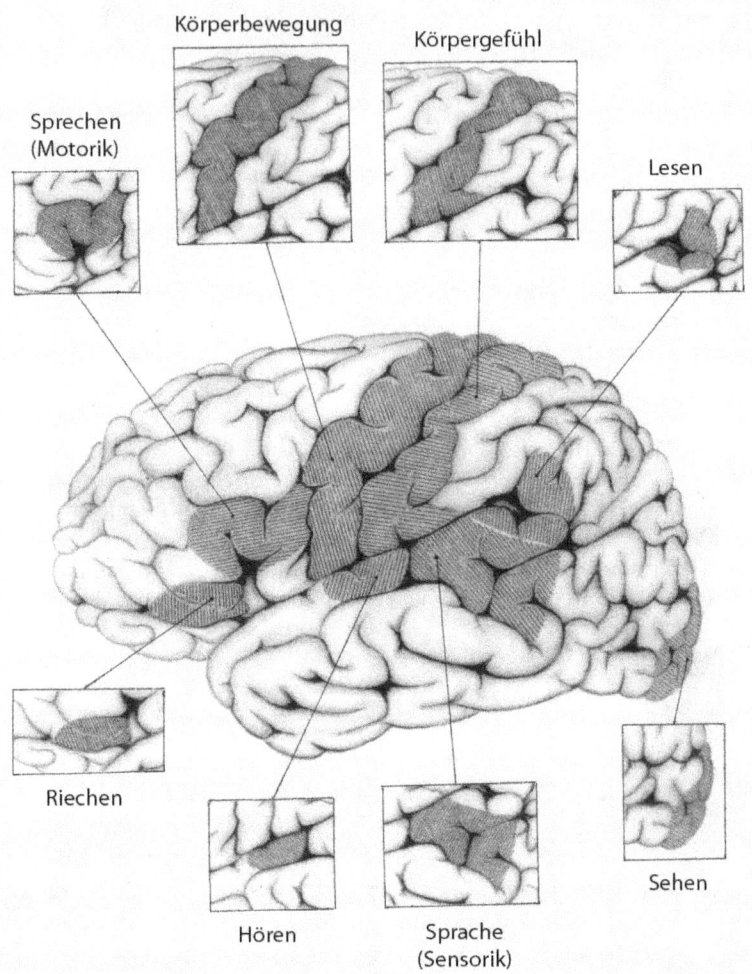

◘ **Abb. 2.7.** Funktionen der Großhirnrinde

keine Altersgrenze für das Erlernen neuer Wörter gibt. Sie sollten deshalb auch mit ihren ganz kleinen Kindern immer und immer wieder reden.

In diesem Sinne schreibt Wilhelm von Humboldt (1973):

> Die Sprache gleicht dem im Stein schlummernden Feuerfunken. Ehe man gelernt hatte, ihn hervorzulocken, schien sein Dasein nur durch ein Wunder erklärlich. Einmal entzündet, pflanzte er sich mit unglaublicher Leichtigkeit fort.

Lernen und Anpassungsbereitschaft des Gehirns

3.1 **Anlage und Umwelt** – 38
Entwicklungspsychologische Aspekte – 38
Genetische Aspekte – 41
Wechselwirkung von Anlage- und Umweltfaktoren – 43

3.2 **Formen des Lernens** – 47

3.3 **Frühe Lernprozesse** – 50

3.4 **Emotionale Intelligenz und soziale Kompetenz** – 57
Bedeutung in der Gesellschaft – 57
Bedeutung in der Schule – 58
Voraussetzungen und Merkmale – 64
Spiegelneurone als physiologisches Korrelat – 67

3.1 Anlage und Umwelt

Entwicklungspsychologische Aspekte

Entwicklungspsychologen beschäftigen sich seit Jahrzehnten mit der Frage, inwieweit menschliches Verhalten angeboren oder erlernt ist. Im Jahr 1876 erschien in London eine Zwillingsstudie von Sir Francis Galton, einem Vetter Charles Darwins. Galton wollte erforschen, wie menschliche Eigenschaften weitergegeben werden, und schloss aus seinen Beobachtungen, dass die Anlage dem Umwelteinfluss überlegen ist. Die Übermacht der Erbanlagen war Anfang des 20. Jh.s die allgemein akzeptierte Lehrmeinung, der jedoch die Behavioristen widersprachen.

Behaviorismus

> ❶ John B. Watson begründete 1912 den Behaviorismus als neue Richtung der Psychologie. Er ging davon aus, dass nur die Umwelt das Verhalten von Mensch und Tier bestimmen könne.

Watson verbreitete die Ansicht, menschliches Verhalten sei ganz überwiegend erlernt und die Genetik spiele bei Begabungen, Fähigkeiten und Charaktereigenschaften nur eine untergeordnete Rolle. Seither konnte im wissenschaftlichen Diskurs keine Einigung über das Primat der Gene oder der Umwelteinflüsse erzielt werden. Immer wieder mussten eineiige Zwillinge als Untersuchungsobjekte herhalten. Wuchsen diese nämlich nach ihrer Geburt räumlich getrennt auf, versuchte man so, Vererbung und Umwelteinflüsse exakt prozentual aufzuschlüsseln.

Ethologie

Einen anderen Ansatz verfolgte die vergleichende Verhaltensforschung (Ethologie). Deren prominente Vertreter Konrad Lorenz und Nico Tinbergen wollten aus dem Verhalten von Tieren Rückschlüsse auf angeborenes oder erlerntes menschliches Verhalten ziehen.

So schrieb Konrad Lorenz 1965 (zit. nach Hüther 2005, S. 69):

> Die Tiere lassen vieles in modellmäßiger Klarheit erkennen, was bei Menschen ohne vergleichende Verfahrensweise wegen seiner ungleich komplexeren Struktur nur schwer oder gar nicht zu analysieren wäre.

Prägung

Konrad Lorenz beschäftigte sich u. a. mit der Prägung der Graugänse. Junge Graugänse folgen sehr bald nach dem Schlüpfen ihren Eltern. Hält man aber während des Schlüpfens die Eltern fern oder erbrütet die Jungen im Brutschrank, folgen sie demjenigen Lebewesen oder Objekt, das sie als Erstes zu sehen bekommen, sei es irgendein Vogel oder ein Mensch. Haben sie sich diese Adoptiveltern erst einmal »eingeprägt«, lassen sie sich nicht wieder dazu bringen, einer Graugans zu folgen, auch nicht den eigenen Eltern.

> ❶ Der Begriff Prägung bezeichnet eine zeitlich begrenzte irreversible Form des Lernens während einer »sensiblen Phase«.

Lernen

Die zeitlebens gegebene, reversible Lernfähigkeit des Menschen ist von der Prägung zu unterscheiden.

> ❶ Lernen bezeichnet eine Verhaltensänderung durch neue Erfahrung, beinhaltet also auch ein Umlernen oder Verlernen.

Auch beim Menschen gibt es aber, ähnlich wie beim Tier, biologisch determinierte Zeiten erhöhter Lernbereitschaft bezüglich bestimmter Verhaltensweisen. Eine solche »sensible Phase« besteht beim Säugling im Alter zwischen 6 Wochen und 6 Monaten. In dieser Zeit formt sich die emotionale Beziehung zwischen Mutter und Kind. Werden Kinder in dieser kritischen Phase von der Mutter getrennt und mit wechselnden Bezugspersonen, z. B. in einem Heim, konfrontiert, erleiden sie Hospitalismusschäden. Wie die jungen Graugänse von Konrad Lorenz ist der Säugling beim Verlust der Mutter in der Lage, sich an eine »Ersatzmutter« oder sonstige Ersatzperson zu binden.

Die normale Entwicklung des Kindes setzt aber voraus, dass diese Ersatzperson für die nächsten 3 Jahre eine konstante und verlässliche Beziehung anbieten kann. Kommt auch diese Bindung an das Ersatzobjekt nicht zustande, spricht man von Deprivation. Der Begriff bezeichnet den Verlust oder den Mangel an mütterlicher Pflege und Zuwendung sowie seine psychischen Folgen. Die Trennung des Kindes von seiner Mutter oder einer Ersatzperson, häufig wechselnde Bezugspersonen ohne feste Bindung oder die ständige emotionale Zurückweisung durch die Mutter führen zu schweren Schäden der kindlichen Entwicklung: Angst, Kontaktunfähigkeit, Bindungslosigkeit, geistige und körperliche Verkümmerung.   `Deprivation`

Schwere Vernachlässigung vom ersten bis dritten Lebensjahr verursacht Persönlichkeitsstörungen im Erwachsenenalter. Erfolgt die Unterbringung eines Kleinkinds dieses Alters in einem Heim mit notwendigerweise wechselnden Bezugspersonen, kann sich nach R. Spitz eine sog. anaklitische Depression entwickeln. Dabei registriert das Kind seine Umgebung kaum noch, ist bewegungsarm, teilnahmslos und bezüglich Gestik sowie Mimik ausdrucksvermindert. Von hier aus entsteht oft schon nach 5 Monaten das Bild des psychischen Hospitalismus, der durch schwere Entwicklungsstörungen, d. h. Retardierung der Intelligenz, der Emotionalität, des Spracherwerbs und der Sinneswahrnehmung, gekennzeichnet ist und sogar lebensbedrohlich werden kann. Diese Schäden sind zwar bei späterer konstanter Zuwendung teilweise reversibel, jedoch bleiben in der Regel Kontakthemmung und emotionale Stumpfheit zurück.   `anaklitische Depression`   `Hospitalismus`

❓ Leitfragen
Welches Verhalten ist angeboren, welches ist erlernt?

Zu der ursprünglichen Frage des angeborenen oder erlernten Verhaltens formulierte Konrad Lorenz (zit. nach Hüther 2005, S. 52) die folgende These: `angeborenes und erlerntes Verhalten`

> Je höher ein Organismus auf der Leiter der Evolution entwickelt ist, desto größer ist der Anteil des Erlernbaren gegenüber dem Angeborenen.

Schnecken, Würmer und Insekten besitzen Gehirne, bei denen genetisch genau bestimmt ist, wie sich das Tier zu verhalten hat. Mit einem derartig vorprogrammierten Gehirn ist es unmöglich, später noch etwas hinzuzulernen. Vögel und Säugetiere sind sehr viel weiter entwickelt, und die Verschaltung ihrer Hirnzellen ist nach der Geburt noch nicht vollständig ausgereift. So besteht noch für einige Zeit die Möglichkeit der Form- und Beeinflussbarkeit der Gehirnarchitektur durch individuelle Erfahrungen. Die Jungtiere können von ihren Eltern lernen, wo und wie man Futter findet, wie die eigenen Artgenossen aussehen, wie man Gefahren vermeidet und welche Lebensräume oder Brutplätze gut geeignet sind. Die vielen wertvollen Erfahrungen werden den Jungen so intensiv mit auf den Lebensweg gegeben, dass sie sich in Form neuronaler Verschaltungen dauerhaft in ihrem Gehirn verankern.

> **Die oberste Stufe der Evolution hat der Mensch erreicht. Sein komplexes Gehirn bietet nach der Geburt allen erdenklichen Raum für Lernprozesse jeglicher Art.**

Lernpotenzial

Nur der Mensch besitzt ein Gehirn mit diesem Lernpotenzial. Er ist das einzige Lebewesen, das sich frei entscheiden kann, wie und wofür er sein Gehirn einsetzen will. Es gibt Menschen, die ihr Gehirn sehr einseitig und sparsam nutzen und sich selbst freiwillig oder unfreiwillig in ihrem Erfahrungsschatz beschränken. Nicht selten sind Notwendigkeiten wie die tägliche Nahrungsbeschaffung, die Abwehr von Krankheiten und Übergriffen sowie die Suche nach einem Schlafplatz auch heute noch dafür verantwortlich, dass Menschen am Existenzminimum die Möglichkeiten ihres lernfähigen Gehirns nicht voll ausschöpfen können.

Spezialisierung

Andererseits gibt es Computerspezialisten, die kontaktgestört sind, Informatiker, die eine Kiefer nicht von einer Tanne unterscheiden, und Fußballprofis, die keinen vollständigen Satz bilden können, Pianisten, die nicht schwimmen, und Schriftsteller, die nicht tanzen können. Solche Spezialisten haben sich dafür entschieden, die Verschaltung ihrer Hirnzellen in Form weniger aber dafür sehr breiter »Autobahnen« zu gestalten, die auch Tag für Tag sehr intensiv befahren werden. Daraus resultiert eine einfache und überschaubare Gehirnlandkarte.

Menschen, die keine isolierte Begabung besitzen, jedoch nützliche Eigenschaften wie Toleranz, Weltoffenheit, Neugier, Flexibilität, Achtsamkeit, Empathie und Sensibilität, weisen ein weit verzweigtes und gut erschlossenes »Streckennetz« in ihrem Gehirn auf. Sie sind je nach Bedarf und Situation in der Lage, ihr Fühlen, Denken und Handeln kreativ über Nebenstraßen und Umgehungen zu steuern, um ans Ziel zu gelangen. Ihr Gehirn funktioniert nutzungsabhängig vielfältiger und umfassender als das der Spezialisten.

vielfältige und umfassende Nutzung

Anreize und Anregungen

> **Eltern sollten, wenn irgendwie möglich, ihren Kindern viele unterschiedliche Anreize bieten, damit sie Fähigkeiten auf breiter Basis entfalten können.**

Neben der Schule sind die Mitgliedschaft in einem Sportverein und das Erlernen eines Musikinstruments ratsam, wobei Interesse und Engagement, wenn nicht sogar Vorbildfunktion, vonseiten der Eltern vorteilhaft sind. Mit fortschreitender Entwicklung beginnt sich das Kind allmählich abzugrenzen, erfährt sich als selbstständiges Wesen und hat den Wunsch nach eigener Identität. Aus dem Pool der seit früher Kindheit vermittelten Anregungen wird der Jugendliche und junge Erwachsene das subjektiv Passende beibehalten und vertiefen, jedoch auch immer in der Lage sein, ruhende Lerninhalte wieder neu zu beleben. War z. B. ein Kind vom vierten bis zum siebten Lebensjahr aktiv im Turnsportverein, gibt dann die Mitgliedschaft auf und wendet sich intensiv dem Geigenspiel zu, so sind dennoch die Wurzeln für ein späteres Hobby im sportlichen Bereich gelegt.

Für den Menschen ist Lernen von herausragender Bedeutung, da er sich so viel besser an die Umwelt anpassen kann, als würde er nur nach einfachen, angeborenen Mustern handeln. Kindheit und Jugend dauern bei uns Menschen so lange wie bei keinem anderen Lebewesen.

Genetische Aspekte

In genetischer Hinsicht unterscheidet sich der Mensch von seinem nächsten tierischen Verwandten, dem Zwergschimpansen, gerade nur in 2% der Erbanlagen. Seit etwa 100.000 Jahren hat sich an dieser Differenz und damit an der genetischen Ausstattung des Menschen nichts mehr verändert. »Der Übergang vom Affen zum Menschen, das sind wir«. So orakelte Konrad Lorenz (zit. nach Hüther 2005, S. 139) schon vor Jahren im Bewusstsein dessen, dass sich der Mensch von den anderen Tieren doch nur durch seine Großhirnrinde unterscheidet.

Heute wissen wir, dass alle Menschen auf der Erde, egal ob Eskimo, Indianer oder Börsenmakler, zu 99,7% identische Gene besitzen. Da aber die Kulturen, Völker und Gesellschaftssysteme bis hin zu den einzelnen Charakteren so unterschiedlich sind, muss es einen starken Einfluss auf die Erbanlagen geben, der aus der individuellen Umgebung kommt.

zu 99,7% identische Gene

❓ Leitfragen
Was sind eigentlich Gene, wo befinden sie sich, und was bewirken sie?

Im Jahr 2001 wurde im Rahmen des »Human Genome Project« die Entschlüsselung der Gesamtheit aller menschlichen Gene, des »Genoms«, abgeschlossen.

Human Genome Project

Bis dahin begründete vielerorts die Erblehre des Augustinerpaters Gregor Johann Mendel (1822–1884) das aktuelle Wissen. Demnach werden die Merkmale eines Organismus im Rahmen eines festgelegten Erbgangs an die Nachkommen weitergegeben. Heute wissen wir, dass bei der Genfunktion die folgenden wichtigen Aspekte zu berücksichtigen sind.

Mendel-Erblehre

Der Text eines Gens ist in einem Lebewesen auf ewig festgeschrieben und wird weiter vererbt. Träger der Erbinformationen ist die ca. 2 m lange Desoxyribonukleinsäure (DNS), eine doppelsträngige in sich gedrehte Kette, die aus Millionen Bausteinen besteht. Jeweils 3 dieser Bausteine sind für die Verschlüsselung einer Aminosäure zuständig. Für die Synthese eines Eiweißstoffes wird wieder eine Reihe unterschiedlicher Aminosäuren benötigt. Der DNS-Faden ist sehr fein und kann nur unter dem Elektronenmikroskop betrachtet werden.

Desoxyribonukleinsäure

> ❗ Die Anordnung der Bausteine in der DNS entscheidet über die Art und die Menge der außerhalb des Zellkerns von der jeweiligen Organzelle gebildeten Eiweiße.

Erbkrankheiten entstehen z. B. durch fehlerhafte Reihenfolge der DNS-Bausteine oder durch Ablesefehler der DNS und daraus resultierend falsche Übersetzung in Aminosäuren.

Chromosomen — Der Zellkern lagert die DNS in aufgewickelter oder verknäuelter Form, verteilt auf getrennte Portionen, ein. Diese Portionen nennt man Chromosomen. Die Gene bzw. Baupläne sind in Abschnitten (Sequenzen) auf den Chromosomen angeordnet und entsprechen der eigentlichen Erbinformation oder dem »Text«, der vererbt wird. Ob ein Gen aber an- oder abgeschaltet, also der Bauplan aktiviert wird, kann von den jeweiligen Umweltbedingungen abhängen. Gene kontrollieren den Organismus, da sie die Herstellung von Eiweißstoffen als wichtigste Bestandteile des Stoffwechsels direkt beeinflussen.

Gene — Die Erbsubstanz besteht aus ca. 25.000 Genen, die sich im Zellkern einer jeden Körperzelle befinden. Jedes Gen ist mit einem speziellen Bauplan vergleichbar, der für die Herstellung bestimmter Eiweiße (Proteine) zuständig ist. Pro Gen wird ein Eiweißmolekül gebildet. Eine Leberzelle produziert natürlich andere Proteine als eine Nerven- oder eine Hautzelle. Jede Organzelle wird nur entsprechend ihrer originären Aufgabe tätig, obwohl sie im Kern alle 25.000 Baupläne besitzt.

Genaktivierung — Sobald dem Gehirn über die Sinnesorgane Signale zugeleitet werden, kommt es in Sekundenbruchteilen zur emotionalen Bewertung dieser Reize und zum Abgleich mit früheren, im Gedächtnis gespeicherten Erfahrungen. Wird z. B. eine zwischenmenschliche Begegnung als gefährlich eingestuft, resultiert daraus eine andere Genaktivierung als im Fall angenehmer oder anregender Ereignisse. Bei Gefahr werden Gene in Alarmzentren des Gehirns angeschaltet (z. B. Hirnstamm), die dann die Bildung von Proteinen ankurbeln, deren Funktion in der Bereitstellung von Alarmbotenstoffen (z. B. Noradrenalin) besteht. Diese Botenstoffe rufen im Organismus weitere gravierende Veränderungen hervor, die mit Angst oder Flucht assoziiert sind, und es kommt zur Aktivierung weiterer Gene, etwa im Hormonsystem.

> **❶ Positive und belohnende Umwelteinflüsse schalten im Gehirn zahlreiche Gene an; diese wiederum initiieren die Bildung von Proteinen, die sog. Wachstumsfaktoren für Nervenzellen sind. Daraus folgen eine Funktionssteigerung von Hirnzellen und eine erhöhte synaptische Vernetzung.**

Epigenetik — Die Regulation der Genaktivität (Genexpression) wird auch vererbt, unterliegt aber individuellen Umwelteinflüssen. Solche Umwelteinflüsse sind z. B. Strahlung, Ernährung und vor allem Lernprozesse und Lebenserfahrungen von Geburt an. Mit der Genexpression beschäftigt sich das junge Forschungsgebiet der Epigenetik. »Epi« stammt aus dem Griechischen und bedeutet »daneben, oben auf«. Epigenetiker erforschen nicht die Abfolge der Baupläne entlang der DNS. Vielmehr interessieren sie sich für das unmittelbare Umfeld der Gene. Inzwischen ist bekannt, dass sich auf dem Erbgut und um das Erbgut herum eine Vielzahl anderer Biomoleküle versammeln (Epigenom). Histone, beispielsweise, sind Proteine, auf denen der DNS-Faden aufgewickelt ist wie auf einer Kabeltrommel. Je nachdem, wie diese Trommeln sich anordnen, wird auch die Aktivität von Genen beeinflusst.

3.1 · Anlage und Umwelt

Weitere epigentische Akteure sind sog. Methylgruppen. Diese simplen Teile chemischer Verbindungen aus einem Kohlenstoff- und 3 Wasserstoffatomen funktionieren wie »Aus«-Schalter. Setzen sie sich am Erbgut fest, werden bestimmte Gene blockiert. Solche epigenetisch wirksamen Moleküle treten als Mittler zwischen Umwelt und Erbgut in Aktion. So werden etwa die Methylgruppen mit der Nahrung (z. B. grüner Tee, Sojabohnen) aufgenommen und in die Zellen eingeschleust.

Epigenetische Moleküle stecken nicht in den »Buchstaben« der DNS selbst, sondern auf ihr, sozusagen als chemische Anhängsel. Sie wirken als Schalter, die Gene an- und ausknipsen. Durch das komplexe Zusammenspiel von Genaktivierung und Genhemmung entsteht das charakteristische Stoffwechselmuster einer Zelle, wobei noch Steuerungsgene im DNS-Faden beteiligt sind. Man kann sagen, dass das Epigenom für die Entwicklung eines gesunden Organismus ebenso wichtig ist wie die DNS selbst. Das Epigenom wird durch äußere Einflüsse sehr viel leichter verändert als die Gene für sich. Einseitige Ernährung, Giftstoffe, mütterliche Vernachlässigung oder Hospitalisierung können den jungen Organismus zeitlebens prägen, d. h. schädigen oder im umgekehrten Fall auch schützen.

Bei Erwachsenen sind Abwandlungen der epigenetischen Muster vermutlich für Tumorerkrankungen und psychische Leiden, wie Schizophrenie, verantwortlich. Die durch Umwelteinflüsse erzeugte epigenetische Verpackung der DNS wird von den Eltern an die Kinder weitergegeben.

epigenetisch wirksame Moleküle

Abwandlungen epigenetischer Muster

Wechselwirkung von Anlage- und Umweltfaktoren

Je nachdem, ob sich im Verlauf des Lebens mehr positive, interessante oder schmerzliche und enttäuschende Erfahrungen summieren und in der Großhirnrinde abgespeichert werden, kann ein Mensch eine zuversichtlich-vertrauensvolle oder ängstlich-resignierende Grundhaltung entwickeln. Die Herausbildung dieser Charaktereigenschaften beginnt schon in der frühesten Kindheit mit den Bindungserfahrungen. Diese These wird durch eine Vielzahl von Tierversuchen (▶ Beispiel) gestützt.

> **Beispiel**
>
> Ein genetisch identischer Rattenstamm wurde in 2 Gruppen aufgeteilt. Bei beiden waren Ernährung, Wärme, Licht und Größe der Käfige gleich. Der Unterschied bestand darin, dass die eine Gruppe eine »abwechslungsreiche Umwelt« in Form von anregenden Spielzeugen und Beschäftigungsmöglichkeiten erhielt. Die Tiere der anderen Gruppe wurden in einer »reizarmen Umwelt« gehalten, d. h. sie hatten keinerlei Ausstattung in ihrem Käfig. Nach einer definierten Lebenszeit wurden die Gehirne der Ratten untersucht. Hierbei stellten sich eindrucksvolle Unterschiede heraus: Die Tiere mit abwechslungsreicher Umgebung zeigten eine dickere Hirnrinde mit höherem Gewicht, insgesamt mehr Hirnzellen, wesentlich verzweigtere Nervenzellfortsätze und eine höhere Dichte an Synapsen. Schon zu Lebzeiten erbrachten diese Ratten bessere Testwerte bei Intelligenzaufgaben (z. B. im Labyrinth). Schließlich waren die Veränderungen der Hirnstruktur sowohl bei jüngeren wie bei älteren Tieren nachweisbar.

abwechslungsreiche vs. reizarme Umwelt

genetisch festgelegter Vorschuss der Natur

Beim menschlichen Fetus gibt es in den letzten Schwangerschaftsmonaten eine massive Vermehrung von Synapsen im Gehirn, die sich nach der Geburt fortsetzt und erst mit Beginn des zweiten Lebensjahres abgeschlossen ist. Dieser erste »Synapsensturm« kann als genetisch festgelegter Vorschuss der Natur gelten. Das Potenzial geht jedoch verloren, wenn es nicht fortan durch adäquate Reizzufuhr stabilisiert und erweitert wird. Unter Reizzufuhr ist alles zu verstehen, was dem Kind an elterlicher Zuwendung, Liebe, Geborgenheit, Feinfühligkeit und Verlässlichkeit zuteil wird. Die weitere synaptische Verschaltung in Kindheit, Jugend und Erwachsenenalter hängt von anregenden Umweltbedingungen und von der persönlichen Lebensgeschichte des Menschen ab. Das Gehirn selbst weist jedenfalls eine lebenslange erfahrungsabhängige Plastizität auf, d. h. es kann sich durch Lernvorgänge auch noch bis ins hohe Alter der Umgebung anpassen und seine Architektur verändern.

Ein Kind, das zunächst im Ausland aufgewachsen ist, dann aber wieder im Heimatland lebt, kann als Erwachsener die zuerst erworbene und danach wieder völlig vergessene Sprache sehr schnell und auch akzentfrei lernen. Die Erklärung ist einfach: Es werden in früher Kindheit geknüpfte, aber nicht mehr benutzte, stille synaptische Verbindungen reaktiviert. Daraus folgt, dass Eltern ihren Kindern bereits sehr früh etwas zutrauen können. Sie sollten ihnen viele unterschiedliche Angebote machen, etwas zu lernen, und zwar in interessanter, reizvoller Umgebung. Denn für das Lernen im Kleinkindalter gilt folgender Grundsatz:

> **Was Hänschen nicht lernt, lernt Hans sehr viel schwieriger und langsamer (** Abb. 3.1**).**

Darstellung innerer Vorstellungen und Bilder

Heute kann man mithilfe moderner bildgebender Verfahren und ausgefeilter Technik am Menschen zeitnah nachweisen, »was« da denkt und fühlt.

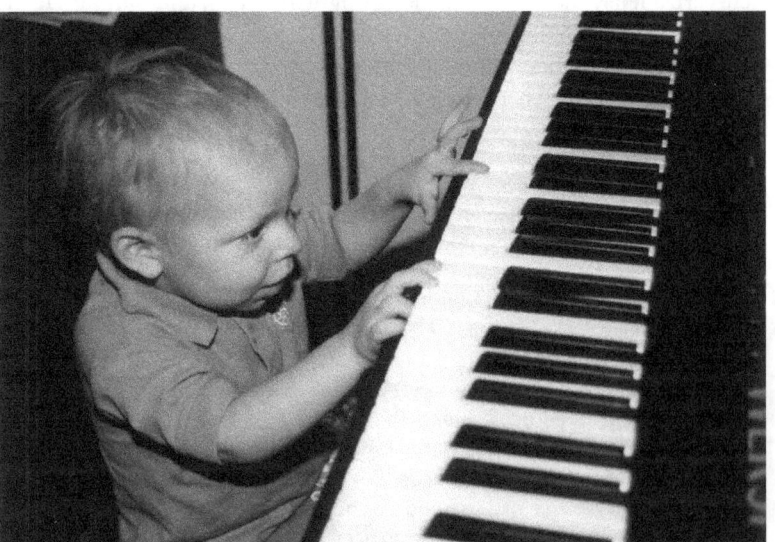

Abb. 3.1. Selbstwirksamkeit

3.1 · Anlage und Umwelt

Wer also in das funktionierende Gehirn hineinschauen möchte, bedient sich v. a. der folgenden beiden Methoden.

Die Positronen-Emissions-Tomographie (PET) zeigt an, wo im Körper Glucose, d. h. Zuckerenergie, verbraucht wird. Da das Gehirn seine Energie ausschließlich aus Glucose bezieht, kann man mit der PET völlig verletzungsfrei Schnittbilder des lebenden Gehirns erzeugen und darstellen, welche Gehirnregionen gerade verstärkt arbeiten. Es sind genau die Gehirnanteile, die vermehrt Glucose verbrauchen.

Die derzeit aktuellste Methode ist die funktionelle Magnetresonanztomographie (f-MRT; ◘ Abb. 3.2). Das Verfahren liefert Bilder darüber, wo im Gehirn in einem bestimmten Moment die Durchblutung zunimmt. Immer, wenn im Körper Zellen aktiviert werden, nimmt auch der Blutdurchfluss zu. Die f-MRT zeigt also auch schmerzfrei Momentaufnahmen des Gehirns unter Angabe der Durchblutungssituation. Es handelt sich um eine bahnbrechende Möglichkeit, dem Gehirn bei der Arbeit zuzuschauen.

Mit diesen Verfahren konnten in den letzten Jahren ganz bemerkenswerte Befunde erhoben werden, die die Theorien der Pioniere der Bindungsforschung stützen. Blendet man auf einem Monitor einer Versuchsperson für eine sehr kurze Zeit, weniger als 50 ms, grausame Bilder ein, kann der Proband nicht sagen, was er gesehen hat. Es wird somit ein Reiz dargeboten, der zwar das Gehirn erreicht, aber nicht zu einer bewussten

Positronen-Emissions-Tomographie

funktionelle Magnetresonanztomographie

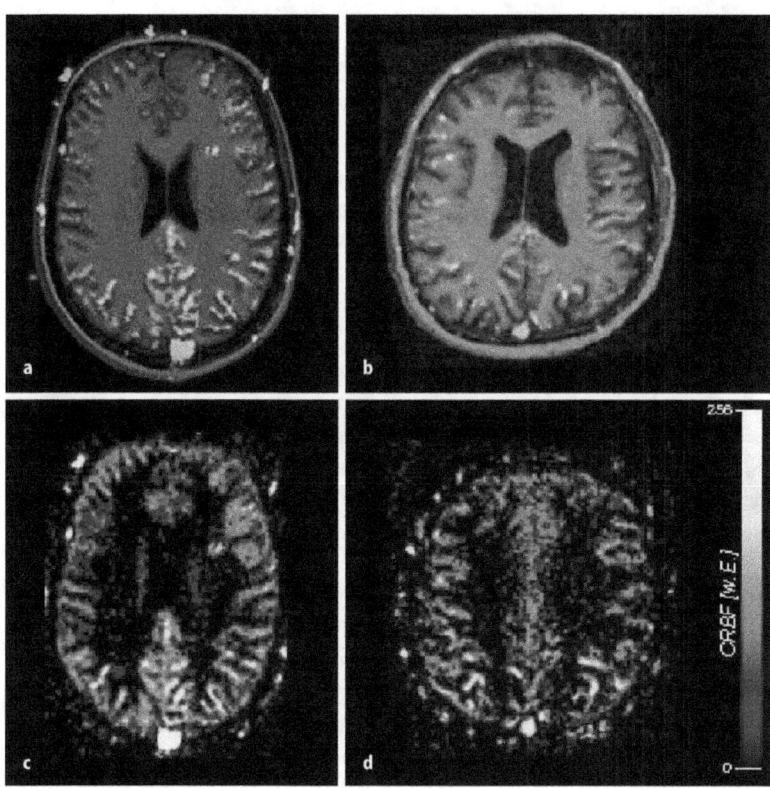

◘ Abb. 3.2. Funktionelle Magnetresonanztomographie

Wahrnehmung führt. Im f-MRT findet man eine massive, sichtbare Aktivierung der Amygdala (▶ Abschn. 2.1), die im Fall der Darbietung neutraler Bilder jedoch nicht nachweisbar ist.

❗ **Die richtungweisenden Befunde der f-MRT zeigen, dass innere Vorstellungen und Bilder auch dann seelisch intensiv nachwirken, wenn sie nicht ins Bewusstsein vordringen können.**

Genau diese Situation besteht im Säuglingsalter bei fortgesetzten negativen Bindungserfahrungen, die bleibende »Stressnarben« im Gehirn erzeugen. Das Alarmzentrum (Amygdala) des Kindes wird dauerhaft durch Bindungsstress aktiviert, die Stresshormonachse wird hoch reguliert, und im Hirnstamm wird Noradrenalin ausgeschüttet. Diese Situation prägt sich so intensiv im unbewussten (impliziten) Gedächtnis ein, dass im Erwachsenenalter schwere psychische Störungen resultieren können, deren Ursache sich dem Betreffenden gar nicht erschließt. Vor rund 100 Jahren hatte Sigmund Freud (1856–1939, österreichischer Arzt und Tiefenpsychologe; ▶ Abschn. 9.3) bereits diese zentrale Entdeckung gemacht und sich umfänglich über »das Unbewusste« mit seiner weitreichenden Energie geäußert.

Das Unbewusste vergisst nie

Lebenserfahrung

Es ist die Lebenserfahrung eines jeden Menschen, die sein Gehirn zu etwas Einzigartigem macht. Beim Erlernen der Blindenschrift wird beispielsweise der rechte Zeigefinger intensiv benötigt. Für den Zeigefinger ist auf der Hirnrinde ein kleines Areal reserviert. Dort befinden sich die Nervenzellen, die durch Impulse des Zeigefingers erregt werden. Durch das Betasten von Millionen kleiner Erhebungen, beim Lesen der Blindenschrift, nimmt die Zahl der Nervenzellen in der Großhirnrinde, die für den rechten Zeigefinger zuständig sind, messbar zu. Schaut man den Kindern heute beim Spiel mit dem Gameboy oder beim »SMSen« mit dem Handy zu, gewinnt man den Eindruck, dass hier die Daumen, ähnlich dem Zeigefinger bei der Blindenschrift, gefordert werden.

Wer das Gitarren- oder das Geigenspiel erlernt, verändert ebenfalls das für die Finger der linken Hand, die präzise greifen müssen, zuständige Areal der Großhirnrinde. Es wird um 1,5–3,5 cm länger, sofern vom frühen Kindesalter an regelmäßig geübt wird. Umgekehrt wird nach der Amputation einer Hand infolge fehlender Eingangssignale von dieser Hand das Gebiet der Hirnrinde, das für die Hand zuständig ist, eindeutig kleiner.

anatomische und molekulare Veränderungen im Gehirn

Bei Lernvorgängen ändern sich in erster Linie Stärke und Anzahl der synaptischen Verbindungen zwischen den Nervenzellen. Für diesen Nachweis erhielt Eric Kandel im Herbst 2000 den Nobelpreis für Medizin. Eric Kandel, geboren 1930 in Wien, ist Psychiater, Physiologe und Neurobiologe. Er erforschte die Meeresschnecke Aplysia californica, die durch ihr einfaches Nervensystem besonders gut für Untersuchungen des Lernverhaltens und der Gedächtnisbildung auf zellulärer und molekularer Ebene geeignet ist. Kandel konnte beweisen, dass kurz- und langfristige Veränderungen in der Stabilität synaptischer Verbindungen im Gehirn parallel zu Verhaltensänderungen auftreten. Da das Lernen als Verhaltensänderung durch neue Erfahrung definiert werden kann, rufen Lernprozesse anatomische und molekulare Veränderungen im Gehirn hervor.

> Auch Psychotherapie ist grundsätzlich über die Kommunikation zwischen Therapeut und Patient ein Lernvorgang und daher, nach Kandel, ebenso in der Lage, Gehirne zu modulieren.

Im Jahr 1997 wurde erstmals im Tierversuch nachgewiesen, dass im Hippocampus (► Abschn. 2.1) dann neue Nervenzellen nachwachsen, wenn sich der betreffende Organismus in einer interessanten Umgebung befindet. Schon ein Jahr später konnte die Neubildung von Nervenzellen auch am menschlichen Gehirn gezeigt werden. Bis dahin hatte jahrzehntelang das Paradigma gegolten, dass einmal zerstörte Hirnzellen könnten sich beim Menschen nicht erneuern. Man weiß heute aber, dass beispielsweise eine lang anhaltende Depression hippocampale Zellen untergehen lässt, aber eine effektive Psychotherapie in Verbindung mit Antidepressiva wieder zum Nachwachsen dieser Hirnzellen führen kann. Die Erkenntnisse basierten auf f-MRT-Untersuchungen und leiteten eine neue Ära der psychiatrischen Behandlung ein. Erstmals haben Psychiater und Therapeuten objektiv etwas in der Hand, um den Erfolg ihrer Behandlung zu dokumentieren, und sind nicht nur auf subjektive Angaben der Patienten und ihrer Angehörigen oder auf psychologische Testuntersuchungen angewiesen.

Neubildung und Untergang von Nervenzellen

Betrachtet man die Interaktion zwischen Erbanlagen und Umwelt, so steht zweifelsfrei fest, dass viele, selbst allerbeste Anlagen ohne positive Umwelteinflüsse verkümmern. Angeborene Merkmale wie z. B. Augen-, Haarfarbe, Körpergröße, Temperament und Vitalität sind umweltunabhängig. Ähnliches gilt für Reflexe, also einfache Reaktionen auf einen Reiz, die immer auf die gleiche Art und Weise ablaufen. Das Atmen, der Schluckreflex, der Husten- und Niesreflex sowie der Saugreflex sind lebensnotwendig.

vorprogrammierte, angeborene Verhaltensmuster

Reflexe können willkürlich nur begrenzt gesteuert werden und haben meist eine vitale Schutzfunktion. Der Lidreflex etwa bewahrt das Auge vor Verletzungen. Auch Automatismen wie die Auslösung des Saugreflexes durch Berührung von Lippen und Wangen des Säuglings oder wie die Koordination der Beinbewegungen beim Laufen sind angeboren.

Neben den strukturell-genetischen Merkmalen, die bewirken, dass sich überhaupt ein Mensch und nichts anderes entwickelt, sind auch die Fähigkeiten zum Erlernen der Sprache, zur Gewissensbildung, zur Bindungsfähigkeit und Sensibilität vererbt.

3.2 Formen des Lernens

Die lange Zeit der Kindheit und Jugend charakterisiert den Menschen sehr gut als lernendes Wesen mit der großen Chance, sich über vorprogrammierte, angeborene Verhaltensmuster hinaus zu entwickeln. Erlernte Verhaltensweisen wurden im Laufe des Lebens durch Erfahrung und Übung erworben und im Gehirn für einen längeren Zeitraum gespeichert. Für den Menschen sind Lernprozesse von größter Bedeutung. Er kann sich dadurch wesentlich besser an die Umwelt anpassen, als würde er nur nach angeborenen Mustern handeln. Die im Folgenden beschriebenen Formen des Lernens werden unterschieden.

Habituation — Bei der Gewöhnung oder Habituation wird gelernt, einen Reiz zu ignorieren, der keine nützliche Information enthält. Darunter fallen viele Umweltgeräusche, wie z. B. das Ticken einer Uhr oder der Lärm im Straßenverkehr.

> ❶ **Der Sinn der Habituation besteht in der Vermeidung von Reizüberflutung.**

Reizüberflutung nämlich verhindert eine adäquate Verarbeitung wichtiger Informationen und kommt z. B. bei schweren psychischen Erkrankungen wie der Schizophrenie vor.

Konditionierung — Konditionierung bedeutet den Zusammenhang von Ursache und Wirkung. So kommt es nach dem Fallen einer Blumenvase zum Aufprall auf den Boden und zum Zerbrechen der Vase. Zweck der Konditionierung ist es, frühzeitig Vorbereitungen für die zu erwartende Konsequenz treffen zu können. Man würde also beim nächsten Mal die Vase sehr viel vorsichtiger mit beiden Händen anfassen, um eine Beschädigung zu verhindern.

> ❶ **Konditionierung fördert zielführendes, vorausschauendes Verhalten.**

Steckt man den passenden Schlüssel in ein Türschloss, kann man die Tür öffnen und gelangt ins Haus. Mit einem anderen Schlüssel gelingt das nicht. Dieses Lernen ist die Basis gezielter Handlungen, aber auch von Unterlassungen im Fall unerwünschter Konsequenzen.

komplexes und konstruktives Lernen — Das komplexe und konstruktive Lernen geht über die einfache Assoziationsbildung hinaus. Hier werden Strategien und Problemlösungen oder Planungen von Handlungsfolgen entwickelt. Will z. B. jemand eine Reise unternehmen, müssen ein Reiseziel festgelegt, Route und Reisezeit geplant, ein Quartier gebucht und Geld bereitgestellt werden. Darüber hinaus gibt es noch viele andere logistische Details, die zu bedenken sind, um die Reise zu einem Erfolg werden zu lassen. Die dafür erforderlichen konstruktiven Verschaltungen der geistigen Landkarte setzen Erfahrung und Reife voraus und bauen auf vielen über Jahre hinweg vorausgegangenen Lernschritten auf. Diese Lernschritte basieren oftmals auf Versuch und Irrtum, d. h. eine Handlung muss übend variiert und wiederholt werden, bis sie mit hoher Wahrscheinlichkeit zum Erfolg führt. Beispielsweise wird ein Kind zuerst mit dem Löffel gefüttert, isst dann allein mit dem Löffel, lernt später die Besonderheiten einer Gabel kennen und zum Schluss den beidhändigen Gebrauch von Messer und Gabel. Eltern wissen, wie viel Zeit und Geduld investiert werden müssen, bis das Kind in der Lage ist, selbstständig »kultiviert zu essen«, ohne dass die Nahrungsaufnahme in der Verteilung von Appetithappen auf und unter dem Tisch endet, die sich zu guter Letzt in einem umgeschütteten Glas Saft auflösen.

Imitationslernen — Imitationslernen, d. h. Lernen durch Nachahmung, beginnt schon sehr früh. Dazu gehören Vorbilder, in der Regel die Eltern, die als »Anschauungsmodelle« dienen. Sprache wird auf diese Art erworben, ist also eine überwiegend sozial vermittelte Fähigkeit.

3.2 · Formen des Lernens

Latentes Lernen ist ein verstecktes oder heimliches Lernen, das ohne Übung funktioniert und erst nach Jahren zutage tritt. So werden Lebenseinstellungen, Vorurteile, Ängste, Religiosität oder politische Haltungen von den Eltern übernommen, die sich erst im Erwachsenenalter manifestieren. In diesem Zusammenhang ist auch der Einfluss der Medien und der »peer group« (gleichaltrige Bezugspersonen) nicht zu unterschätzen.

Es ist eine Tatsache, dass durch den sozialen Status des Elternhauses, durch kulturelle Anregungen und die in der Familie herrschende sprachliche Kommunikation viele der ursprünglich noch formbaren Verhaltensmerkmale langsam zu starren Gewohnheiten, Vorurteilen und festen Meinungen werden: »Mädchen interessieren sich nicht für Technik. Ein Junge weint nicht. Der Teller wird leer gegessen (trotz Fettleibigkeit). Wenn Erwachsene sich unterhalten, müssen Kinder still sein. Die Ursache für schulisches Versagen liegt immer beim Kind und nicht beim Lehrer. Akademiker sind überheblich« u.v.m.

Kinder sind beeinflussbar und auf der Suche nach Leitbildern, an denen sie sich orientieren und ausrichten können. Die Eltern haben alle Möglichkeiten, den Grundstein für soziale Werte, Selbstsicherheit, Motivation, Selbstkritik, Einfühlungsvermögen und gesundes Körperempfinden zu legen. Richtungweisend sind dabei der Umgang der Eltern mit sich selbst, ihre eigene Reife und Weisheit, ihre Toleranz und Sensibilität, v. a. aber ihre emotionale Wärme. Diese emotionale Wärme ist der ruhende Pol tief im Inneren der Mutter, des Vaters oder einer anderen festen Bezugsperson des Kindes, die ihm beim Hineinwachsen in die Welt, Sicherheit und Geborgenheit verleiht (◘ Abb. 3.3).

Sozialisation bedeutet die Gesamtheit aller Lernvorgänge, die zur Anpassung an die Normen und die Werte einer bestimmten Gesellschaftsform erforderlich sind. Dazu gehören das Erlernen einer Sprache, der Umgangsformen, der Rechte und Pflichten, der Bräuche und Moden sowie das Ken-

latentes Lernen

Leitbilder

Sozialisation

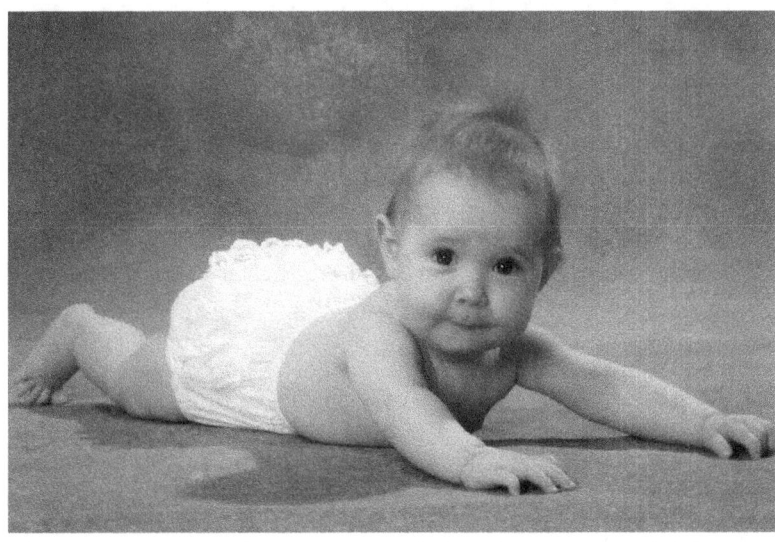

◘ **Abb. 3.3.** Erkundung der Welt

nenlernen von sozialen Einrichtungen, Hierarchien, Regeln und Positionen.

Die Grundlagen werden durch Anleitung und Aufforderung, Information und Belehrung, durch Beobachtung und Nachahmung von Vorbildern, durch Strafen und Belohnungen geschaffen. An diesem Prozess sind die Familie, der Kindergarten, der Spielplatz, die Hausgemeinschaft, die Schule, das Dorf, die Medien u.v.m. beteiligt. Dieses Lernen dauert Jahrzehnte, da sich die eigene soziale Rolle des Kindes, des Jugendlichen und des jungen Erwachsenen ständig an seinen jeweiligen Entwicklungsstand anpassen muss. Die Entwicklung des Menschen verläuft dabei nicht linear, sondern vielmehr sprunghaft und individuell. So erklärt sich auch, dass gleichaltrige Grundschulkinder schon sehr unterschiedlich bezüglich der körperlichen Reife und des Sozialverhaltens sein können.

destruktive ideologische Einseitigkeiten

Das Verhältnis von Anlage und Umwelt war historisch immer von gesellschaftspolitischer Bedeutung. So bildeten sich destruktive ideologische Einseitigkeiten, wie die rassenbiologische Erbtheorie des Nationalsozialismus und die Milieutheorie des Kommunismus. Auch fragwürdige Praktiken der Frühförderung sind hier zu nennen. In Japan gibt es Versuche, noch ungeborene(!) Kinder durch Beschallung mit Ziffern und Zahlenfolgen zu »bilden«.

> **❗** Verhaltensweisen haben meist eine ererbte Basis, die speziell beim Menschen weitreichend durch Lernprozesse modifizierbar ist. Jede menschliche Leistung kann als Produkt aus Anlage und Umwelt betrachtet werden.

3.3 Frühe Lernprozesse

Filialprägung

Der erste beobachtbare Lernprozess im Leben eines Kindes läuft bereits kurz nach der Geburt ab und besteht in der Ausbildung einer emotionalen Bindung zu einer Bezugsperson. Dieser in der Ethologie auch als Filialprägung bezeichnete Lernvorgang wurde an nestflüchtenden Vögeln untersucht, konnte später aber auch bei Primaten und bei Menschen nachgewiesen werden. Auch als Erwachsene lernen wir noch das meiste von Menschen, die wir gern mögen und zu denen wir eine gute Beziehung haben. Je mehr Wärme, Gemeinsamkeit, Einfühlungsvermögen und Verständnis dabei mitschwingen, umso größer ist unsere Lern- und Aufnahmebereitschaft. Genau dasselbe trifft auf das Baby zu. Je früher und je intimer es sich mit seinem »Lehrer« verbunden fühlt, umso leichter lernt es. Neben der Mutter ist zumeist der Vater die nächste Bezugsperson, und auch er sollte so bald wie möglich eine enge Vertrautheit zu seinem Kind suchen und sich gleichermaßen als Lehrer fühlen. Alle folgenden Lernprozesse durch Spielen, Erkunden, Wissbegierde und Nachahmen sowie die Entwicklung der Selbstständigkeit und der sozialen Beziehungen sind nur möglich, wenn keine starken inneren Spannungen z. B. Angst vorliegen.

> **❗** Eine gesunde Eltern-Kind-Bindung, die zur Angstfreiheit führt, ist Grundlage der gesamten Persönlichkeitsentwicklung.

3.3 · Frühe Lernprozesse

Auch die Mutter bindet sich durch einen emotional getragenen Lernprozess an ihr Kind. Er findet in Wechselwirkung mit dem Kind statt. Ein Teil der Mütterlichkeit ist mehr oder minder stark in der Persönlichkeit der Frau angelegt, entweder angeboren oder durch unbewusste und bewusste persönliche Kindheitserfahrung. Mütterlichkeit kann von eigener Mutterentbehrung in der frühen Kindheit oder von schweren seelischen Belastungen überschattet werden. Es gibt seelisch kranke Mütter, unreife Mütter, unglückliche und unzufriedene Mütter, von Selbstzweifeln geplagte, unsichere und ängstliche Mütter, launische und unbeständige Mütter, selbstbezogene oder fremdbestimmte Mütter. Es gibt geplagte und überlastete Mütter, harte und unsensible Mütter, haltlose und haltsuchende Mütter. So sind viele Mütter einfach nicht in der Lage, ihren Kindern den optimalen Rahmen für die Entwicklung zu bieten und benötigen manchmal selbst Hilfe.

Das Schreien des Säuglings, das in der Umgebung oft Unbehagen auslöst, ist gleichermaßen ein Hungersignal wie ein Kontaktruf (◘ Abb. 3.4).

emotional getragene Lernprozesse

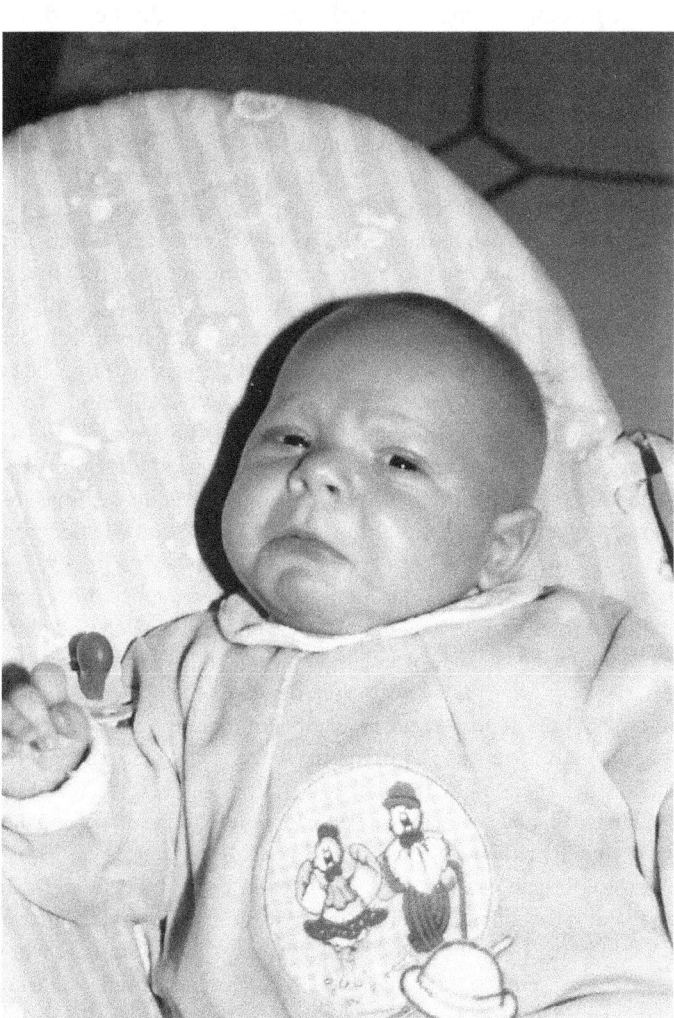

◘ Abb. 3.4. Bindungsbedürfnis

Wird das Kind auf den Arm genommen, hört das Weinen bald auf, da es gelernt hat, dass die Anwesenheit der Bezugsperson mit Entspannung und Fürsorge einhergeht.

Der Prägungsprozess, der die Bindung zwischen dem Säugling und seiner Bezugsperson begründet, ist an eine bestimmte Lebensphase, nämlich das erste Lebensjahr, gebunden. Sofern dieser frühe Lernvorgang, aus welchen Gründen auch immer, unterbleibt, kann er später nur sehr schwer nachgeholt werden. Ist die individuelle Bindung jedoch hergestellt, kann sie auch durch gegenläufige Lernprozesse nicht mehr rückgängig gemacht werden. So wünschen sich auch wiederholt misshandelte Kinder, im Gerichtssaal befragt, oftmals die Rückkehr zu ihrer Mutter, obwohl ihre Erfahrungen eigentlich dagegen sprechen müssten. Diese Kinder schützen in der Regel auch denjenigen Elternteil, der ihnen Schmerzen zugefügt hat, durch beharrliches, langes Schweigen. Das erklärt sich durch eine vorausgegangene tiefe und irreversible Bindung im ersten Lebensjahr.

Erkunden, Spielen und Nachahmen sind die Grundlagen für die Bildbarkeit des Menschen, die im Tierreich ihresgleichen sucht: begriffliche Sprache, bildnerisches Darstellen, Bilder- und Zeichenschrift, Zivilisation und Kultur. Ein Kind in Spiellaune wird vom Unbekannten und Neuen magisch angezogen. Mit Gegenständen, die in seine Hände gelangen, wird experimentiert, und alles, was auf die kindliche Aktivität irgendwie reagiert, ist besonders interessant. Handlungen, die einen äußeren Effekt haben (z. B. Drücken einer Klingel), werden gern wiederholt und bereiten Freude. Das Kind erlebt dabei, dass es etwas bewirken kann. Durch das Wiederholen der Handlung ergibt sich aber noch eine andere Erkenntnis: Das Kind lernt, zwischen gesetzmäßigen, regelhaften Reaktionen der Umwelt und zufälligen Effekten zu unterscheiden. Dieses Vorgehen entspricht dem Grundsatz eines naturwissenschaftlichen Experiments. Durch häufiges Wiederholen wird über »Versuch und Irrtum« das Gesetzmäßige vom Zufälligen, das Wichtige vom Unwichtigen getrennt. Alle praktischen Fähigkeiten werden so eingeübt und im Laufe der Zeit verfeinert. Im prozeduralen Gedächtnis speichert das Kind alle automatisierten Bewegungsabläufe wie Treppensteigen, Fahrradfahren, den Umgang mit Messer und Gabel u.v.m.

Geräusche, Tiere, Fahrzeuge oder Menschen werden nachgeahmt, und das Kind schlüpft in andere Rollen. Fantasievoll lebt es mimisch und akustisch diese Rollenspiele aus. Die Lernfähigkeit des Kindes beim Spielen ist kaum zu übertreffen. Allerdings erweist sich das zweite Lebensjahr für die Eltern als ziemlich belastend, wenn das Krabbelkind, erstmals auf eigenen Beinen stehend, tatkräftig seine nähere und weitere Umwelt zu erobern beginnt, sich dabei aber noch ständig des Schutzes seiner Mutter versichern muss. Hier vollziehen sich in Umwelterforschung und -erfahrung die wichtigsten ersten Schritte der Sozialisation.

Im frühen 19. Jh. gab es noch keine Definition der Schulreife auf das sechste Lebensjahr. Deshalb unterrichtete man Kinder schon viel früher im Lesen und Schreiben. Mit der gesetzlichen Festlegung der Schulpflicht wurden lange Zeit die Lernangebote so selektiert, dass Kinder erst mit 6 Jahren Lesen und Schreiben lernten. Heute weiß man, dass bereits 4-Jährige in der

Lage sind, lesen zu lernen. In Kindergärten wird auf spielerische Weise Englisch und Französisch angeboten und Schwimmunterricht erteilt.

spielerisches Lernen

Das spielerische Lernen leidet, wenn keine Gelegenheit zum Rennen, Klettern und Ballspielen vorhanden ist, wenn kein passendes Spielzeug zur Verfügung steht, wenn die kindlichen Fragen als lästig oder Neugier zurückgewiesen werden, wenn keine Spielkameraden kommen dürfen oder wenn Sprechversuche ständig streng korrigiert und herabgewürdigt werden. Ohnehin sind Kinder, gerade in den Städten, mit Verbauung und Straßenverkehr konfrontiert. Spielräume und Freiflächen stehen immer seltener zur Verfügung. Der Rückzug in die Wohnung mit dem üblichen Medienkonsum ist vorprogrammiert, und es verwundert nicht, dass viele Kinder fettleibig und motorisch retardiert sind.

Repräsentative Untersuchungen (Befragung von 1065 Eltern) in den USA zum Konsum elektronischer Medien aus dem Jahr 2003 ergaben, dass Kinder im Alter zwischen 6 Monaten und 6 Jahren im Durchschnitt ca. 2 Stunden täglich vor einem Bildschirm des Fernsehers, Computers oder Videospiels verbringen. Der Knopf zum Einschalten, die Fernbedienung, die Maus oder Tastatur wird den Kleinen so zur Selbstverständlichkeit wie die Kuscheldecke und der Teddybär.

❓ Leitfragen
Was bedeutet das für die intellektuelle Entwicklung?

Erfahrungen, aus denen man lernt, sind umso wichtiger, je früher sie gemacht werden. So entnehmen 3- bis 5-Jährige viel Wissen aus der Muttersprache, erweitern ihren Wortschatz und experimentieren mit Sachen. Um etwa einen Stein einer bestimmten Größe richtig aufheben oder werfen zu können, muss man ungefähr dessen Gewicht einschätzen lernen. So ist es mit allen Objekten, die irgendwie physikalisch zu beschreiben sind. Hier täuscht die virtuelle Realität des Bildschirms das kindliche Gehirn. Aus der Berieselung mit einer Bild- und Klangsoße kann es keine verwertbare Struktur und brauchbare Erfahrung gewinnen, wie es z. B. beim Hineinspringen in einen See oder beim Betasten einer Brennnessel der Fall ist. Je länger Kleinkinder täglich diesem passiven Konsum ausgesetzt sind, desto mehr kommt ihnen an natürlicher Lebens- und Umwelterfahrung in diesen entscheidenden ersten Jahren abhanden. Flimmernde Bildschirme gaukeln eine Welt vor, die man nicht anfassen, beeinflussen, formen, riechen und schmecken kann. Diese Pseudorealität aus elektronischen Medien ist für das Gehirn des Kindes wie Fastfood für seinen Magen – flach und schädlich. Es ist jedoch unrealistisch, daraus ein völliges Verbot dieser Güter ableiten zu wollen, da sie sozial anerkannt und verbreitet sind. Es kommt allerdings, wie bei vielen anderen »Spaßfaktoren«, auf die richtige Dosis an, die bei unter 6-Jährigen von den Eltern zu definieren und zu kontrollieren ist. Das funktioniert selbstverständlich nur dann, wenn auch Erwachsene ihren eigenen Medienkonsum kritisch hinterfragen und sich über Kollateralschäden bezüglich Bewegungsapparat, Fettstoffwechsel und Kreislauf im Klaren sind.

passiver Konsum

Das Problem gipfelt im stundenlangen Chatten in virtuellen Räumen mit fremden Personen oder in der Verbreitung von Killerspielen (z. B. »Counter strike«) in Kinderstuben.

Sozialentwicklung
Sprachentwicklung

> ❗ **Die Sozialentwicklung ist eng mit der Sprachentwicklung verknüpft; hierbei ist eine messbare Dynamik des Wortschatzes bis zum vierten Lebensjahr nachweisbar.**

Der Begriff »Muttersprache« hat eine starke Symbolkraft, denn er besagt, dass es die mütterliche Bezugsperson ist, die diesen komplexen Lernvorgang initiiert und begleitet. Die Umweltbedingungen müssen weitgehend konstant sein, damit das Erlernen der Sprache durch Nachahmung möglich ist. Es fällt leichter, wenn immer die gleiche Bezugsperson dem Kind in der gleichen Situation den gleichen Gegenstand mit demselben Wort bezeichnet. Voraussetzung für die Ausbildung der Sprachmotorik, d. h. des eigentlichen Sprechens, ist das Sprachverständnis. Letzteres entsteht im sechsten bis achten Lebensmonat, also sehr viel früher als viele vermuten, und hat direkten Bezug zur Mutterbindung. Untersuchungen in Säuglingsheimen haben gezeigt, dass wechselnde Bezugspersonen in dieser sensiblen Phase einen Entwicklungsrückstand um mindestens 6 Monate verursachen. Da der Spracherwerb eine spezifische Funktion der ersten 3 Lebensjahre ist, wird es danach immer schwieriger, das Versäumte nachzuholen.

Der Mensch ist existenziell kein isoliertes, sondern ein gesellschaftlich angesiedeltes Wesen. In den ersten Monaten nach der Geburt nimmt der Säugling ausschließlich sozialen Kontakt über Haut und Schleimhaut auf. Nur die Haut ist bereits soweit entwickelt, dass sie mit der Umwelt Beziehungen aufnehmen kann.

Sozialkontakt

In diesem Sinne ist das Stillen nicht nur Nahrungsaufnahme und Einverleibung wertvoller mütterlicher Immunkörper. Stillen bedeutet für den Säugling v. a. das Angebot eines vollkommenen Sozialkontaktes über die warme, weiche Haut der Mutter. Stillen heißt beruhigen, und es leuchtet ein, dass damit nicht allein das Sattwerden gemeint sein kann. Vielmehr erlebt das Kind den intensiven Körperkontakt als wohltuend und entspannend. Beim Trinken öffnet es die Augen und richtet seinen Blick auf das Gesicht der Mutter. Es prägt sich ihr Gesicht ein, und so entsteht, gemeinsam mit dem Körperkontakt, eine intensive Bindung. Dieser Vorgang ist beeinträchtigt, wenn das Füttern zu schnell geschieht oder eine desinteressierte Mutter ihr Gesicht nur im Profil zeigt. Ebenso kommt die Bindung nicht zustande, wenn die Bezugspersonen wechseln, oder Säugling und Fläschchen gar nicht von einem Menschen gehalten werden. In manchen Säuglingsheimen liegen die Kinder auf dem Rücken, und über ihnen ist die Flasche an einem Halter fixiert, sodass das Geschehen an eine Stallfütterung erinnert.

soziales Lächeln

Der 3–6 Monate alte Säugling hat Freude an menschlichen Gesichtern, die sich ihm zuwenden. Er beantwortet eine derartige Zuwendung in diesem Alter mit dem sog. sozialen Lächeln, das noch wahllos und ungerichtet als Reaktion auf irgendein freundliches Gesicht erfolgt.

Fremdeln

Ganz anders nimmt es sich mit dem Fremdeln aus. Es hängt eng mit der Reife des Großhirns und der Augen zusammen und beginnt mit dem achten Monat. Auf dieser Entwicklungsstufe hat das Kind gelernt, Bekannte von Unbekannten zu unterscheiden. Nahe liegend sind dann Abwehr und Skepsis gegenüber fremden Personen, während bekannte Gesichter Hinwendung erfahren.

3.3 · Frühe Lernprozesse

❗ **Das Fremdeln ab dem achten Lebensmonat ist ein wichtiger Entwicklungsprozess.**

Es setzt voraus, dass das Kind gelernt hat, mit einer festen Bezugsperson engen emotionalen und sozialen Kontakt aufzubauen. Wenn also das Auftauchen eines fremden Gesichtes anstelle der Mutter mit ängstlicher Verstimmung und Weinen beantwortet wird, handelt es sich um eine menschliche Grundeigenschaft, die der gesunde Säugling mit 8 Monaten erworben hat. Sie fehlt den Kindern, die von Geburt an im Heim aufwachsen und ständig von einer zur anderen Pflegeperson wechseln. Wenn ein Säugling keine individuelle Bindung an eine Bezugsperson knüpfen kann, so nicht darum, weil er kein menschliches Gesicht sieht, sondern weil er immer wieder andere Gesichter sieht.

Beim normal entwickelten Kind sind die Sinnesorgane am Ende des ersten Lebensjahres so weit gereift, dass ein beschleunigtes und differenziertes Lernen einsetzen kann.

beschleunigtes und differenziertes Lernen

In engerer Auslegung bedeutet Lernen das Aufnehmen, Speichern und Reproduzieren von Bildungsgut. Ohne Kenntnis- und Wissenserwerb ist menschliches Leben nicht vorstellbar. Die theoretische Basis umfasst Fakten- und Allgemeinwissen, während die praktische Seite die Ausbildung von Fertigkeiten, sozialen Verhaltensweisen und die Entwicklung von Gewohnheiten beinhaltet.

Mithilfe empirischer Untersuchungen konnte gezeigt werden, dass alleiniges Hören eine Behaltensquote von 20% und alleiniges Sehen eine Behaltensquote von 30% hervorbringen. Kombiniertes Lernen über Hören und Sehen führt zu einer Behaltensquote von 50%, und gemeinsames Hören, Sehen und Tun ergibt eine Behaltensquote von 90%. Das bedeutet, dass z. B. Projekt- und Gruppenarbeit im Unterricht sehr erfolgversprechend sind.

❗ **Über das Zuhören, Beobachten und eigene Durchführen bleibt im Gedächtnis am meisten haften, besonders wenn Spaß dabei eine Rolle spielt.**

In Kleingruppen werden die Kinder beim Erarbeiten von Themen, beim Vortragen von Referaten, beim Experimentieren, Erproben und Darstellen selbst zu kleinen Experten. Es liegt auf der Hand, dass diese Art des Lernens, die auch im Vorschulalter schon greift, dem reinen Frontalunterricht weit überlegen ist. Faktenwissen wird im Übrigen am besten behalten, wenn das Zeitintervall zwischen Lernen und Reproduzieren mit Schlaf ausgefüllt ist. Jeder, der abends ein Gedicht gelernt hat, wird bestätigen können, dass die Verse über Nacht kaum verloren gehen. Ist der Mensch wach und muss sich in definierter Zeit, etwa für eine Prüfung, vorbereiten, kann er sich am meisten durch Kombination sehr unterschiedlicher Lernstoffe in enger Folge merken. Werden also die Fächer Biologie und Englisch gemeinsam gelernt, ist dies effektiver, als sich beispielsweise Vokabeln in Französisch und Englisch aneignen zu wollen, da es sich hier um »konkurrierendes« Lernmaterial handelt.

Lernstrategien

Verstärken einer Verhaltensweise

Mit fortschreitender Lernfähigkeit wird das Kind in allen Bereichen selbstständiger. Es versucht seine Wünsche sprachlich, emotional und mit Körpereinsatz durchzusetzen. Daraus resultiert eine Ebene der Kommunikation unter den Kindern selbst, aber auch mit den Erwachsenen, die durch gegenseitige Lernprozesse getragen ist (▶ Beispiel).

> **Beispiel**
>
> Der 4-jährige Paul verlangt von seiner Mutter vor dem Mittagessen ein Stück Schokolade. Die Mutter lehnt ab. Paul beginnt zu weinen und stampft mit den Füßen auf den Boden. Nun erhält er doch die gewünschte Schokolade. Paul wird dafür belohnt, dass er einen Wutausbruch gezeigt hat. Beim nächsten Mal wird er sicher wieder wütend werden, wenn ihm sein Wunsch versagt wird. Mit jeder Wiederholung dieser Situation wird sich die Wutreaktion als Maßnahme zur Durchsetzung der Wünsche weiter festigen. Grund: Eine bestimmte Verhaltensweise (Wutreaktion) hat zu einer angenehmen Konsequenz (Schokolade) geführt. Der Scheinerfolg der Mutter (Paul ist ruhig) hat also eine positive Verstärkung des unerwünschten Verhaltens ihres Kindes (Wutausbruch) zur Folge.

❓ Leitfragen
Was ist nun gleichzeitig aufseiten der Mutter abgelaufen?

Sie erlebt die Wutreaktion des Kindes als unangenehm und reagiert darauf, indem sie dem Kind die Schokolade gibt und damit den für sie unangenehmen Reiz beendet. Sie hat also gelernt, dass sie einen unangenehmen Zustand durch ein bestimmtes Verhalten (Gabe von Süßigkeiten) beseitigen kann. Auch bei ihr kommt es somit zur Verstärkung einer Verhaltensweise. Sowohl das Kind wie die Mutter dürften sich in Zukunft bei ähnlichen Gelegenheiten gleichartig verhalten. Paul wird allerdings seine Forderungen ausweiten, um die Schmerzgrenze der Mutter auszutesten. Irgendwann wird die Mutter entweder unangemessen stark und inadäquat »zurückschlagen« oder je nach ihrer eigenen Persönlichkeitsstruktur in Resignation verfallen. So oder so entwickelt sich langfristig ein Konflikt aufgrund verfestigter und verstärkter Verhaltensweisen auf beiden Seiten. Wir erinnern uns: Der Ursprung des Konflikts lag in der inkonsequenten Haltung der Mutter, da sie eine für sie unangenehme Situation nicht aushalten oder anderweitig beenden konnte.

Bewusstseinskontakt

In der Gesamtschau absolvieren wir Menschen bereits in unserem ersten Lebensjahr gewaltige Entwicklungsschritte. Aus dem Hautkontakt des 3 Monate alten Säuglings werden der Blickkontakt des 6 Monate alten und der Bewusstseinskontakt des 12 Monate alten Kindes. Bewusstseinskontakt bedeutet die Gewissheit, dass die Mutter, soweit nicht in Sichtweite, aber doch in unmittelbarer schützender Nähe ist (◘ Abb. 3.5).

> **❗ Lernen in Sicherheit und Angstfreiheit führt weg vom Körper der Mutter und hin zur freien, autonomen Entfaltung der physischen und geistigen Möglichkeiten des Kindes.**

3.4 · Emotionale Intelligenz und soziale Kompetenz

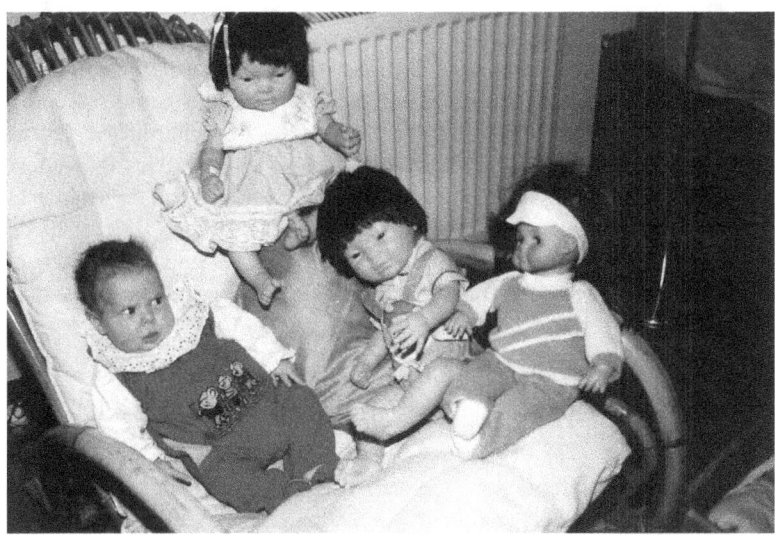

◻ Abb. 3.5. Angst und Unsicherheit

Diesen Vorgang bezeichnet man als »Urvertrauen«. Urvertrauen ist die Grundlage für Selbstsicherheit, Willenskraft, Ich-Stärke, Motivation und Vitalität des Erwachsenen. Seine Lernfähigkeit und Bildbarkeit werden lebenslang durch dieses Rüstzeug beeinflusst.

Bis zum vierten Lebensjahr verlangen alle wichtigen Lernprozesse die Anwesenheit einer mütterlichen Person. Für die gesunde Entwicklung des Kleinkinds sollte die volle persönliche Zuwendung täglich mindestens 5 Stunden betragen. Das heißt beim jungen Säugling Hautkontakt, später Haut- und Blickkontakt, dann Haut-, Blick- und Sprachkontakt sowie beim Kleinkind Haut-, Blick-, Sprach- und Bewusstseinskontakt. Mit der schrittweisen Erweiterung der Beziehungsqualität sind eine optimale Anpassung der Umgebung bzw. der Bezugsperson an die Entwicklungsschritte des Kindes und auch die Stimulation damit verbundener Lernprozesse gewährleistet.

Urvertrauen

3.4 Emotionale Intelligenz und soziale Kompetenz

Bedeutung in der Gesellschaft

Teamfähigkeit, Kreativität, soziale Kompetenz und Kommunikationsbereitschaft sind Merkmale, die heute in nahezu jeder Stellenausschreibung auf dem allgemeinen Arbeitsmarkt gefordert werden. Auf diese Weise hervorgehoben, scheinen solche Attribute nicht selbstverständlich zu sein, begründen sie doch neben fachlicher Qualifikation eine Auslese unter den Bewerbern. Die bewusste Aneignung von Schulwissen, das durch einen entsprechenden Schulabschluss bescheinigt wird, reicht zur Alltagstauglichkeit im Erwerbsleben schon lange nicht mehr aus.

Qualifikationsvoraussetzung für Erfolg

Eine in hohem Maß globalisierte Wirtschaft setzt die Staaten unter starken Konkurrenzdruck. Die v. a. technologisch bestimmte Güterproduktion, das hoch entwickelte Informationswesen und ein expandierender Dienstleistungssektor werden die Strukturen des wirtschaftlichen Lebens weiterhin verändern. Gering qualifizierte Arbeit wird deutlich abnehmen, Bildungs- und Qualifikationsvoraussetzungen für Erfolg am Arbeitsmarkt werden dagegen massiv zunehmen. Technologische Systeme durchdringen das gesellschaftliche Leben schon heute bis in den letzten Winkel. Das bedeutet für alle, die im Erwerbsleben stehen, die Notwendigkeit von Flexibilität und innerer Stabilität.

> **Wohlstand hängt mehr von individuellen Ressourcen als von öffentlichen Sicherungen ab.**

Die Fähigkeit zum Perspektivenwechsel, zur Konfliktlösung, zur Kooperation und zur Übernahme von Verantwortung ist dazu angetan, beruflichen Erfolg zumindest wahrscheinlicher zu machen. Hier stellt sich die Frage, ob das etablierte Schulsystem unsere Kinder ausreichend auf die Welt da draußen vorbereitet. Schulleitbilder und soziales Lernen vermitteln zwar Respekt und Anerkennung im zwischenmenschlichen Bereich. Die Umsetzung individueller Lernbedingungen und die Akzeptanz von Lernbedürfnissen liegen aber noch in weiter Ferne.

Bedeutung in der Schule

Lebensraum Schule

Die Ergebnisse des Programme for International Student Assessment (PISA) haben mehr denn je den Wunsch nach Eliten und Hochbegabten geschürt, jedoch das Recht auf individuelle Förderung der Schwächeren verdrängt. Noch fehlt es an menschen- und kinderrechtlicher Durchdringung der Schule, psychologischer Lehrerbildung und sicherem Gespür für unterschiedliche Standpunkte.

> **Soziale Kompetenz zwischen Lehrern, Eltern und Schülern ist eine zarte Pflanze, die der sorgfältigen Pflege bedarf (▶ Beispiel).**

Lehrerpersönlichkeit

Es ist schon bemerkenswert, wie sehr unsere Lehrer, beim Blick in die Vergangenheit, tiefe Spuren in unserer Erinnerung hinterlassen haben. Kaum jemand, der keine Geschichten aus seiner Schulzeit erzählen könnte, in denen immer irgendein Lehrer oder eine Lehrerin im Fokus steht. Autoritäten, Angstgegner, Wegbereiter, Chancenverteiler, Vorbilder, Impulsgeber, Wissensvermittler, Schreibtischtäter, Spaßbremsen, Zwangscharaktere oder liebenswerte Chaoten – unsere Lehrer verkörpern wohl von allem ein wenig. Schauen wir als Erwachsene, die es »zu etwas gebracht haben«, zurück in den Klassenraum, dann erscheinen uns die meisten Lehrer klein und erbärmlich. Wir witzeln gern über sie und erinnern uns an Streiche und Missgeschicke, die ihnen widerfahren sind. Es hat schon etwas Triumphales, dass wir nicht mehr von Zensuren und Zeugnissen abhängig sind. Sicher wird dieser verächtliche Blick zurück den meisten Pädagogen nicht gerecht und nimmt sich auch etwas unfair aus, ist aber nur das Pendant zu

3.4 · Emotionale Intelligenz und soziale Kompetenz

> **Beispiel**
>
> Der französische Philosoph und Schriftsteller Albert Camus (1913–1960) hatte einen Lehrer, der sein ganzes Leben entscheidend bestimmte: Louis Germain, den Camus in seinem autobiographischen Roman *Der erste Mensch* Monsieur Bernard nennt. Es ist ein Volksschullehrer aus einem Armenviertel in Algier, dem wir, die Leser, einiges verdanken. Die Familie Camus zieht 1914, der Vater ist im Krieg gefallen, nach Algier zur Großmutter. »Er ist intelligent«, sagt die Mutter oft über ihren jüngsten Sohn Albert. Sie ist Analphabetin und fast taub. Auch die Großmutter würde man als eher schlicht und bildungsfern bezeichnen. Als der Lehrer bei ihnen zu Hause auftaucht, um der bitterarmen Familie vorzuschlagen, Albert auf die höhere Schule zu schicken, stößt er zunächst auf Ablehnung. Die beiden Frauen rechnen die 6 Jahre bis zur Reifeprüfung in überlebensnotwendige Wochenlöhne um. Zu guter Letzt hat sich aber dieser wunderbare Monsieur Germain durchgesetzt. Mit Camus erteilt er noch 3 anderen, ebenfalls armen Kindern Nachhilfeunterricht, und sie bestehen die Aufnahmeprüfung. Fortan meistern sie alle Prüfungen. Der Lehrer hat ihnen die Türen zur Welt geöffnet. Als Camus 1957 den Nobelpreis für Literatur bekommt, schreibt er seinem Lehrer. Albert siezt ihn, während Monsieur Germain ihn immer mit »mein lieber Kleiner« anspricht. Nun schreibt Camus also 1957: »Ich kann ihnen versichern, dass ihre Mühen, die Arbeit und die Großzügigkeit, die Sie eingesetzt haben, immer lebendig sind bei einem ihrer kleinen Zöglinge, der trotz seines Alters nicht aufgehört hat, ihr dankbarer Schüler zu sein«.

den als überdimensional mächtig erlebten Lehrerfiguren vergangener Tage. Unbewusst möchten wir es ihnen eben heimzahlen.

Letztlich ist es gar nicht so sehr das Fach, das sie unterrichten, die Note, die sie erteilen, oder die Aufgabe, die sie uns abverlangen, sondern einzig und allein die Persönlichkeit, mit der sie ihren Beruf ausfüllen, die uns bewegt. So gesehen, unterscheiden sich Lehrer auch nicht von den Ärzten, Pastoren und allen, die professionell mit Menschen umgehen. Ob Kinder ihre Lehrer mögen und mit Freude lernen, hat in erster Linie etwas damit zu tun, ob die Lehrer Kinder mögen und mit Freude unterrichten. Dies ist keineswegs selbstverständlich, da es gerade unter Lehrern extrem viele Quereinsteiger, verhinderte Literaten, Naturwissenschaftler, Orchestermusiker, Sozialpädagogen usw. gibt. Den guten Lehrer erkennt man daran, dass er die Ursache für schlechte Leistungen seiner Schüler sowohl bei den Schülern als auch bei seiner Unterrichtsgestaltung vermutet. Er ist prinzipiell offen für eine diesbezügliche Analyse und versteht sich ebenfalls als Lernenden.

> ❗ Ein kleiner Monsieur Germain im Herzen aller Lehrer und Lehrerinnen – das wäre ein Beitrag zur emotionalen Intelligenz in unserem Bildungssystem.

Auch heute noch drängt sich beim Anblick vieler Schulen die Erinnerung an preußische Schulkasernen auf, und auch die Hierarchie, die in dieser Zeit zwischen Lehrern und Schülern herrschte, lebt in diesen Räumen weiter. Es war die Zeit, als Lernen noch mechanischer Dressur entsprach, der Stock immer griffbereit lag, der Stoff meist formalistisch aufbereitet und monoton vorgetragen wurde. Vielerorts sieht die Realität heute so aus, dass Schulbehörden die knappen finanziellen Ressourcen dafür verwenden, unzweckmäßige und unfreundliche Räume irgendwie aushaltbar zu machen. Es sind Orte, die Sprachlosigkeit und ein Gefühl der Enge oder Beklemmung erzeugen, ohne dass im ersten Augenblick ein Grund dafür zu benennen wäre. Mächtige Portale und Treppen, hohe leere Säle, schwere Schreibtische oder starre Sitzordnungen erzeugen Distanz und Respekt.

schulische Atmosphäre

Diese Atmosphäre kann auf der zwischenmenschlichen Ebene verschärft oder neutralisiert werden. Comenius, der »Vater der Didaktik«, schrieb bereits 1632 (zit. nach Veit-Jakobus 1991):

> Die Schule selbst soll eine liebliche Stätte sein, innen und außen eine Augenweide … Dann werden die Kinder wohl nicht minder gern in die Schule kommen als sonst gewöhnlich auf Wochenmärkte, wo sie immer etwas Neues zu sehen und zu hören bekommen.

Sind Schulen und Klassenräume der heutigen Zeit nicht zum Wohlfühlen gemacht, kommt es umso mehr auf das Innenleben an, sprich auf die agierenden Personen in diesen Räumen. Ein angenehmes und freundliches

wertschätzende Begegnung

Milieu wird durch die wertschätzende Begegnung zwischen Lehrern und Schülern sowie einen spannenden Unterricht erzeugt. So erscheinen enge Räume weiter, und kalte Gemäuer gewinnen an Charme.

Schulleistungsuntersuchung PISA

Um sich dem Begriff der »emotionalen Intelligenz« zu nähern, kommt man nicht am Lebensraum Schule und auch nicht an dem Reizwort PISA vorbei.

❷ Leitfragen
Was untersucht PISA, und was können wir daraus lernen?

Bei PISA handelt es sich um eine internationale Schulleistungsstudie; die folgende 3 Bereiche erfasst:
- Lesekompetenz,
- mathematische und
- naturwissenschaftliche Grundbildung.

Die Untersuchung wird mit 15-jährigen Schülern in ihren Schulen durchgeführt. Es sind 32 Staaten beteiligt. Der Leistungsvergleich im Jahr 2000 umfasste 265.000 Jugendliche. Die Untersuchung erlaubt eine wissenschaftlich fundierte Aussage über das Potenzial der Bildungssysteme im internationalen Vergleich. Neben umfangreichen Leistungstests beantworten die Schüler auch einen Fragebogen zur Selbsteinschätzung. Dabei geht es z. B. um den familiären Hintergrund, um die Einstellung zum Lernen und um Lernstrategien, Lesegewohnheiten, den Umgang mit neuen Technologien und die schulische Karriere. Die PISA-Schulleistungsuntersuchung ist keine einmalige internationale Messung, sondern ein fortlaufendes Programm. Alle 3 Jahre werden Daten erhoben. Von besonderer Bedeutung sind fächerübergreifende Fähigkeiten wie Flexibilität, Anpassungsfähigkeit, Problemlösefähigkeit, Kommunikations- und Kooperationsbereitschaft. Die Jugendlichen sollen in der Lage sein, sich zu organisieren, selbstständig und in Gruppen zu lernen.

Wie hat Deutschland, das Volk der Dichter und Denker, immer strebsam, sauber und fleißig, nun abgeschnitten? Fast jedes vierte Kind hat enorme Schwierigkeiten beim Lesen; beim Rechnen und in den Naturwissenschaften sind die Werte ähnlich. Von den 15-Jährigen gaben 42% an, nur unter Zwang und nicht zum Vergnügen zu lesen.

Außerdem ist Deutschland eines der Länder mit dem größten Abstand zwischen den leistungsstärksten und den leistungsschwächsten Schülern. Im Gegensatz zu vielen anderen Ländern schaffen wir es nicht, dass auch die schwachen Schüler ein gewisses Leistungsniveau erreichen. Der Einfluss der sozialen Herkunft auf die Schulleistungen ist in Deutschland überdurchschnittlich groß und wird durch den Unterricht nicht aufgefangen. Im Rahmen der Selbsteinschätzung der PISA-Schulleistungsuntersuchung wurden die Jugendlichen aufgefordert anzugeben, wie häufig es zu Gesprächen mit den Eltern kommt. Folgende Themen standen dabei zur Auswahl: Kultur, Politik, soziale Fragen, Bücher, Filme, Fernsehsendungen, gemeinsames Hören von Musik, Gespräche über Schule, gemeinsame Mahlzeiten oder einfach nur Plaudern.

soziale Herkunft

> **!** Die Kommunikation zwischen Eltern und Kindern kann, wie die PISA-Untersuchung zeigt, die Schulleistungen positiv beeinflussen.

Die Eltern können den Kindern zeigen, dass sie Interesse an ihrer Entwicklung haben und sie ermutigen. In Deutschland liegt dieser verbale Austausch deutlich unter dem internationalen Durchschnitt. Das gilt besonders für den sozialen Bereich. Auch die Kenntnisse über die Natur treiben seltsame Blüten. Viele Kinder haben keine Ahnung davon, dass Rosinen getrocknete Trauben sind. Viele wissen auch nicht, dass Sahne und Pudding aus natürlichen Rohstoffen hergestellt werden. Bioäpfel und Tiefkühlspinat sind für viele Schüler keine Naturprodukte. Natur wird am häufigsten als Kulisse für Feste und Sport angegeben. So mancher 15-Jährige hatte noch nie einen Käfer oder einen Schmetterling auf der Hand. Es scheint, als lebten unsere Kinder nur noch hinter Glas.

Intelligenz kann man messen und mit dem Intelligenzquotienten (IQ) bewerten. Lange Zeit galt der IQ als Maßstab für Erfolg. Nach neueren Erkenntnissen ist aber die emotionale Intelligenz eines Menschen viel ausschlaggebender für seine persönliche und berufliche Entwicklung. Diese Fähigkeit, Gefühle zu empfinden und mit ihnen umgehen zu können, wird in unserer Gesellschaft nicht selbstverständlich erworben oder vermittelt. Sie scheint jedoch für die nachhaltige Aneignung von Wissen und v. a. für seine erfolgreiche Anwendung im menschlichen Miteinander eine wesentliche Voraussetzung, zumindest aber ein begünstigender Faktor zu sein (▶ Beispiele).

Intelligenzquotient

Irgendetwas läuft schief bei Martin und Anna. Sie sind gut in der Schule, kommen scheinbar mit den Eltern zurecht und doch fehlt ihnen etwas ganz Entscheidendes: soziale Kompetenz. Martin und Anna sind keine Einzelfälle. In vielen Schulen steht deshalb das Fach soziales Lernen (SOLE)

»soziales Lernen« als Schulfach

> **Beispiele**
>
> Der 12-jährige Martin ist Klassenbester, eher introvertiert, nicht sehr sportlich und möchte Wissenschaftler werden. Immer, wenn die Eltern Besuch bekommen, muss er sich zeigen und über seine schulischen Leistungen berichten. Dabei beginnt er leicht zu stottern, zu erröten und kann die Situation kaum aushalten.
> Anna ist 14 Jahre alt, kann exzellent zeichnen und trägt teure Kleidung. Sie wird täglich vom Vater zur Schule gebracht und ist wegen Kreislaufschwäche oft vom Sport befreit. Auch die Klassenfahrt hat sie deshalb abgesagt. Bei schlechten Zensuren beginnt Anna heftig zu weinen und fühlt sich vom Lehrer ungerecht beurteilt. Anna wundert sich darüber, dass sie von ihren Mitschülern nie eingeladen wird.

auf dem Plan. Hier sollen Konflikte thematisiert, Meinungen diskutiert und Kommunikation trainiert werden.

»SOLE« ist sicher nicht in einer Stunde pro Woche zu vermitteln, sondern nur dann konzeptionell glaubhaft, wenn es vom gesamten sog. Lehrkörper anerkannt und gelebt wird und den Geist der Schule erfüllt. So muss sich SOLE in jedem Fach und jeder Unterrichtsstunde niederschlagen; es muss gleichsam die Grundierung und die Philosophie der Unterrichtsgestaltung ausmachen.

Wir erinnern uns:

> **❗ Lernen ist dann am effektivsten, wenn es Freude bereitet und neue Erfahrungen damit verbunden sind.**

soziales Lernen durch Vorbilder

Selbstverständlich liegt die größte Verantwortung bei den Eltern. Im Elternhaus sollte in jeder Entwicklungsphase soziales Lernen stattfinden. Auch soziale Kompetenz kann nur so gut oder so schlecht sein, wie sie den Kindern und Jugendlichen von Erwachsenen, ob Eltern oder Pädagogen, vorgelebt wird. An dieser Stelle drängt sich die Erinnerung an einen beeindruckenden Film auf, den Sie möglicherweise schon gesehen haben oder hoffentlich noch sehen werden. Er heißt: *Die Kinder des Monsieur Mathieu* (▶ Beispiel).

> **❓ Leitfragen**
> Was lehrt uns diese märchenhafte, heiter-melancholische Geschichte?

Emotionale Intelligenz ist eine komplexe Fähigkeit. Sie entwickelt sich allmählich und bildet sich an zwischenmenschlichen Beziehungen ab. Monsieur Mathieu ist so ein Mann, dem man emotionale Intelligenz zuschreiben würde, aber auch seinen Schülern, die unter seinem Einfluss eine erstaunliche Entwicklung und Reifung durchmachen. Mathieu erkennt, dass die Jungen durch Musik und Gesang ihre Verschlossenheit überwinden und ihre Aggressivität reduzieren können. Daher setzt er sich mit seinen eigenwilligen Methoden durch und lässt sich nicht verbiegen. Zwar scheitert er selbst an starren, hierarchischen Machtstrukturen, lässt aber bei seinen Schülern einen Schatz an Erfahrungen zurück, die deren weiteres Leben bestimmen werden.

3.4 · Emotionale Intelligenz und soziale Kompetenz

> **Beispiel**
>
> Clement Mathieu ist ein erfolgloser Musiker und tritt seine neue Stelle in einem Internat für schwer erziehbare Jungen an. Im Januar 1949, kaum in dem unheimlich anmutenden alten Gemäuer angekommen, findet er sich in einem Szenario der Aggression, Hinterlist und patriarchalischen Führung wieder. Der Direktor des Internats ist ein Despot, der verbittert und gnadenlos seine hartherzige Pädagogik durchsetzt. Er betrachtet die Schüler als Feinde und die Lehrkräfte als Untertanen. Sogleich instruiert er Mathieu, zum Appell zu läuten und eine Reihe von Jungen in den Karzer zu sperren. Monsieur Mathieu ordnet sich zunächst unter, obwohl ihm diese Art der Pädagogik zutiefst widerstrebt. Er ist ein Mann der leisen Töne, bieder und zaghaft, sensibel und bescheiden. Schon bald muss er aber die groben Streiche der Internatsschüler am eigenen Leib erfahren, u. a. wird sein Schrank aufgebrochen, und es erklingen Spottlieder über ihn. Aber Mathieu reagiert ganz anders, als es die Jungen erwarten. Souverän und ironisierend kritisiert er ihren schiefen Gesang, interessiert sich zunehmend für die Lebensgeschichte der Schüler und erspart ihnen manche Strafe, indem er ihre Regelverstöße deckt. So bahnt sich eine sonderbare Beziehung zwischen Monsieur Mathieu und diesen Kindern an. Obwohl er sich geschworen hatte, nie mehr ein Notenblatt in die Hand zu nehmen, beginnt er nächtelang in seiner Kammer erste Melodien für die Jungen zu komponieren. Nach und nach lässt er sich vorsingen und findet so die Stimmlage jedes Einzelnen heraus. Schließlich gründet er mit ihnen einen Chor. Das graue Internat ist nun immer öfter mit Gesang erfüllt, und bald betrachten die Kinder es als Auszeichnung, Chormitglied zu sein. Aggression und Gewalt treten in den Hintergrund.
>
> Der Chor hat seinen großen Auftritt, als Madame La Comtesse, eine reiche Sponsorin des Internats, zu Besuch ist. Sie ist begeistert und lobt den Direktor, der sich als Urheber des Chors ausgibt. Er soll einen Verdienstorden und eine Beförderung erhalten. Nun überschlagen sich die Ereignisse: Eine große Geldsumme wird entwendet, und dann brennt auch noch das Internat. Zu diesem Zeitpunkt ist Mathieu mit seinen Schülern zu einem Waldspaziergang aufgebrochen. Der Direktor gibt ihm die Schuld und entlässt ihn fristlos. Er verbietet ihm, die Kinder vor seiner Abreise noch einmal zu sehen. Mathieu hofft, dass sie sich dem Arrest widersetzen, um sich von ihm zu verabschieden. Doch es bleibt still. Plötzlich schweben ihm von einem Fenster, an dem er vorbei geht, Papierflieger zu. Die Jungen haben sie für ihn gebastelt und Abschiedsworte darauf geschrieben. Schließlich singen sie eines seiner Lieder. Als Monsieur Mathieu in den Bus einsteigen will, der ihn vom Internat wegbringt, eilt der kleine Pepinot, ein Vollwaise, ihm hinterher und bittet Mathieu ihn mitzunehmen. Dieser lehnt zunächst ab. Pepinot war es, der im Januar 1949 am Internatstor in der Kälte stand und Mathieu bei seiner Ankunft erklärt hatte, er werde von seinem Vater an einem Samstag abgeholt. Der Bus fährt weg, stoppt wieder, und Pepinot darf einsteigen.
>
> Der Tag, an dem Monsieur Mathieu entlassen wird, ist ein Samstag.

Voraussetzungen und Merkmale

Wir alle haben unsere Schwierigkeiten mit der emotionalen Intelligenz, hetzen oftmals ohne Tempolimit durch das Leben. Wo bleibt da Zeit für Gefühle? Gefühle sind es aber gerade, um die es bei dieser Form der Intelligenz geht. So ist es nicht selbstverständlich, die eigenen Emotionen zu kennen. Selbstwahrnehmung, das Erkennen eines Gefühls, während es auftritt, ist die Basis der emotionalen Intelligenz. Diese Fähigkeit, die eigenen Gefühle laufend zu beobachten, ist entscheidend für das Verstehen des Selbst und reicht von der Wahl des Partners bis zur Berufsausübung. Emotionen so zu handhaben, dass sie adäquat ankommen, hängt eng mit der Selbstwahrnehmung zusammen.

Selbstwahrnehmung

> ❗ Derjenige, der sich selbst beruhigen und Angst, Depression oder Aggression spontan beherrschen kann, löst Konflikte souveräner und verkraftet Frustrationen besser, als jemand, der seinen Gefühlen ausgeliefert ist und viel Zeit benötigt, um sich mit ihnen zu beschäftigen.

Verbund mit der Umgebung

Menschen sind erfolgreich, wenn sie ihre Emotionen auf Ziele ausrichten, begeistert zuschauen oder zuhören können, kreativ gestalten, Ideen haben und sich selbst vertrauen. Dann können sie, Kraft ihrer Motivation, Großes leisten. Außergewöhnliche Leistungsbereitschaft ist jedoch immer nur im Verbund mit der Umgebung, mit Helfern, Zuarbeitern, Gönnern, Vorgesetzten, Geldgebern, Kollegen, also im engeren oder weiteren Team umsetzbar. So ist jeder darauf angewiesen, Beziehungen zu pflegen und sich mit anderen zu arrangieren. Jeder Mensch braucht Verbündete. Vollkommene Unabhängigkeit gibt es nicht. Beziehungsfähigkeit bedeutet, mit den Emotionen anderer umgehen zu können. Diese auch als soziale Kompetenz bezeichnete Grundausstattung des denkenden und agierenden Menschen schließt auch die Varianten der Kommunikation ein. Kommunikationsfähigkeit benötigt man einerseits, um sich klar und verständlich auszudrücken, und andererseits, um seinen Mitmenschen aktiv und aufmerksam zuhören zu können (▶ Beispiel).

> **Beispiel**
>
> Der 12-jährige Robert ist zum 70. Geburtstag seiner Großmutter eingeladen und trifft auf eine sehr gemischte (heterogene) Gruppe von Menschen: Kinder, Jugendliche, Erwachsene, Bekannte und Fremde, Deutsche, Schweizer und Franzosen. Da die Oma, aktiv und vital, in einem Hotel feiert, kommen immer mehr Gäste dazu. Robert möchte die Großmutter mit einer kleinen Klaviereinlage überraschen und ist daher sehr aufgeregt. Im Anschluss kommen viele Leute auf ihn zu, loben ihn für den gelungenen Auftritt und sprechen ihn auf unterschiedlichsten Ebenen an. Mit den Kindern und Jugendlichen unterhält er sich anders als mit den Erwachsenen, den ihm unbekannten Personen begegnet er etwas reservierter und im Kontakt mit Chantal aus Dijon gräbt er eifrig nach einigen Vokabeln aus dem Französischunterricht. Zum Schluss tröstet er einen 3-jährigen Jungen, der auf der Treppe gestürzt ist und weint.

3.4 · Emotionale Intelligenz und soziale Kompetenz

Robert ist in der Lage, in einer heterogenen Gruppe zu kommunizieren und verständnisvoll mit Menschen umzugehen. Er besitzt soziale Kompetenz, die er in seinem bisherigen Leben erlernt und erworben hat. Es ist nachvollziehbar, dass Lerngelegenheiten und Lernprozesse, die zum Erwerb sozialer Kompetenzen führen, in den jeweiligen Umgebungen, die Kindern zur Verfügung stehen, höchst ungleich ausfallen. Familien, Schulen, Gleichaltrigengruppen, Vereine, Stadtteile, Schichten, Institutionen und Kulturen prägen das Leben und die Beziehungen von Kindern so unterschiedlich, dass die Chancen, soziale Kompetenz zu erlangen, ungleich verteilt sind. Deshalb ist das Training von Kommunikation über Verhandeln, Kooperation in Teams, Rollenspiele, Gruppen und Projekte bis hin zur Übernahme von Führungsrollen, Maßnahmen zur Verhinderung von Gewalt und Konfliktmanagement so bedeutsam für Unterrichtskonzepte und letztlich auch wichtiger Bestandteil von Psychotherapien. Im Kleinen kann hier geübt werden, was im Großen das Leben leichter macht, sowohl im Dienste der Schulkultur als auch später im Beruf und in privaten Beziehungen.

Sender und Empfänger kommunizieren bei Weitem nicht nur über sprachliche Inhalte, sondern gerade auch über nonverbale Signale wie Mimik, Gestik und Intonation (▶ Beispiele). Über diese Kanäle können Emotionen, auch unbewusst, hervorragend vermittelt werden.

> **Beispiele**
>
> Die Mutter lächelt, weil Laura die Gänseblümchen für sie gepflückt hat.
> Der Lehrer erhebt mahnend den Zeigefinger, da Peter sein Heft vergessen hat.
> Der Vater gestikuliert wütend, weil Thomas seine neue Jacke am Stacheldraht zerrissen hat.

Kinder nehmen diese nonverbalen Signale der Eltern und anderer Bezugspersonen, die sie bewerten, sehr genau wahr und speichern sie im Gedächtnis. Derartige Informationen sind für die Sozialisation und alle damit verbundenen Lernprozesse von entscheidender Bedeutung.

Intakte Kommunikation setzt aber auch aufseiten der Eltern ein gerüttelt Maß an Selbstwahrnehmung voraus. Eigenes Verhalten, verbale Botschaften und die aktuelle Stimmung sind möglichst aufrichtig zu hinterfragen und im Zweifelsfall auch zu korrigieren. Es ist also gar nicht abwegig, sich als Vater, nach reiflicher Überlegung, bei der Tochter zu entschuldigen oder als Mutter den Sohn um Rat zu fragen – oder umgekehrt. In der Regel ist es doch der »gesunde Menschenverstand«, der Gefühle und Vernunft zusammenführt.

Schwarz oder Weiß, Alles oder Nichts, Ja oder Nein – wer so denkt, ist weit von emotionaler Intelligenz und differenzierter Wahrnehmung entfernt. Zufriedene Kinder erfahren eine möglichst konsequente und kongruente Erziehung, d. h. das Verhalten der Eltern stimmt mit ihren eigenen Überzeugungen und verbalen Äußerungen überein, Werte und Prinzipien sind verlässlich und dauerhaft erkennbar. Kinder nehmen ihre Eltern authentisch wahr, nicht obwohl, sondern gerade weil sie eigene Fehler einräumen und sich nicht auf einen Sockel aufschwingen.

Kommunikationsfähigkeit

intakte Kommunikation

gesunder Menschenverstand

konsequente und kongruente Erziehung

> Die Freude am Lernen, ob im Elternhaus oder in der Schule, ist umgekehrt proportional zur Angst vor dem Versagen.

Empathie

Empathie ist die Fähigkeit, sich in die Gefühle und Sichtweisen (Perspektiven) anderer Menschen hineinzuversetzen und angemessen darauf zu reagieren. Perspektivenwechsel und Perspektivenübernahme heißt also, die Dinge mit den Augen des anderen sehen zu können. Diese auch als Einfühlungsvermögen bezeichnete elementare Fähigkeit ist für eine differenzierte Verständigung, gerade auch bei Meinungsverschiedenheiten, unerlässlich. Sie dient als Grundlage für Toleranz und Fairness. Sie beginnt in der Zweisamkeit und endet in der friedlichen Koexistenz der Völker und Kulturen.

Empathie basiert auf der intakten Selbstwahrnehmung und der Kenntnis der eigenen Gefühle. Wer einfühlsam ist, kann zwischen den Zeilen lesen, versteckte Signale erkennen und anderen helfen oder zumindest Hilfsbereitschaft andeuten (◘ Abb. 3.6). Nach allen bisherigen Ausführungen gilt das natürlich insbesondere im Verhältnis zwischen Eltern und Kindern. So lange ein Kind nicht der Sprache mächtig ist, müssen die Bezugspersonen sich umso mehr in seine Bedürfnisse hineinversetzen können, später, ab dem Schulalter, wird es immer mehr zu einem Geben und Nehmen. Mit 7 Jahren sollten Kinder allmählich in der Lage sein, den eigenen Egozentrismus von der Sichtweise der anderen, also auch der Eltern, zu trennen.

> Zur Rezeptur der emotionalen Intelligenz gehört eine große Portion Selbstwahrnehmung, gewürzt mit viel Empathie auf der Grundlage sozialer Kompetenz.

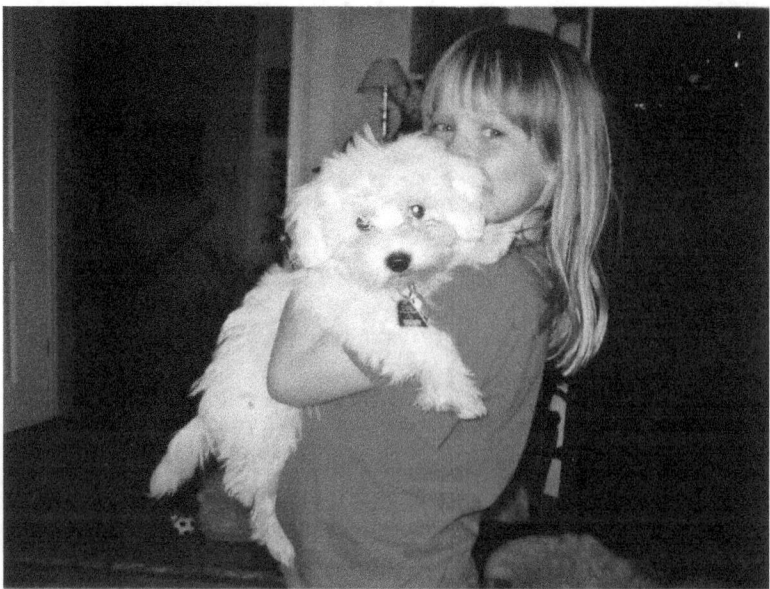

◘ Abb. 3.6. Emotionale Intelligenz

Spiegelneurone als physiologisches Korrelat

Die Arbeitsgruppe um Giacomo Rizzolatti von der Universität Parma beschäftigte sich in Tierstudien mit Hirnzellen, die bei bestimmten zielgerichteten Handlungen aktiv werden. Die Forscher statteten die Nervenzellen von Makaken mit feinsten Messfühlern aus, um deren Impulse registrieren zu können. Wenn der Affe also nach einer auf dem Teller liegenden Nuss griff, feuerten die Nervenzellen in der Hirnrindenregion, die für zielgerichtete Bewegung zuständig ist (u. a. prämotorische Hirnrinde). Im Jahr 1996 kam die sensationelle Entdeckung:

> Die gleichen Hirnzellen, die aktiv waren, als das Tier die Handlung selbst ausführte, feuerten auch dann, als der Affe nur zusah, wie einer der Untersucher nach der Nuss griff. Nervenzellen dieser Art wurden von Rizzolatti als Spiegelneurone bezeichnet.

Impulsmessung

Inzwischen weiß man, dass die Zellen weit verbreitet in unterschiedlichen Hirnregionen vorkommen und zwar nicht nur bei Affen, sondern auch beim Menschen. Der Nachweis konnte durch eine Fülle von Untersuchungen mithilfe der f-MRT geführt werden. Wenn wir die zielgerichtete Handlung eines anderen nur beobachten, werden bei uns die gleichen Hirnzellen aktiv, die auch für die konkrete Ausführung dieser Tätigkeit verantwortlich sind. Diese wichtige Erkenntnis ist zunächst einmal relevant für das Lernen am Modell oder Imitationslernen, dessen neurobiologische Basis die Spiegelneurone darstellen.

Lernen am Modell
Imitationslernen

In der Kindheit ist dieses Lernen durch Nachahmung besonders wichtig. Über die Beobachtung einer Modellperson eignet sich das Kind neue Verhaltensweisen und Fähigkeiten an. So wird im Wesentlichen auch die Sprache erworben. Interessant ist in diesem Zusammenhang, dass eine Ansammlung von Spiegelneuronen im sog. Broca-Areal des Menschen liegt, dem motorischen Sprachzentrum, das für die Koordination der Sprechmuskeln und damit für die Sprachproduktion zuständig ist. Kinder imitieren beim Sprechenlernen die Lautfolge der Erwachsenen durch Beobachtung der Mundbewegungen. Lange zuvor haben sie bereits das Gehörte im Gedächtnis gespeichert. Heute wird angenommen, dass es die Spiegelneurone sind, die Kinder zum Spracherwerb befähigen. Durch die f-MRT fand man aber auch eine Aktivierung des Broca-Areals bei gezielten Hand- und Armbewegungen, ebenso auch eine Aktivierung der prämotorischen Hirnrinde.

Broca-Areal

prämotorische Hirnrinde

So hat die Entwicklung des Spiegelneuronensystems beim Menschen im Laufe der Evolution sowohl die Grundlage zum Spracherwerb als auch zum feinmotorischen Gebrauch der Hand geschaffen. Spiegelneurone »feuern« eindeutig bei Greifbewegungen der Hand und genauso bei der Beobachtung derselben. Motorisches Lernen im Rahmen der Imitation betrifft die Erschaffung neuer Bewegungsmuster, die sich, wenn sie intensiv eingeübt werden, auf der Hirnrinde dauerhaft abbilden. Beispielhaft ist das Greifen von Gitarrenakkorden oder die Koordination beider Hände beim Klavierspiel.

Spracherwerb und Feinmotorik

> **❗ Musikerziehung ist dazu angetan, wichtige Persönlichkeitsmerkmale wie Kreativität, Konzentration und Selbstbewusstsein zu fördern.**

Die Beherrschung eines Musikinstruments gehört zu den komplexesten menschlichen Fähigkeiten. Schon bei einfachen Übungen werden gleichzeitig Intellekt, Grob- und Feinmotorik, Emotionen und Sinne gefördert.

Bewegungsbeobachtung

Neurophysiologisch kann von einer großen Übereinstimmung zwischen der Bewegungsbeobachtung einerseits und nachfolgender Bewegungsausführung andererseits ausgegangen werden. Dieses Phänomen wird in der Rehabilitation von Schlaganfallpatienten genutzt. Zeigt man Patienten im Film immer wieder einen Bewegungsablauf der Hand, verbessern sich deren motorischen Fähigkeiten deutlich schneller als in einer Vergleichsgruppe ohne diese Videotherapie. Das heißt, allein das Beobachten der Handbewegungen im Film aktiviert bereits die für den gelähmten Arm zuständigen Nervenzellen im Gehirn der Schlaganfallpatienten.

> **❗ Spiegelneurone sitzen sowohl im Bereich der Hirnrinde, der für Bewegungen zuständig ist, als auch in dem Bereich, der Gefühle und Berührungen registriert.**

Speicherpotenziale

Bereits Säuglinge sind mit Spiegelneuronen ausgestattet; diese speichern Gesten und Mimik von Bezugspersonen in Form bestimmter Aktivitätsmuster ab. Das etwas ältere Kind kann dann später diese Speicherpotenziale wieder abrufen und für Lernprozesse aktiv nutzen. Es macht also Gebrauch von seiner frühkindlichen Erfahrung. Säuglinge imitieren sehr früh den liebevollen und warmherzigen Gesichtsausdruck der Mutter, während sie im Fall einer neutralen oder starren Mimik mit Panik reagieren. Ebenso wie das gesamte neuronale Netzwerk sind auch die Spiegelzellen auf permanente Reizgebung von außen angewiesen, um funktionsfähig zu bleiben. Sieht also ein Kind immer wieder die gleichen freundlichen Gesichter und erfährt Zuwendung, so wird sich sein Spiegelsystem in Richtung zwischenmenschlicher Verbundenheit, Sensibilität und Vertrauen entwickeln. Auf dieser Basis kann sich dann durch fortgesetzte Erfahrung beim Heranwachsenden die Fähigkeit zu Intuition und Empathie herausbilden. Menschenkenntnis ist eine Gabe, die sich jeder wünscht. Spiegelzellen ermöglichen uns, das Handeln anderer Menschen ohne langes Nachdenken zu verstehen. Sie werden bereits dann aktiv, wenn erkennbar ist, worauf eine begonnene, beobachtete Aktion hinauslaufen wird. So können wir uns einen vorausschauenden Eindruck davon verschaffen, was ein anderer vorhat. Streckt er die Hand zum Gruß aus oder will er zuschlagen? Um diese Unterscheidung treffen zu können, müssen die Spiegelneurone im Laufe der Kindheit und Jugend fortwährend trainiert werden. Erst wenn beobachtbare Handlungen und Gefühle irgendwann schon einmal selbst durchgeführt bzw. durchlebt wurden, kann die notwendige vorausblickende Vorstellung davon entstehen. Durch viele allmähliche Lernprozesse wird ein großes Reservoir an Vorstellungen über Verhaltensweisen, Mimik und Gestik des Gegenübers gebildet (◘ Abb. 3.7). Nicht umsonst heißt es: »Durch Erfahrung wird man klug – oder die Weisheit kommt mit dem Alter.« Menschenkenntnis und Mitgefühl sind niemandem in die Wiege

3.4 · Emotionale Intelligenz und soziale Kompetenz

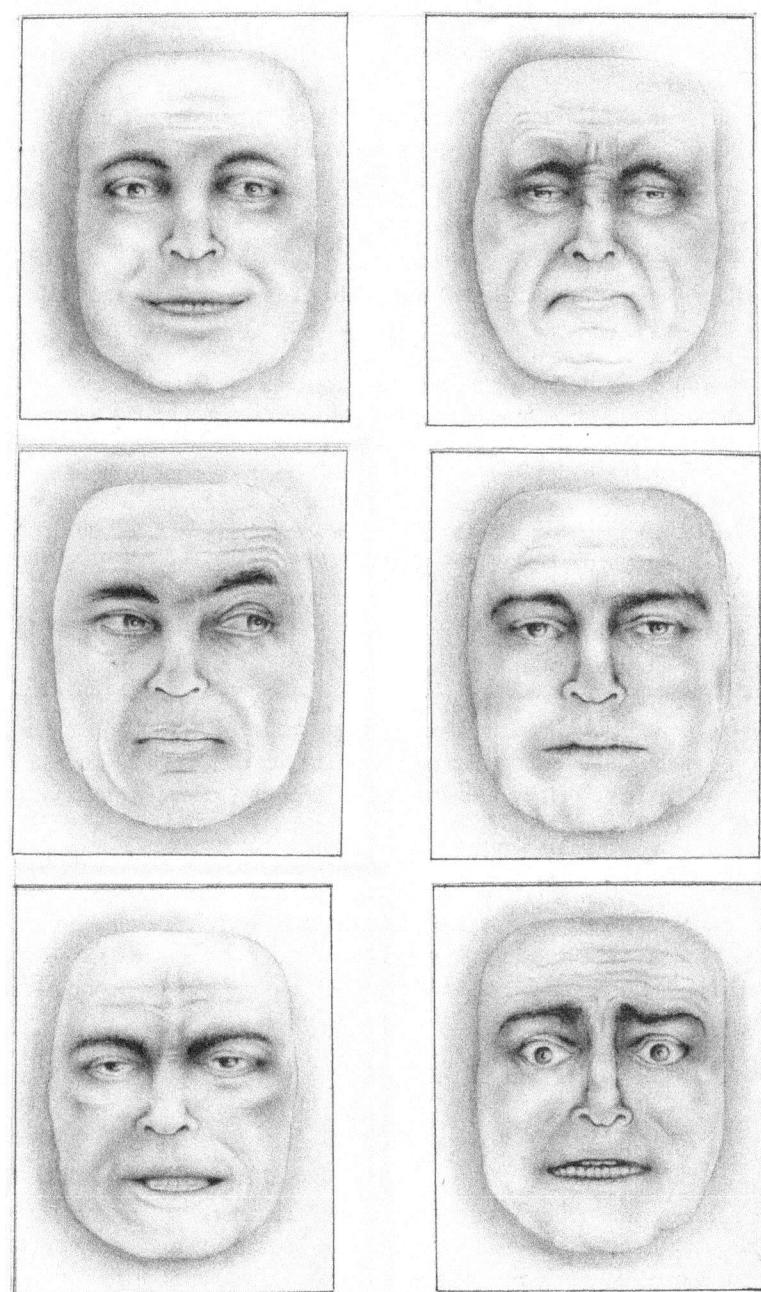

Abb. 3.7. Stimulation der Spiegelneurone durch Mimik

gelegt worden. In diesem Zusammenhang ergaben Untersuchungen an Autisten, dass deren für Spiegelneurone typische Hirnregionen nur schwach aktiv werden. Das könnte erklären, warum es den Betroffenen schwer fällt, die Absichten ihrer Mitmenschen zu erkennen.

Resonanzphänomen

Normalerweise genügt die Beobachtung von Handlungsfragmenten, eines kurzfristigen Gesichtsausdrucks oder einer Handbewegung, dass der Betrachter sich den Rest erklären kann. In diesem Moment werden die Spiegelneurone, die die gesamte Handlungssequenz aufgrund früherer Erfahrungen gespeichert haben, aktiv und vermitteln dem Betrachter eine Vorstellung darüber, wie es weitergeht (▶ Beispiel).

> **Beispiel**
>
> Die 7-jährige Lydia hilft ihrem Vater bei der Gartenarbeit. Er verletzt sich mit der elektrischen Heckenschere am Daumen. »Au weh«, schreit Lydia und schaut mit schmerzverzerrtem Gesicht die blutende Wunde an. Auf die Bitte des Vaters läuft sie schnell ins Haus, um den Verbandskasten zu holen. Lydia kann sich in die Situation einfühlen, da auch sie sich schon einmal mit dem Obstmesser geschnitten hat. Sie spürt den Schmerz leibhaftig und kennt das unangenehme Gefühl einer frischen Verletzung. Sie weiß auch, dass ein Verletzter Hilfe benötigt, und ist bereit, sich dafür einzusetzen. Hier handelt es sich um Resonanzphänomene, d. h. Lydia ist in der Lage, in dieser Situation emotional »mitzuschwingen«.

affektive Schwingungsfähigkeit

Man spricht auch von affektiver Schwingungsfähigkeit, die eine Bandbreite von Trauer bis Euphorie umfasst. Die Spiegelneurone können als biologisches Korrelat dieser Schwingungsfähigkeit betrachtet werden. Menschen, die in dieser Hinsicht Defizite aufweisen, also affektiv nivelliert sind, haben auch erhebliche Schwierigkeiten im Bereich der sozialen Kommunikation. Dies ist bei den Krankheitsbildern Schizophrenie und Autismus der Fall.

Schmerzwahrnehmung

Spiegelzellen ermöglichen empathisches Empfinden und Mitgefühl. Sie befinden sich u. a. auch in den Teilen der Hirnrinde, die für die Schmerzwahrnehmung zuständig sind. Es handelt sich auch hier wieder um die gleichen Spiegelneurone, die Impulse aussenden, wenn einerseits Schmerz am eigenen Körper erlebt wird oder wenn wir andererseits nur beobachten, dass ein anderer leiden muss.

❓ Leitfragen
Warum rührt uns ein Film, eine Melodie, eine Stimme, ein Gesicht oder eine Geste so an, obwohl wir doch eigentlich am Szenario ganz unbeteiligt sind?

Gefühle

Das Spiegelsystem ermöglicht nicht nur, das Erleben oder Verhalten eines anderen Menschen zu verstehen, sondern es lässt unbewusst und spontan beim Beobachter auch die gleichen Gefühle wirksam werden, die ihm von anderen dargeboten werden.

»Die Dornenvögel«

Um das zu verstehen, muss man sich nur einmal klarmachen, was beim Betrachten eines Filmes passiert. Haben Sie den Vierteiler *Die Dornenvögel* gesehen? In diesem Film nach der Romanvorlage der australischen Schriftstellerin Colleen McCullough von 1977 stimmt einfach alles: Drehbuch, Regie, Besetzung, Synchronisation und die Musik von Henry Mancini: »Da gibt es die Legende von einem Vogel, der in seinem Leben nur ein einziges Mal singt, doch singt er schöner als jedes andere Geschöpf auf der Erde.

Von dem Augenblick an, da er sein Nest verlässt, sucht er nach einem Dornenbaum und ruht nicht, ehe er ihn gefunden hat. Und wenn er in den Zweigen zu singen beginnt, dann lässt er sich darauf nieder, dass ihn der größte und schärfste Dorn durchbohrt. Doch während er stirbt, erhebt er sich über die Todesqual, und sein Gesang klingt herrlicher als das Jubeln der Lerche und das Flöten der Nachtigall. Ein unvergleichliches Lied, bezahlt mit dem eigenen Leben. Aber die ganze Welt hält inne, um zu lauschen, und Gott im Himmel lächelt. Denn das Beste ist nur zu erreichen unter großen Opfern ... So jedenfalls heißt es in der Legende.«

Die Chronik der Familie Cleary beginnt zu Anfang des 20. Jh.s, als Paddy Cleary mit Frau und 5 Kindern nach Australien auswandert, um dort auf der Farm »Drogheda« für seine reiche Schwester zu arbeiten. Die einzige und jüngste Tochter Meggie findet wenig Beachtung und lebt so in den Tag hinein. Einziger Lichtblick ist für sie die Zeit, die sie mit Pater Ralph verbringt, einem Priester, der in die Einöde Australiens versetzt wurde. Beide verbindet vom ersten Moment an eine innige Freundschaft. Er nimmt sie ernst, er klärt sie auf, begleitet sie durch die Kinder- und Jugendzeit und beantwortet ihr alle Fragen, die eigentlich ihre Eltern hätten beantworten sollen. Er schenkt ihr Liebe und Zuneigung.

An ihrem 18. Geburtstag wandelt sich das Verhältnis der beiden, und es entwickelt sich eine Liebesbeziehung zwischen ihr und Pater Ralph, die jedoch keine Zukunft haben darf. Das Schicksal nimmt seinen Lauf. Pater Ralph macht Karriere im Vatikan, und die Familie Cleary wird durch Unglück und Tod hart geprüft. Meggie heiratet einen Farmer, bekommt 2 Kinder, findet aber keine Erfüllung. Sie meistert ihr Leben, oft ganz allein, bis sie selber alt und grau ist. Ihr Leben ist durch Liebe, Sehnsucht, Trauer, Verlust und Wut geprägt. In kritischen Phasen taucht Pater, Bischof oder später Kardinal Ralph aus Rom immer wieder auf, gibt ihr Trost und Beistand, aber erneuert in einem Feuer gewaltiger Emotionen das schicksalhafte Band, das beide vereint und doch nicht zusammenbleiben lässt.

In der Schlussszene, kurz vor seinem Tod, erzählt er ihr die Legende von den Dornenvögeln, und er bittet sie um Vergebung ..., »denn das Beste ist nur zu erreichen unter großen Opfern«.

Es gibt kaum jemanden, dem es gelungen wäre, diesen bewegenden Film zu sehen, ohne feuchte Augen zu bekommen.

Es müsste uns nichts bedeuten und trotzdem fühlen wir mit.

❶ **Spiegelneurone lassen sich, ähnlich wie bei einer Infektion, von den Gefühlen anderer Menschen anstecken und simulieren in uns selbst diese Gefühle.**

Gerade auch Probleme im Umgang mit Gefühlen führen viele Menschen zum Psychotherapeuten. Die vom Patienten im Therapeuten ausgelöste Resonanz lässt den qualifizierten Therapeuten spüren, was den Patienten bewegt und welche Wünsche, Ängste oder sonstigen Gefühle ihn beschäftigen. So hat Psychotherapie immer, neben der psychologischen, auch eine neurobiologische Dimension.

neurobiologische Dimension der Psychotherapie

Spiegelneurone sind für die Aktionen unserer Mitmenschen empfänglich. An diesen Hirnzellen bildet sich alles ab, was wir an anderen beobachten, ob emotionale Äußerungen oder Verhalten. Spiegelneurone versetzen uns daher in die Lage, Handlungen nachzuahmen und uns in Menschen einzufühlen, wenn diese entsprechende Signale aussenden. Spiegelzellen sind die biologische Grundlage für emotionale Intelligenz und Lernen durch Nachahmung.

Gesunde Persönlichkeit

4.1 Temperament und Charakter – 74

4.2 Akzentuierte Persönlichkeitszüge des gesunden Menschen – 77
Krankhaft oder normal? – 77
Individualität, Unverwechselbarkeit und Eigenständigkeit – 77
Hingebung und Zugewandtheit – 79
Sicherheit und Kontrolle – 81
Spontanität und Veränderungsbereitschaft – 83
Anpassungs- und Umstellungsfähigkeit – 85
Übergang zur Persönlichkeitsstörung – 86

4.3 Weg zum reifen Menschen – 88
Entwicklungspsychologische Intervalle – 88
Zeichen der Reife – 91

4.1 Temperament und Charakter

Ziele und Werte

Persönlichkeit ist das Ergebnis aus angeborenem Temperament und erworbenem Charakter. Der Charakter umfasst die persönlichen Einstellungen, Ziele und Werte, die man sich im Laufe seiner Entwicklung angeeignet hat.

Persönlichkeit beschreibt die individuelle Wesensart eines Menschen, die ihn in unterschiedlichsten Situationen auszeichnet und erfahrbar macht, die bei allem Wandel des Lebens eine Konstanz aufweist.

Gleichgewicht

Unsere Welt verändert sich ständig. Ja, das einzig Konstante scheint der dauernde Wechsel zu sein. Umso wichtiger ist es, in uns selbst einen ruhenden Pol, ein Gleichgewicht zu haben, auf das wir in unruhigen Zeiten zurückgreifen können.

Ich-Stärke

»Sich treu bleiben« heißt, bei kritischer Abwägung des eigenen Standpunkts, auch mit der sich wandelnden Umgebung immer wieder ein Arrangement zu treffen, das ein angenehmes Gleichgewicht zum Ziel hat. Um dieses hochgesteckte Ziel möglichst oft zu erreichen, ist mehr oder weniger Energie erforderlich. Diese Energie, die auch als Ich-Stärke oder Ich-Vitalität bezeichnet wird, stellt ein wichtiges Kriterium für psychische Gesundheit dar.

individuelle biochemische Grundausstattung

Jeder Mensch wird mit einer biochemischen Grundausstattung geboren, die sein Temperament bestimmt. Chemische Botenstoffe wie Serotonin, Noradrenalin und Dopamin legen den Grundstein für Verhalten und Reaktionsmuster. Sie beeinflussen wieder zwei große und gegensätzliche Strömungen, zwischen denen sich die Gehirnaktivität aufspannt:
- ein aktivierendes, erregendes System (Glutamat) und
- ein beruhigendes und dämpfendes System [γ-Aminobuttersäure (GABA)].

angeborenes Temperament

Selbstverständlich benötigen wir beide Organisationsformen je nach alltäglicher Anforderung in Schule, Beruf, Familie oder Freizeit. Steht eine entscheidende Prüfung an, wird jeder sein Glutamatsystem ankurbeln. Liegen wir am Strand in der Sonne, dominiert die passive Entspannung. Nun sind die Menschen aber sehr unterschiedlich. Die einen sind immer in Bewegung, machen sich überall zu schaffen, reden viel, suchen Kontakt und scheinen permanent unter Strom zu stehen. Die anderen können stundenlang aufs Meer hinausschauen, sind gern allein und schweigsam, lassen versonnen und entrückt das Leben an sich vorüberziehen. Die eine oder andere Ausprägung mit ihren unzähligen Zwischentönen und allen Konsequenzen bezüglich Partner- und Berufswahl, Freizeitgestaltung und Lebenskonzept geht auf das angeborene Temperament zurück.

gehemmtes vs. nicht-gehemmtes Temperament

Allerdings ist der Mensch diesem »genetischen Schicksal« nicht bedingungslos ausgeliefert. Die im Gehirn wirksamen chemischen Botenstoffe sind immer auch zusätzlich ein Produkt der frühkindlichen sowie lebenslangen Erfahrung (◘ Abb. 4.1). Das Temperament kann als »Farbe der Persönlichkeit« oder auch »Stil des Verhaltens« übersetzt werden. Im Rahmen

4.1 · Temperament und Charakter

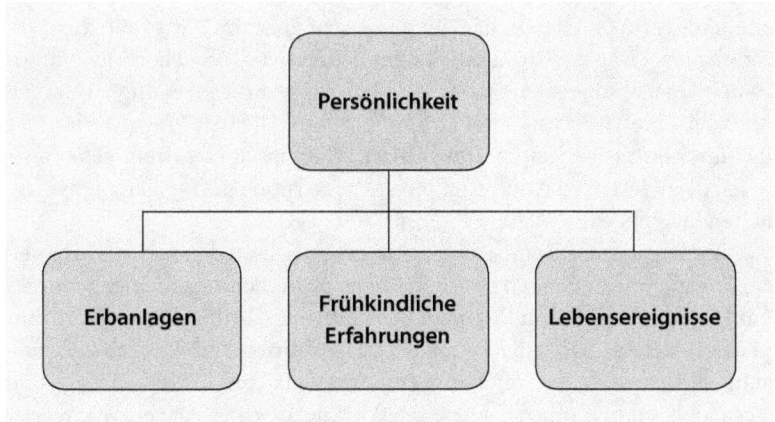

◘ Abb. 4.1. Persönlichkeit: Temperament und Charakter

groß angelegter Säuglingsstudien in den USA fanden Wissenschaftler bei 4 Monate alten Kindern bezüglich des Temperaments die richtungweisenden Merkmale »gehemmt« und »nichtgehemmt« heraus. Gehemmte Kinder verhielten sich sehr zurückgezogen, schüchtern, still und wurden schnell durch plötzliche Ereignisse irritiert. Bei ihnen war der Noradrenalinspiegel chronisch erhöht. Noradrenalin ist der für Alarmreaktionen zuständige Botenstoff, der u. a. die Amygdala aktiviert. Solche sensiblen und ängstlichen Kinder laufen Gefahr zu sehr scheuen Erwachsenen zu werden. Ohne psychisch krank zu sein, sind es oft Menschen, die lebenslang einen Schatten auf ihr eigenes Dasein werfen. Sie empfinden jede neue Situation als Bedrohung, können ihre Ängste und Sorgen nicht gut abschalten und werden zu Opfern ihrer negativen Sichtweise und pessimistischen Launen. Die »nichtgehemmten« Säuglinge imponierten in den Studien furchtlos, freuten sich über neue Eindrücke und fremde Menschen, lächelten ganz natürlich jeden an. Da sich die beiden Ursprungstemperamente schon früh erkennen lassen und auch bei anderen Säugetieren auftreten, ist der genetische Faktor bei der Bildung des Temperaments äußerst nahe liegend.

> **❶ Immer kommt es darauf an, welches Kind mit welchem Temperament in welche Familie oder Umgebung hineingeboren wird.**

Ein sehr aktives Baby erhält auch mehr Aufmerksamkeit und lernt noch eher, Kontakt herzustellen. Das gehemmte Kind erfährt in der Regel weniger Zuwendung und gerät noch weiter in die Defensive. Denkbar ist jedoch auch eine Korrektur dieses Verhaltensmusters durch einfühlsame Eltern, die ihr Baby stetig ermutigen, ohne es übermäßig zu behüten oder mit Reizen zu überfluten.

Ganz ähnliche Ergebnisse erbrachte auch die tierexperimentelle Forschung an Rhesusaffen. Wie menschliche Säuglinge werden auch sie mit unterschiedlichen Verhaltensmustern geboren, sind forsch, aggressiv, überängstlich oder scheu. Eine Affengruppe ließ man elternlos nur mit ihren Altersgenossen die ersten 6 Lebensmonate (vergleichbar 2 Menschenjahren) aufwachsen. Die extrem verängstigten Tiere klammerten sich

angeborene Verhaltensmuster bei Tieren

aneinander und hielten sich in der hintersten Ecke des Käfigs auf. Ihr Serotoninspiegel war niedrig, ähnlich dem depressiver Menschen, der Noradrenalinspiegel hingegen erhöht (wie bei Angst und Erregung). Übergab man einzelne Tiere aus dieser Gruppe einer exzellenten Pflegemutter, war das furchtsame Verhalten umkehrbar. Selbst anfangs extrem gehemmte Affen avancierten zu Anführern ihrer Altersgruppe und später zu fürsorglichen Eltern, genau wie ihre Pflegemütter.

Varianten der Normalpersönlichkeit

Das angeborene Temperament ist wesentlich an den vielen Varianten der Normalpersönlichkeit beteiligt. Ein ursprünglich ängstlich-gehemmtes Temperament kann durch positive Bindungserfahrungen teilweise kompensiert werden. Das Gleiche gilt im umgekehrten Fall für die Beeinflussung des extravertiert-offenen Temperaments durch Missachtung und Vernachlässigung mit der Folge der Verkümmerung vielversprechender Anlagen.

»temperamentum«

Das Wort »temperamentum« wurde im 16. Jh. in der Pharmazie für »ausgeglichenes Mischungsverhältnis« verwendet. Später stand es für das Mischungsverhältnis der Körpersäfte analog der Viersäftelehre (Humorallehre) des berühmten griechischen Arztes Hippokrates (460–377 v. Chr.). Er unterschied Blut (Sanguis), gelbe Galle (Cholé), schwarze Galle (Melancholé) und Schleim (Phlegma). Lange Zeit leitete man daraus folgende 4 Temperamentstypen ab:

- Choleriker (aufbrausend, unbeherrscht),
- Melancholiker (ernst, schwermütig),
- Phlegmatiker (träge, gleichgültig) und
- Sanguiniker (lebhaft, euphorisch).

Erst im 18. Jh. erhielt der Begriff seine heutige Bedeutung. Das Temperament eines Menschen wird heute durch 4 Merkmale (▶ Übersicht) definiert.

Temperament
- Aktivität: Stärke und Geschwindigkeit der Motorik, des Denkens und Sprechens
- Reaktivität: Offenheit gegenüber äußeren Reizen und das Tempo ihrer Verarbeitung
- Emotionalität: Häufigkeit und Stärke, mit der Gefühle geäußert werden
- Sozialität: Wunsch nach Nähe und Geborgenheit, Umgangsstil mit anderen Menschen

Zusammenfassend ist das Temperament die facettenreiche angeborene Grundlage der Persönlichkeit.

4.2 Akzentuierte Persönlichkeitszüge des gesunden Menschen

Krankhaft oder normal?

In der heutigen »Spaß- und Konsumgesellschaft«, die sich durch kollektive Genusssucht auszeichnet, wird die Unterscheidung zwischen krankhaft und »normal« immer schwieriger. Körperdesign sticht Allgemeinbildung. Seichte Medienkost sticht Kreativität. Frühstücksfernsehen, Internet, MP3-Player, Gameboy und Handy – unsere Fastfood-Gesellschaft steht unter Strom, von Kindheit an.

kollektive Genusssucht

Eine künstliche Ekstase durch Drogen zielt auf die Manipulation eines gutgläubigen Organismus. Der Gebrauch von Lifestylemedikamenten oder Dopingmitteln bedient Eitelkeit und narzisstische Selbstbefriedigung, verspricht denen Attraktivität und Potenz, die sich selbst nicht als naturgegeben hinnehmen können.

künstliche Ekstase

Materielle Weitschweifigkeit, Körperkult und Jugendwahn markieren diese hedonistisch-hohle Oberfläche von Menschen, die sich vor der wirklichen Begegnung mit sich selbst fürchten. Andere fröhnen dem Opportunismus durch hemdsärmeliges Gebaren, Schulterklopfen und diesem sozial erwünschten Lachen, das man in Volksmusiksendungen antrifft. Extremsportler stürzen sich an Gummiseilen von Brücken und Hochhäusern, Elitemenschen veräußern ihre Keimzellen meistbietend im Internet, und Schüler richten Waffen auf ihre Lehrer.

hedonistisch-hohle Oberfläche

Schöner, besser, größer, brutaler, tabuloser – wer oder was ist denn hier noch normal? Oder anders formuliert:

> **? Leitfragen**
> Wo liegt die Grenze zwischen Wohlbefinden, seelenloser Fassade und psychischer Störung?

Jeder von uns definiert wohl seine eigene Normalität, hat seine eigene Wahrhaftigkeit.

Wir betrachten in diesem Kapitel die gesunde Persönlichkeit. Insofern werden Persönlichkeitszüge beschrieben, die zwar extrem anmuten können, aber allesamt keinen Krankheitswert haben. Wir alle vereinigen diese Wesenszüge, mehr oder weniger stark ausgeprägt, irgendwo in uns.

Sie werden im Folgenden Menschen aus ihrer Umgebung wiedererkennen, die sie entweder faszinieren oder provozieren, gerade wegen der polarisierenden Eigenschaften.

polarisierende Eigenschaften

Individualität, Unverwechselbarkeit und Eigenständigkeit

Das Streben nach Individualität, Unverwechselbarkeit und Eigenständigkeit findet sich bei Personen, die im Kontakt distanziert, sachlich und kühl wirken.

der eine Pol: distanziert, sachlich und kühl

Man kommt schlecht mit ihnen ins Gespräch. Sie wollen unabhängig und autonom bleiben, scheinen Angst vor Nähe zu haben. Es kann passieren, dass sie Beziehungen abrupt abbrechen und nicht mehr erreichbar sind. Da diese Menschen wenig Kontakte pflegen, erhalten sie auch keine Rückmeldung von außen über sich und ihr Verhalten, sind dadurch unsicher und misstrauisch. Emotionen sind ihnen suspekt. Vielmehr verschaffen sie sich durch Scharfsinnigkeit, genaue Beobachtung und Intellekt ihre Orientierung. Partnerschaften gestalten sich sehr kompliziert, da eine permanente Angst besteht, sich zu binden, sich festzulegen, abhängig zu sein oder überrannt zu werden (▶ Beispiel).

> **Beispiel**
>
> Helmut, ein 33-jähriger Industriekaufmann hat eine Wochenendbeziehung mit einer 57-jährigen Frau und betrachtet diesen Kontakt als völlig ausreichend für seine Bedürfnisse. Sie sei lebenslustig, gefühlvoll und warmherzig, und er könne von diesen Eigenschaften zehren, da er sich selbst als nüchtern empfinde. Er fühle sich von ihr anerkannt und genieße ihre Zuneigung. Mit einer gleichaltrigen Frau könne er sich keine Verbindung vorstellen, da diese von ihm zu viel erwarte und er sich dann ein Leben lang festlegen müsse. Auch habe er keine Kinder eingeplant. Gelegentlich verspüre er aber ein Misstrauen gegenüber seiner Freundin und meine, dass sie es nur auf sein Geld abgesehen habe. Schließlich beziehe sie Sozialhilfe. Helmut ist schon in der Schule ein Einzelgänger gewesen. Er ist immer durch seine extreme Körpergröße aufgefallen. Seine Mutter hat ihn behütet, der Vater ist sehr streng gewesen. Das Gymnasium hat er kurz vor dem Abitur, anlässlich einer für ihn demütigenden Klassenfahrt, abgebrochen. Am Arbeitsplatz pflegt er kaum Kontakte, seine Leistungen empfindet er als gut. Aufgrund einer schweren Akne geht er regelmäßig zum Hautarzt.

starkes Autonomiebedürfnis

Plötzliche verletzende eisige Kälte, Verschlossenheit, Zynismus und Umschlagen von Zuwendung in feindselige Ablehnung sind Ausdruck der Aggression von Persönlichkeiten mit starkem Autonomiebedürfnis. Aggressivität überwiegt gegenüber der Hinwendung mit positiven Gefühlen oder gar Zuneigung. Distanz zur Umwelt wird als Selbstschutzwall benötigt.

Stolpersteine der Kindheit

Diese Menschen wurden als Kinder oft ab- oder zurechtgewiesen, in ihrer Individualität nicht akzeptiert und zogen sich daher schon früh misstrauisch zurück. Möglicherweise hatten sie nicht das erwünschte Geschlecht oder wiesen irgendwelche Merkmale auf, die die Eltern enttäuschten, vielleicht waren sie auch überhaupt nicht eingeplant. Jedenfalls blieb ihnen die nötige Zuwendung versagt, es mangelte an körperlicher Nähe und Zärtlichkeit, und sie blieben zu häufig sich selbst überlassen. Auch ein Übermaß an Reizen und wechselnden Endrücken lässt ein frühes Misstrauen im Kind entstehen (▶ Beispiel).

4.2 · Akzentuierte Persönlichkeitszüge des gesunden Menschen

> **Beispiel**
>
> Klaus, ein 43-jähriger promovierter Lebensmittelchemiker, berichtet von einem ihn ständig umhüllenden Schleier, der sich zwischen ihn und die Umwelt schiebe. Schon als Kind und Jugendlicher sei er zurückhaltend und gehemmt gewesen. In der Schule, beim Wehrdienst und im Studium habe er keinen Kontakt gefunden. Bei der Bundeswehr seien dann heftige Hautausschläge aufgetreten. Man habe ihn abgewertet und als Außenseiter betrachtet. Klaus schildert das Verhältnis zu den Eltern als emotional kühl, sachbezogen, unpersönlich und auf Leistungsansprüche des Vaters ausgerichtet. Er hat das Gefühl, nie wirklich erwünscht gewesen zu sein. Nähe und Offenheit hat er nie erlebt, sich früh aus Selbstschutz in sich zurückgezogen, die Menschen um sich herum bis heute primär als bedrohlich erlebt.

An der Haut drücken sich Kontaktschwierigkeiten bevorzugt in Form von Ekzemen, Akne, Durchblutungsstörungen, Psoriasis oder Schweiß aus. *starkes Autonomiestreben*

❗ **Typischerweise finden sich bei Personen mit starkem Autonomiestreben Symptome an der Haut als dem Organ, das sowohl von der Umwelt abgrenzt als auch mit ihr in Berührung bringt.**

Sachlich, distanziert und überlegen imponieren diese leicht kontaktgehemmten Einzelgänger, die scheinbar nicht aus dem Gleichgewicht zu bringen sind. Eigentlich sind sie sehr differenzierte und sensible Menschen, die eine tiefe Abneigung gegen alles Banale haben. Ihr Gefühlsleben halten sie zaghaft zurück, behüten es wie einen Schatz. Sie würden nie öffentlich weinen oder euphorisch herausplatzen. Beruflich neigen sie zu theoretisch-abstrakten Tätigkeiten, und man findet unter ihnen Naturwissenschaftler, Mathematiker und Ingenieure. Die Arbeit am Menschen geschieht eher indirekt, etwa, über Mikroskope und Röntgengeräte. Diese Menschen streben nach Entlarvung und Aufdeckung, sind Forscher mit analytischem Verstand. *der andere Pol: differenziert und sensibel*

Ihre Ressourcen bestehen in Selbstständigkeit und Unabhängigkeit, scharfer Beobachtungsgabe, kühler Sachlichkeit und unbestechlicher Rationalität. Sie sind unsentimental, vertreten ihre Überzeugung klar und kompromisslos, haben alles genau durchdacht. Sie ironisieren gern, sind schwer zu täuschen und lassen Unechtes und Fassadenhaftes nicht gelten. *Selbstständigkeit und Unabhängigkeit*

Hingebung und Zugewandtheit

Eine ganz andere Persönlichkeitsvariante ist der hingebungsvolle und zugewandte Typus, bereit, sich anzupassen und immer auf der Suche nach Geborgenheit und menschlichem Miteinander. Solche Menschen erleben jede Distanz oder vorübergehende Trennung mit großer Angst. *der eine Pol: Verlustangst*

❗ **Diese Verlustangst ist der Antrieb, immer wieder größtmögliche Nähe und Sicherheit zu suchen, nahe Stehende zu idealisieren und deren Schwächen und Fehler zu übersehen (▶ Beispiel).**

> **Beispiel**
>
> Charlotte ist eine 54-jährige Stenotypistin. Nach ihrer Bauchoperation vor einem halben Jahr hat sie wieder ganztägig in den Beruf einsteigen müssen. Durch den Alkoholismus des Ehemannes, der deshalb den Arbeitsplatz verloren hat, ist das Ehepaar in einen finanziellen Engpass geraten. Der Ehemann leugnet seine Sucht und tendiert zur Gewalt. Deshalb hätten sich Nachbarn und Freunde weitgehend zurückgezogen. Charlotte hat an ihrem Arbeitsplatz immer versucht, die Konflikte zu verdecken, jedoch ist es durch wiederholte Anrufe und Forderungen des Ehemannes auch dort zu Peinlichkeiten gekommen. Charlotte leidet offensichtlich sehr, kann jedoch den Gedanken an eine Trennung nicht zulassen, da dann sofort heftige Angst- und Schuldgefühle bei ihr aufkommen.

Personen mit Abhängigkeitswünschen gehen Konflikten aus dem Weg, vermeiden Auseinandersetzungen und geraten dadurch leicht in eine Opferrolle. Um die ersehnte Harmonie zu erreichen, lassen sie sich ausnutzen. Sie leben nach den Prinzipien Bescheidenheit, Verzichtbereitschaft, Friedfertigkeit, Selbstlosigkeit, Mitgefühl und Anpassung. Es fällt ihnen schwer, zuzugreifen, sich ein Stück vom Kuchen zu nehmen, und sie sind auf die Zuteilung von anderen angewiesen. Diese *passive Erwartungshaltung* muss zu Enttäuschungen führen, da das Fordern, das Zupacken und eine gesunde Aggressivität nicht zum Handlungsrepertoire gehören.

> ❶ Menschen mit diesen Schwächen haben häufig Beschwerden im Magen-Darm-Trakt, der das Nehmen, das Einverleiben und Zugreifen repräsentiert.

Beziehungen sind durch weitreichende *Identifikation mit dem Partner* charakterisiert. Größte Nähe wird gesucht, und dabei werden eigene Gefühle, Meinungen und Wünsche verdrängt. Zwischenmenschliche Probleme entstehen immer dann, wenn diese Personen selbst vor der Individuation (Eigenständigkeit) ausweichen oder sie dem anderen nicht zugestehen und sich an ihn klammern. Kommen Aggressionen auf, werden sie nicht offen kanalisiert, sondern mit einem Mantel moralischer Überlegenheit und Friedfertigkeit umhüllt. Im Temperament ist die Anlage aggressiver Selbstbehauptung unterentwickelt, ebenso findet sich eine angeborene Vulnerabilität (Dünnhäutigkeit). Andererseits scheinen überdurchschnittliche emotionale Wärme und ausgesprochenes Einfühlungsvermögen genetisch verankert zu sein.

So strukturierte Persönlichkeiten hatten häufig eine verwöhnende Mutter, die ihr Kind als Lebensinhalt betrachtete, es mit Zuwendung überschüttete, es aber gleichzeitig hilflos und abhängig hielt. Solche Mütter wollen ihr Kind mit allen Mitteln an sich binden, schirmen es ab, verhindern Kontakte und Eigeninitiative, locken aber dafür mit materiellen Werten. Äußert das Kind einmal Aggressionen gegen die Mutter, erzeugt diese sofort Schuldgefühle in ihm und verpflichtet es zur ewigen Dankbarkeit. »Wenn Du das noch einmal machst, wird die Mama ganz krank«. So wächst ein Mensch heran, der seine Existenz über das Wohlwollen und die Zuwendung der anderen definiert und für sich allein keine große Durchsetzungskraft besitzt. Immer trägt er die dominierende, überprotektive Mutter in sich und sucht auch über deren Tod hinaus Ersatzobjekte, z. B. in der Person des Ehepartners, bei Freunden oder Berufskollegen (▶ Beispiel).

> **Beispiel**
>
> Sabine, eine 22-jährige Bankangestellte, ist nach ihren eigenen Worten als unerwünschtes Kind der Mutter immer eine Last gewesen. Das Verhalten der Mutter hat sie sich stets durch deren Berufstätigkeit und die Probleme als Alleinerziehende erklärt. Es ist ihr immer wichtig gewesen, die Mutter nicht anzuklagen. Stattdessen hat sie sich auf die Suche nach Zuwendung von Freunden oder deren Eltern begeben, ist immer hilfsbereit, freundlich und angepasst gewesen. Nun ist sie seit einem halben Jahr verlobt, und sie klammert sich sehr an diesen Mann. Sie habe große Angst, ihn zu verlieren, würde alles für ihn tun. Wenn sie allein zu Hause sei, fühle sie sich oft unsicher und mache sich Gedanken darüber, zu versagen. Mit ihrer Mutter telefoniert sie täglich.

Um Hass und Neid gegenüber denen, die besser zugreifen können, zu kontrollieren, dient eine Ideologie der Bescheidenheit, Demut, Friedfertigkeit und Bedürfnislosigkeit. Persönlichkeiten mit dieser Charakterstruktur zeichnen sich andererseits durch Einfühlungsvermögen, Kontaktbereitschaft, Verständnis und Hilfsbereitschaft, Geduld und Verbindlichkeit aus. Sie sind höflich, bereit, zu verzichten sowie Unangenehmes zu ertragen und strahlen emotionale Wärme sowie Vertrauen aus.

der andere Pol: emotionale Wärme

Sicherheit und Kontrolle

Ein anderer Persönlichkeitspol ist der Wunsch nach Sicherheit und Kontrolle. Änderungen jeglicher Art werden vermieden, um das Vertraute, das schon Bekannte zu erhalten oder wiederherzustellen.

Entscheidungen sind durch Vorsicht, Voraussicht und langfristige Planung getragen; hierbei hat das Dauerhafte immer zentrale Bedeutung. Risiken werden, soweit möglich, minimiert, da sie den Sicherheitsinteressen widersprechen und auch nicht mit Schemata und Regeln vereinbar sind. Demzufolge blockieren diese Persönlichkeiten ihre eigene Weiterentwicklung und auch die ihrer Umgebung. Sie können nur schwer tolerieren, dass sich etwas ihrer Macht, ihrer Kontrolle oder ihrem Willen entzieht. Es fällt ihnen schwer, loszulassen, geschehen zu lassen oder sich zu entspannen. Sie wollen durch Macht, Wissen und Übung das Ungewollte und Unvorhersehbare mit größtmöglichem Perfektionismus verhindern. Das Lebensprinzip heißt Absicherung und pedantische Ordnung. Dafür wird viel Zeit und Energie investiert; die übrigen Interessen werden dem untergeordnet. Da Spontanität als bedrohlich erlebt wird, bleibt die Vermeidung von Innovation oberstes Ziel. Eine Versuchung, Unbekanntes auszuprobieren und von der Gewohnheit abzuweichen, wird in der Regel angstvoll zurückgewiesen. Diese Menschen kaufen immer wieder im selben Laden, machen zur gleichen Zeit am selben Ort Urlaub, besuchen seit Jahren ihr Stammlo-

der eine Pol: Absicherung und pedantische Ordnung

kal, setzen sich an den zuvor reservierten Tisch und bestellen ihr Leibgericht. Sie sind zufrieden, wenn alles so ist wie immer, vor allem Ordnung und Sauberkeit müssen herrschen. Emotionen werden zurückgehalten, Zuwendung wird sparsam dosiert, stattdessen überwiegen Sachlichkeit und nüchtern-analytische Sichtweise.

In Beziehungen beweisen diese Charaktere Verantwortungsgefühl, können den Partner aber nur schwer als gleichberechtigt anerkennen. Sie versuchen aus ihrem *Machtbedürfnis* heraus, die Mitmenschen nach dem eigenen Willen zu formen. Bis es zu einer Heirat kommt, können lange Bedenkzeiten, Zögern und Zweifel vorausgehen, oft begünstigen Vernunftgründe und materielle Aspekte die Entscheidung. Die Ehe wird häufig als Vertrag angesehen, der streng festgelegte Rechte und Pflichten enthält, auf die man sich im Krisenfall berufen kann. So werden im Konflikt auch lange zurückliegende Fehltritte des Partners immer wieder vorgebracht. Die Problemlösung besteht darin, genau durchdachte Programme zu entwickeln und feste Regeln aufzustellen, an die sich jeder zu halten hat. Besondere Bedeutung haben Zeit und Geld, Pünktlichkeit, Ordnung und Sparsamkeit. Alles orientiert sich am *Leistungsprinzip*. Es geht immer noch ein wenig besser, schneller, genauer oder preisgünstiger.

Als Kind mussten diese Persönlichkeiten schon früh lernen, sich zu kontrollieren und zu beherrschen, spontane Reaktionen waren und sind angstbesetzt. Das Äußern von Wut, Hass, Trotz und Feindseligkeit war in der Kindheit mit Strafe belegt, zumindest ein Elternteil in der Regel autoritär und unnahbar. Der früh angelegte Konflikt, Affekte zu haben, ohne sie äußern zu dürfen, wird im Erwachsenenalter durch eine Ideologiebildung gelöst. Der Verzicht auf Gefühle gilt dann als Selbstbeherrschung, würdevolle Selbstzucht und Souveränität. Aggressionen werden in Form übertriebener Korrektheit und Pedanterie geäußert. Man denke an den Beamten, der auf die Minute genau den Schalter schließt, obwohl noch ein Kunde wartet oder an den Busfahrer, der die Haltestelle verlässt, ohne den herbeieilenden Fahrgast mitzunehmen. Hier geht es um Macht. Die Rechtfertigung dieses Verhaltens geschieht durch Gesetze, Regeln sowie korrekte und konsequente Einhaltung derselben. Die Aggression dieser Menschen steht in Verbindung mit Machtstreben, denn so kann sie schuldfrei im Namen von Recht und Ordnung ausgelebt werden.

Das Kontrollbedürfnis spiegelt sich nicht selten in übertriebener, bisweilen *hypochondrischer Selbstbeobachtung* wider; hierbei können körperliche Symptome und funktionelle Beschwerden hervorgebracht werden (▶ Beispiel).

4.2 · Akzentuierte Persönlichkeitszüge des gesunden Menschen

Beispiel

Dieter ist ein 43-jähriger Ingenieur, der über Herzstechen, Herzrasen und Schwindelzustände klagt. Mehrfache kardiologische Untersuchungen hatten keinen krankhaften Befund ergeben. Dieter wirkt betont selbstsicher, beherrscht und demonstriert mit seinem freundlichen Lächeln Souveränität und Wohlbefinden. So wirken die vorgebrachten Beschwerden gar nicht authentisch. Beiläufig berichtet er, dass er in seinem Betrieb über große Geldbeträge entscheide und viel Verantwortung trage. Dies bereite ihm auch überhaupt keine Probleme. Bisher sei er auch gut ohne Ärzte ausgekommen, fühle sich aber durch die Herzbeschwerden »belästigt«. Die genauere Befragung ergibt dann aber, dass vor etwa einem Jahr Dieters langjähriger Vorgesetzter in den Ruhestand verabschiedet wurde und ein 35-jähriger Geschäftsführer die Position eingenommen hat. Kurze Zeit später hat Dieter erstmals Herzstiche verspürt.

Im zweiten bis vierten Lebensjahr wird das Kind zunehmend mit Verboten aus seiner Umgebung konfrontiert, sodass sich ein Konflikt zwischen eigenen Wünschen und den Forderungen der Bezugspersonen ergibt.

Konflikt zwischen eigenen Wünschen und den Forderungen der Bezugspersonen

❗ **Die Art, wie einem Kind Ge- und Verbote nahe gebracht werden, wie viel Geduld die Eltern aufbringen und wie konsequent sie handeln, bildet die Grundlage dafür, ob der Heranwachsende später zur Auflehnung oder zur Anpassung gegenüber Autoritäten tendiert.**

Die erste Auseinandersetzung zwischen Gehorsam, in dem sich das Kind als gut erlebt, und Trotzverhalten, in dem es sich als böse wahrnimmt, schafft die Voraussetzung für die Strenge oder die Milde seines moralischen Gewissens. Personen mit starkem Kontrollbedürfnis erlebten in der frühen Kindheit oft Unterdrückung und Bestrafung aggressiver, affektiver, lebendiger Impulse sowie jeder Spontanität oder der Äußerung eines eigenen Willens.

Sie wählen Berufe, in denen es auf Genauigkeit, Sorgfalt, Verantwortung und Übersicht ankommt. Ihre Stärken sind Ausdauer, Gründlichkeit und Geduld, dafür fehlt es an Initiative, Elastizität und Kreativität.

der andere Pol: Gründlichkeit und Geduld

Menschen mit dieser Persönlichkeitsstruktur weisen Stabilität, Ausdauer und Pflichtbewusstsein auf, sind strebsam, fleißig und zielorientiert. Emotional erscheinen sie zurückhaltend, aber beständig und verlässlich in der Zuwendung. Sie lassen sich kaum von Plänen oder Zielen ablenken und führen ihre Vorhaben konsequent durch. Die Grundstimmung ist eher ernst, bei ausgeprägter Rationalität, Objektivität und Solidität.

Stabilität, Ausdauer und Pflichtbewusstsein

Spontanität und Veränderungsbereitschaft

Ganz anders imponieren Persönlichkeiten, für die Spontanität und Veränderungsbereitschaft charakteristisch sind. Sie sind neugierig und lieben das Risiko. Spontane Menschen konzentrieren sich auf den Augenblick, sind offen für die Zukunft, jedoch ohne jede Planung. Sie befinden sich immer in Erwartung, lassen sich auf der Suche nach Reizen und Eindrücken ablenken und verführen. Sie möchten aktuelle Bedürfnisse unmittelbar befriedigen. Freiheit ist oberstes Gebot; negative Konsequenzen werden verdrängt. Nietzsche (zit. nach Jaspers 1981, S. 135) schreibt in diesem Zusammenhang:

der eine Pol: Freiheit ist oberstes Gebot

> Das habe ich getan, sagt mein Gedächtnis. Das kann ich nicht getan haben, sagt mein Gewissen und bleibt unerbittlich. Endlich gibt das Gedächtnis nach.

aktives Temperament, Redseligkeit und Gewandtheit

Diese Menschen wirken interessant, unterhaltsam, plastisch, schillernd und sind in der Lage, sich schnell einer neuen Situation anzupassen. Dementsprechend finden sie leicht Kontakt, sind begeisterungsfähig, können v. a. andere für sich einnehmen. In Beziehungen sind sie leidenschaftlich und fordernd, überwiegend, um sich selbst zu bestätigen. Sie lieben Glanz und Pracht, Gesellschaften und Feiern, stehen dort durch aktives Temperament, Redseligkeit und Gewandtheit meist im Mittelpunkt.

Stolpersteine der Kindheit

Lebhaftigkeit, emotionale Ansprechbarkeit, große Spontanität und starkes Kontakt- sowie Geltungsbedürfnis sind erblich angelegt. Überzeugende Vorbilder, die besonders im vierten bis sechsten Lebensjahr für die Realitätsfindung und die Übernahme von Verantwortung für das Kind entscheidend sind, mussten diese Personen meist entbehren. Können die Eltern kein solides Leitbild liefern und im Kind nicht den Wunsch erwecken, sich mit ihnen zu identifizieren, wird es sein kindliches Verhalten und die angenehmen Freiheiten nur schwer aufgeben. Diese Situation besteht in einem inkonstanten Milieu, in dem dasselbe Verhalten teils bestraft und teils gelobt wird.

> ❶ Ist die familiäre Atmosphäre chaotisch, widersprüchlich und ohne klares Konzept, hat das Kind keine feste Orientierungsmöglichkeit und nimmt oberflächliche Rollen an oder verbleibt in einer Scheinwelt.

Unabdingbar ist auch für das 4- bis 6-jährige Kind ein glaubhaftes Vorbild bezüglich seiner Geschlechtsrolle, d. h. es muss die Möglichkeit und den Wunsch haben, sich mit dem väterlich-männlichen oder mütterlich-weiblichen zu identifizieren. Bei einer sehr dominanten Mutter beispielsweise, die Rivalitätsgefühle gegenüber Männern hegt und ihr eigenes Geschlecht ablehnt, sowie einem entmachteten, verängstigten Vater können weder der Sohn noch die Tochter eine unbelastete Einstellung zum anderen Geschlecht entwickeln. Auch die Identifikation mit dem eigenen Geschlecht gelingt unter diesen Bedingungen nur sehr verzerrt. Ebenso ungünstig wirken sich unglückliche Elternehen aus, wenn das Kind von einem Elternteil als Partnerersatz missbraucht und gegen den anderen Elternteil instrumentalisiert wird.

Übernahme aufgedrängter Rollen

Wenn Kinder bis zum sechsten Lebensjahr ihre eigene Identität nicht herstellen können, liegen sehr wahrscheinlich folgende Störfaktoren vor: Entweder finden sie aus der Identifikation mit frühen Vorbildern (Vater oder Mutter) nicht heraus, bleiben in der Opposition gegen diese stecken oder sie übernehmen andere ihnen aufgedrängte bzw. sich anbietende Rollen (▶ Beispiel).

4.2 · Akzentuierte Persönlichkeitszüge des gesunden Menschen

> **Beispiel**
>
> Die 36-jährige OP-Schwester Marion hat aufgrund häufiger Fehlzeiten durch Arbeitsunfähigkeit Schwierigkeiten an ihrem Arbeitsplatz. Im OP hat sie schon des Öfteren Ohnmachtsanfälle und Schwächezustände erlitten und musste dann durch eine Kollegin ausgetauscht werden. Marion berichtet in Erinnerung an ihre Kindheit über ein sehr gespanntes Verhältnis zum Vater. Der erfolgreiche Allgemeinmediziner mit eigener Praxis sei immer sehr leistungsorientiert gewesen und habe sich ihr gegenüber sehr autoritär verhalten. Sie hingegen habe versucht, ihm zu gefallen, seine Zuwendung zu erobern, sei von ihm jedoch immer wieder enttäuscht worden. Es sei eine regelrechte Hassliebe gewesen. Marion hat vor 3 Jahren geheiratet. Sie ist sehr eifersüchtig, erwartet von ihrem Ehemann auf Schritt und Tritt Rechenschaft. Sie wird schnell misstrauisch, wenn er später nach Hause kommt oder sie nicht regelmäßig anruft. Am Arbeitsplatz hat sie sowohl Probleme mit den Ärzten wie auch mit der Pflegedienstleitung. Sie fühlt sich häufig zurückgesetzt und benachteiligt. So würden ihr immer wieder Urlaubswünsche abgelehnt, oder sie finde sich in ungünstigen Dienstplänen wieder. Auch von den Chirurgen fühlt sie sich häufig in ihrer Leistung nicht anerkannt oder gedemütigt. Sie spürt dann starke Wut, und kurze Zeit später kann sie sich kaum noch auf den Beinen halten, hat einen regelrechten Zusammenbruch. Dann lässt sie sich mindestens eine Woche krankschreiben.

Sehr spontane Menschen unterliegen starken Stimmungsschwankungen und reagieren empfindlich auf Kritik, fassen sie leicht als persönliche Kränkung auf. Sie sind beruflich erfolgreich, wenn es auf Flexibilität, Kontaktfähigkeit und Repräsentation ankommt. Ihr Geltungsbedürfnis und der Wunsch nach Publikum machen sie zu überzeugenden Verkäufern, kreativen Künstlern oder charismatischen Geschäftsführern. Nebenberuflich schmücken sie sich gern mit Ämtern und Würden, legen Wert auf Auszeichnungen und Titel.

der andere Pol: Flexibilität, Kontaktfähigkeit und Repräsentation

Sie sind lebendig-impulsive Persönlichkeiten mit viel Eitelkeit, die risikofreudig, unternehmungslustig und temperamentvoll Projekte anpacken und vorantreiben. Als gute Gesellschafter werden sie nie langweilig und gehen optimistisch auf alle Neuerungen zu. Mit ihrer Suggestivkraft überzeugen sie andere und bringen viel in Bewegung, jedoch oft ohne große Ausdauer. Neugierig und unbeschwert werden Grenzen überschritten; das Leben erscheint als buntes Abenteuer.

lebendig-impulsive Persönlichkeit

Anpassungs- und Umstellungsfähigkeit

Nach der Beschreibung der verschiedenen und recht gegensätzlichen Persönlichkeitsakzente werden Sie, liebe Leser, nicht nur den einen oder anderen Bekannten oder Verwandten identifiziert, sondern auch an sich selbst Parallelen entdeckt haben. Dies ist ganz natürlich. Auch wenn die Persönlichkeitsprofile teilweise extrem anmuten, handelt es sich doch ausnahmslos um gesunde Charaktere und nicht um Persönlichkeitsstörungen,

gesunde Mischung

die etwa behandlungsbedürftig wären. Wie in vielen anderen Bereichen des Lebens kommt es auch hier auf die gesunde Mischung, auf die gemäßigte Mitte an, um von »ganz normal« sprechen zu können.

> **❗ Der gesunde Mensch kann eine ausgewogene Portion Spontanität, Kontrolle, Abhängigkeit und Autonomie in seiner Person vereinen und sich damit bedarfsweise unterschiedlichen Lebenssituationen anpassen.**

Ohne diese Anpassungs- und Umstellungsfähigkeit fällt es in der Regel sehr schwer, die verschiedenen Rollen auszufüllen, die uns im täglichen Miteinander abverlangt werden (▶ Beispiel).

> **Beispiel**
>
> Der 40-jährige Walter ist verheiratet, hat 2 Kinder im Alter von 12 und 7 Jahren und arbeitet als Diplom-Kaufmann in einer großen Spedition. Er bereitet sich gerade auf eine 5-tägige Dienstreise nach England vor, von der sich die Unternehmungsleitung einen erfolgreichen Geschäftsabschluss verspricht. Walter muss mit Kunden an verschiedenen Standorten verhandeln, sie überzeugen, kaufmännische Details und die Sprache beherrschen. Souveränität, Sicherheit, Unabhängigkeit und Fachkenntnisse bringen ihn hier weiter. Wieder zu Hause angekommen, freut sich auf die Familie auf ihn. Frau und Kinder haben ihm viel zu erzählen, wollen seinen Rat und sich bei ihm anlehnen. Auch Walter hat das Bedürfnis, sich zu entspannen und sich im Kreise seiner Lieben ein wenig fallen zu lassen. Es dominieren Empathie, Zuwendung, Wärme und Verständnis, also tendenziell ganz andere Eigenschaften als in beruflicher Hinsicht. Freitags kontrolliert Walter regelmäßig seine Kontoauszüge, kümmert sich um Post- und Bankgeschäfte, unbezahlte Rechnungen etc. Er legt Angelegenheiten, die sein Haus betreffen, wie z. B. laufende Bankdarlehen in einem roten Ordner ab, für Steuersachen führt er einen schwarzen Ordner. Wenn er sich damit beschäftigt, sitzt Walter am Schreibtisch und möchte nicht gestört werden. In diesem Zusammenhang sind Genauigkeit, Sorgfalt, Ausdauer, Kontrolle und Verantwortungsgefühl gefragt. Für den Sonntag hat Walter sich vorgenommen, ein interessantes Buch zu lesen und sich im Garten zu entspannen. Plötzlich klingelt das Telefon und die Schwiegereltern kündigen sich überraschend an. Walter stellt sich auf die neue Situation ein, holt eine gute Flasche Wein aus dem Keller und bereitet den Grill vor. Der spontane Besuch stellt Dank seiner Flexibilität kein Problem dar, und es wird ein unbeschwerter Abend.

Übergang zur Persönlichkeitsstörung

Überwiegen eines Persönlichkeitspols

Sicher möchte jeder von uns, so wie in diesem Beispiel, zwischen den verschiedenen Persönlichkeitsakzenten »umschalten« und damit Lebenssituationen meistern können. Nicht immer und überall sind wir dazu in der Lage. Je intensiver und extremer einer der beschriebenen Persönlichkeitspole überwiegt, desto mehr treten die anderen in den Hintergrund und die Anpassungsfähigkeit reduziert sich. Die Steigerung des Autonomiestre-

4.2 · Akzentuierte Persönlichkeitszüge des gesunden Menschen

bens kann dann zur schizoiden Persönlichkeitsstörung, der Abhängigkeitswünsche zur depressiven Persönlichkeitsstörung, der Kontrollbedürfnisse zur zwanghaften Persönlichkeitsstörung und der Spontanität zur histrionischen Persönlichkeitsstörung führen.

> ❗ Persönlichkeitsstörungen gelten definitionsgemäß als persönlichkeitsbedingte komplexe Beeinträchtigungen des zwischenmenschlichen Beziehungsverhaltens, bilden sich also immer im Kontakt mit anderen Personen ab.

Naturgemäß kann die Diagnose einer Persönlichkeitsstörung erst nach einer längeren Zeit der Entwicklung, somit ab dem frühen Erwachsenenalter gestellt werden.

Die bei der Beschreibung der akzentuierten Persönlichkeitszüge dargestellten »Stolpersteine« der Kindheit, die das Abdriften in eine bestimmte Richtung des Persönlichkeitstyps begünstigen, müssen auf der Zeitachse der Entwicklung relativiert und überprüft werden. Das bedeutet, ein Kind mit ungünstiger Elternkonstellation kann z. B. durch empathische Großeltern oder sonstige nahe stehende Bezugspersonen einen gesundheitsfördernden Ausgleich erfahren und sich völlig normal entwickeln. Auch das angeborene Temperament kann im Fall von Lebhaftigkeit und Kontaktfreudigkeit als Bonus wirken.

gesundheitsfördernder Ausgleich

> ❗ Trotz ungünstiger Startchancen im frühen Kindesalter sind spätere glückliche Lebensumstände und positive Erfahrungen dazu angetan, vieles zu kompensieren.

Letztlich bestimmen Erziehungsprozesse und lebenslanges Lernen, ob sich eine Person in Richtung hoher seelischer Gesundheit entwickelt. Jemand kann vorsichtig, ängstlich, abhängig, gewissenhaft, aggressionsgehemmt oder gefühlsvermeidend erscheinen, ohne dadurch bereits krank oder gestört zu sein. Erst, wenn diese Eigenschaften monoton das gesamte Leben durchsetzen und deutliche soziale Folgen zeigen, erfüllen sich die Kriterien einer Persönlichkeitsstörung.

Erziehungsprozesse und lebenslanges Lernen

Dennoch wird das Bemühen eines Menschen, unauffällig und normal zu erscheinen, immer sein vordringliches Ziel sein. Oft können mühsam kontrollierte Impulsivität oder Verzweiflung einer Person nicht einmal von seinen nächsten Angehörigen und Freunden wahrgenommen werden. Hinter der beobachtbaren Fassade eines Verhaltens existiert eine subjektive Wirklichkeit und noch weiter darunter verborgen, eine Ebene der ganz persönlichen psychischen Bereitschaften. Die oberflächliche Annahme vieler Menschen, die äußere Erscheinung als real anzusehen, lässt sie darüber staunen, dass ein biederer Familienvater von heute auf morgen ohne ein Wort verschwindet oder dass ein scheinbar unauffälliger Jugendlicher auf seine Kameraden schießt oder dass eine lebenstüchtige Frau sich plötzlich von einer Brücke stürzt.

psychische Bereitschaften

> ❗ Es ist die Stärke der aus der Psychoanalyse hervorgegangenen tiefenpsychologischen Sichtweise, sich diesen verborgenen Schichten der Persönlichkeit diagnostisch und therapeutisch zu nähern.

Salutogenese

Gesundheit ist eine Frage des Gleichgewichts. Das wurde bereits von Hippokrates beschrieben. Nachvollziehbar ist auch die These, dass jeder selbst etwas dazu beitragen kann, gesund zu bleiben (Salutogenese). Will man das Gesunde, das Normale, das Durchschnittliche definieren, kommt man am Pathologischen, am Abweichenden nicht vorbei. Die Grenzen sind fließend. Sicher weist der Mensch jedoch eine nahezu unendliche Bandbreite des »Normalen«, einschließlich aller Absonderlichkeiten, auf.

4.3 Weg zum reifen Menschen

Entwicklungspsychologische Intervalle

Um sich dem »reifen Menschen« anzunähern, ist es erforderlich, Aspekte der Entwicklungspsychologie mit der Persönlichkeitspsychologie zusammenzuführen. Die Persönlichkeitspsychologie geht davon aus, dass sich Personen unterscheiden. Sie beschreibt Individuen und versucht, Unterschiede zwischen ihnen zu erklären. Dem wurde die Erörterung der akzentuierten Persönlichkeitszüge gerecht. Das Anliegen der Entwicklungspsychologie besteht darin, Veränderungen ein und derselben Person im Zeitverlauf zu beschreiben. Der Psychoanalytiker Erik H. Erikson (1902–1994) gilt als Begründer der psychosozialen Entwicklungstheorie (1950). Er versteht die Persönlichkeitsentwicklung in engem Zusammenhang mit den sozialen Bedingungen, unter denen das Individuum heranwächst. Aufgrund biographischer Studien betrachtete Erikson den gesamten Lebenslauf vieler Menschen, sammelte Verhaltensbeobachtungen, studierte u. a. Sozialisationsbedingungen von Indianerkindern und arbeitete sowohl psychoanalytisch als auch pädagogisch.

psychosoziale Entwicklungstheorie

? Leitfragen
Welche Veränderungen durchläuft der reifende Mensch?

psychodynamische Strebung vs. soziale Einordnung

Erikson vertrat die Auffassung, dass der Mensch in jedem Stadium seiner Entwicklung eine Auseinandersetzung zwischen eigener psychodynamischer Strebung und sozialer Einordnung zu leisten habe und teilt in einem Stufenmodell 8 Stadien der Persönlichkeitsentwicklung (▶ Übersicht; ◘ Tab. 4.1) ein.

◘ Tab. 4.1. Entwicklungsaufgaben des Menschen. (Nach Oerter u. Montada 2002)

Zeitraum [Jahre]	Entwicklungsbereiche
0–2	Bindung, Motorik
2–4	Sprache, Feinmotorik
5–7	Geschlechtsrolle
6–12	Lernen, Kontakte
13–17	Selbstwahrnehmung
18–22	Autonomie, Moral
23–50	Lebensstil, Beruf
≥50	Neue Rollen, Ziele

4.3 · Weg zum reifen Menschen

Stufenmodell der Persönlichkeitsentwicklung nach Erikson.
(Aus Oerter u. Montada 2002, S. 103)

1. Im ersten Lebensjahr trägt die Fürsorge, die der Säugling von seinen Bezugspersonen erfährt, zur Bildung des Urvertrauens bei. — *Bildung des Urvertrauens*
2. Im zweiten bis dritten Lebensjahr gewinnt das Kind Kontrolle über seine Muskeln und kann sich freier bewegen. Es zeigt starkes Autonomiebedürfnis und benötigt von den Bezugspersonen dafür positive Rückmeldung und Bestätigung. — *motorische Kontrolle*
3. Die weitergehende Initiative mit Entdeckung der Umgebung und Experimentieren mit Sachen etabliert sich im vierten bis fünften Lebensjahr. Die kleine Person taucht in die Welt ein, drängt sich in die Aufmerksamkeit der Erwachsenen, stellt neugierige und eindringliche Fragen, erobert sich viel Raum durch wachsende Beweglichkeit, steckt ihre Nase in alles Unbekannte, rührt emotional an und bringt Freude. Je nach Kultur und Umfang der Familie richten sich mehrere Generationen am Optimismus auf, den ein Kleinkind durch seine vielfältigen Aktivitäten verbreitet. In Afrika, sagt man, wird ein Kind vom ganzen Dorf erzogen, weil jeder sich ihm zuwendet. — *entdecken und experimentieren*

   Natürlich werden in erster Linie die Eltern den jeweiligen Entwicklungsstand ihres Kindes sorgfältig verfolgen. Schon das Registrieren und auch Bestätigen bestimmter Fähigkeiten hilft weiter: Sieht die Mutter z. B., dass sich die 4-jährige Anna zum ersten Mal die Jacke zugeknöpft hat, dabei aber in der Knopfreihe verrutscht ist, sollte sie das gegenüber ihrer Tochter bestätigen. Dazu genügt bereits eine anerkennende Äußerung wie »Du hast dir ja schon ganz allein die Jacke zugeknöpft«. Die Formulierung »Ach, Du hast aber beim Zuknöpfen einen Fehler gemacht«, zeigt Anna dagegen deutlich, dass ihre eigenen Bemühungen nicht gelungen sind. Wiederholte Erfahrungen dieser oder jener Art werden zweifellos Annas Entwicklung, und v. a. ihre Selbstsicherheit, nachhaltig beeinflussen. Den Erwerb von Fähigkeiten kann man sich wie einen spiralförmig fortschreitenden Entwicklungsprozess vorstellen, bei dem ständige Interaktionen zwischen Eltern und Kind ablaufen. — *registrieren und bestätigen vonseiten der Eltern*
4. In der Latenzphase des sechsten bis zwölften Lebensjahres erwirbt das Kind Kulturtechniken wie Lesen, Schreiben und elementares Rechnen. Es interessiert sich für funktionelle Abläufe und erkennt Regeln. Werden seine Aktivitäten abgewertet, als unsinnig oder überflüssig hingestellt, kommt es zum Erleben von Minderwertigkeit. Es fällt dem Kind dann schwer, neue Fertigkeiten, besonders außerhalb des Elternhauses und in der Schule, zu erwerben. — *Erwerb von Kulturtechniken*

▼

5. Pubertät und Adoleszenz vom 13. bis zum 18. Lebensjahr sind mit grundlegenden biologischen, psychischen und sozialen Einschnitten verbunden. Besonders die körperlichen Veränderungen durch Anstieg der Östrogen- und der Testosteronbildung sowie der puberale Wachstumsschub in Verbindung mit stärkeren sozialen Anforderungen im Bezug auf Selbstbehauptung unter Gleichaltrigen schlagen zu Buche. Die emotionale Entwicklung hinkt oft der kognitiven Entwicklung hinterher. Das bedeutet, der Heranwachsende kann z. B. schwierige Mathematikaufgaben lösen, sich aber nicht in die Denkweise seiner Freundin hineinversetzen oder Ängste und Enttäuschungen ungehemmt mit den Eltern besprechen. So bleibt gerade emotional vieles im Verborgenen und führt bisweilen zu ernsten Krisen bis hin zur Suizidalität. In diesem Alter sind die Jugendlichen intensiv mit ihrem Selbstbild, ihrer Geschlechtsrolle und Berufsfindung beschäftigt. Misslingt die Suche nach persönlicher Identität, können ideologische Radikalität, Flucht in die irreale Welt oder viele oberflächliche, desorganisierte Aktivitäten resultieren. Die Gefahr besteht darin, dass dann auch bis ins hohe Erwachsenenalter noch kein Grundstein für eine sichere Existenz gelegt ist. Um die Entfremdung des Jugendlichen von sich selbst und vom umgebenden Leben zu beschreiben, lässt der amerikanische Schriftsteller Arthur Miller (1915–2005) den jungen Biff im *Tod eines* Handlungsreisenden sagen: »Ich kann einfach nichts zu fassen kriegen, Mama, ich kann keine Art von Leben zu fassen kriegen« (Miller 1986, S. 58).

6. Der junge Erwachsene im Alter von 19–25 Jahren, der seine persönliche Identität gefunden hat, ist fähig, eine enge Bindung mit einem anderen Menschen einzugehen. Eine Partnerschaft etwa erfordert das Aufgeben einiger selbstbezogener Strebungen und das Eingehen von Kompromissen. Wird dieser Grad an Intimität nicht erreicht, besteht die Gefahr sozialer Isolation. George Bernard Shaw (1856–1950, irischer Schriftsteller und Literaturnobelpreisträger von 1925) äußerte sich zu seiner Reifungskrise als 20-Jähriger: »Ich war ein außerordentlich unangenehmer und lästiger junger Mann, keineswegs zurückhaltend und mit diabolischen Ansichten …, mit einer kaufmännischen Lehre, mit einer Beschäftigung, die ich so herzlich verabscheute, wie nur irgend ein vernünftiger Mensch sich erlaubt, irgend etwas zu hassen, dem er nicht entrinnen kann. Im März 1876 brach ich aus« (zit. nach Gibbs 2005).

7. Im mittleren Erwachsenenalter zwischen 26 und 40 Jahren besteht normalerweise die Tendenz, eigene ideelle und materielle Werte, Erkenntnisse und Fertigkeiten an andere, v. a. aber an Nachkommen weiterzugeben. Die persönliche Entwicklung spie-

▼

---

biologische, psychische und soziale Einschnitte

Eingehen von Kompromissen

Weitergabe an Nachkommen

4.3 · Weg zum reifen Menschen

gelt sich dann im Angesicht der Kinder wider. Eine narzisstische Form der Stagnation droht jenen Erwachsenen, die allein zur Steigerung der eigenen Größe, Karriere oder des selbstbezogenen Lustgewinns gelebt haben. Wenn sie erfahren, dass eine derartige Entwicklung der eigenen Person nicht ewig weitergehen kann, dass unweigerlich ein Rückgang droht, erleben sie sich und ihre Existenz als sinnlos. Manche beschäftigen sich dann mit kindlich anmutenden Formen der eigenen Verwöhnung. Andere versuchen der sinnvollen Vorbereitung auf das kommende Alter mit allen Mitteln auszuweichen (z. B. Anti-Aging).

8. Erikson bezeichnet die achte und letzte Phase der Persönlichkeitsentwicklung ab dem 41. Lebensjahr als »Reife«. Ich-Integrität meint in diesem Zusammenhang, die Würde einer Person, die rückblickend zufrieden sagen kann: »Es war gut so, es ist gut und es wird gut!« Hier schließt sich der Kreis vom reifen Menschen in der Rückwendung zum Urvertrauen des Säuglings. Auch im hohen Alter ist immer noch Vertrauen erforderlich, jedoch ist es ein Vertrauen, das sich nicht mehr an der Zuwendung von Bezugspersonen orientiert, sondern an der Erfahrung der Welt.

Reife

❗ **Nach Erikson kann Entwicklung also bis ins hohe Erwachsenenalter hinein stattfinden.**

Dennoch stellen die ersten 2–4 Lebensjahre einen besonders interessanten Lebensabschnitt dar. Aus dem schlafenden, trinkenden, schreienden Baby wird ein kleiner Kommunikationspartner, mit dem man sich schon gut unterhalten kann. Der ganz von der Mutter abhängige Säugling entpuppt sich zum selbstständig erkundenden Kind. Aus dem engen familiären Gefüge wächst es in die Gemeinschaft von Gleichaltrigen hinein.

besondere Bedeutung der frühen Jahre

Viel wurde und wird über die Bedeutung der frühen Jahre nachgedacht, geforscht, geschrieben und spekuliert.

❗ **Niemand wird heute noch ernsthaft bestreiten, dass die gesamte spätere Persönlichkeit, besonders ihre emotionale und soziale Stabilität, in der frühen Kindheit grundgelegt wird.**

Zeichen der Reife

Die Persönlichkeit eines Kindes wird stark durch frühkindliche Erfahrungen (▶ Abschn. 1.1) bestimmt. Erfahrungen in jedem Altersabschnitt bauen aufeinander auf und führen unter harmonischen Bedingungen zur Ausprägung von Reife und Weisheit im erwachsenen Menschen.

Erfahrungen in jedem Altersabschnitt

❓ **Leitfragen**
Welche Kompetenzen muss ein Mensch besitzen, um als weise zu gelten?

Wir erinnern uns an den Abschnitt über die emotionale Intelligenz (▶ Abschn. 3.4), in dem schon ein Teil dieser Fähigkeiten abgehandelt wurde. Daraus ergibt sich, dass Weisheit ein langer Prozess, beginnend in der Kindheit und endend im hohen Alter, ist. Das Schulkind muss allmählich zum Perspektivenwechsel in der Lage sein, d. h. es sollte die unterschiedliche Sichtweise der an einem Problem beteiligten Personen erkennen können. So sind für das weitere Leben eine *differenzierte Wahrnehmung* und auch eine gesunde Distanz zu der eigenen Betrachtung von Vorteil. Kommt dann ausreichend Einfühlungsvermögen (Empathie) dazu, ist die Basis für Flexibilität, Toleranz und Einsicht hergestellt.

> **!** Selbstwahrnehmung und Akzeptanz eigener Gefühle, Humor, Selbstkritik und emotionale Ausgeglichenheit helfen, auch in schwierigen Situationen und bei zwischenmenschlichen Konflikten, Ruhe zu bewahren.

Weisheit ist prinzipiell mit Wissen assoziiert. Wer viel weiß, Erfahrung und Übung besitzt, wird Probleme sicherer lösen können. Dabei müssen jedoch Normen und Werte beachtet werden, d. h. die Problemlösung des Einen darf nicht auf Kosten des Anderen geschehen. Sich selbst relativieren bedeutet, den natürlichen Egoismus so weit herunter zu regulieren, dass ein *sozial verträgliches Verhalten* resultiert. Wer sich selbst nicht so wichtig nimmt, hat verstanden, dass in einer Gemeinschaft vieles nicht nach dem eigenen Willen geschieht und dass Vergangenheit, Gegenwart und Zukunft nur sehr bedingt dem persönlichen Einfluss unterliegen.

> **!** Weisheit schließt letztlich das Wissen um die kurz- und langfristigen Konsequenzen jeden Verhaltens ein.

Das beinhaltet die Fähigkeit, eigene Probleme in einen Gesamtzusammenhang stellen und mit den Problemen anderer Personen vergleichen zu können.

Die Reife des Menschen beruht neben seiner mehr oder minder ausgeprägten Weisheit und der dort hinführenden gesunden psychosozialen Entwicklung sicherlich auf der Anerkennung und der Verinnerlichung moralischer Prinzipien. Empirische Untersuchungen zeigen, dass sich die meisten Menschen im Alter von 16 Jahren so weit an der Gesellschaft orientieren, um die Elemente konventioneller Moral begreifen zu können. Diese beziehen sich auf Recht und Ordnung, Pflichterfüllung und Einhaltung von Gesetzen. Im Zuge dessen entwickelt sich auch *Altruismus*, also Hilfsbereitschaft oder im weitesten Sinne ein Verhalten, das hauptsächlich anderen nützt.

»Je mehr wir uns um das Glück der anderen bemühen, desto glücklicher werden wir selber.« Das sagt der Dalai Lama (2004, S. 18), geistliches Oberhaupt der Tibeter und im indischen Exil lebender Friedensnobelpreisträger.

Evolutionsbiologisch betrachtet, könnte man nun annehmen, dass sich nur derjenige behauptet, der sich ausschließlich eigennützig selbst versorgt. Die natürliche Selektion würde somit nach dem Prinzip »fressen oder gefressen werden« und nach der Theorie des »survival of the fittest« von Charles Darwins (1809–1882, britischer Naturforscher) funktionieren.

Glücklicherweise ist dem nicht so.

4.3 · Weg zum reifen Menschen

? Leitfragen
Warum hat sich altruistisches Verhalten evolutionär durchgesetzt?

Eine Erklärung liegt im Schutz und in der Bevorzugung von Verwandten (Verwandtenselektion). Auch Solidarisierung und Synergieeffekte nach dem Prinzip »eine Hand wäscht die andere« führen zu Hilfsbereitschaft und sozialem Ausgleich. Das Gewissen des Einzelnen erteilt hier die Auflage, dass man nicht nur nehmen kann, sondern irgendwann auch einmal geben muss. Letztlich führt Altruismus als Tugend zu Ehre und Ansehen im Sinne des guten Rufes und gesellschaftlicher Anerkennung. So dient u. a. eine größere Geldspende an Hilfsbedürftige, die über die Medien verbreitet wird und steuerlich absetzbar ist, indirekt wieder dem Gönner selbst.

! Soziologisch ist, trotz aller Skepsis, die Annahme, der Mensch sei ein rationaler Nutzenmaximierer, etwa nach den Gesetzen der Wertpapierbörse, widerlegt.

Entscheidungen werden häufig gegen den eigenen Vorteil getroffen, da Menschen sich von Emotionen statt von reiner Rationalität leiten lassen.

Der an der Harvard-Universität lehrende Primatenforscher und Psychologieprofessor Marc Hauser (2007) versucht in seinem Buch *Moral Minds* die Ergebnisse der empirischen Moralforschung zu deuten. Das moralische Urteil kommt demnach immer emotional, intuitiv und unbewusst zustande.

moralische Urteilskraft

Menschliche Reife bedeutet moralische Urteilskraft, die sich sowohl an der Absicherung der eigenen Existenz als auch an Hilfsbereitschaft und am Schutzbedürfnis der anderen orientiert.

! Prosoziales Verhalten, also die Bereitschaft zu Toleranz, Rücksicht, Verantwortung, Dankbarkeit und Verbindlichkeit ist nur unter der Voraussetzung einer intakten Persönlichkeitsstruktur realisierbar.

Wo aber die Fähigkeit fehlt, Gefühle zu regulieren, gibt es keine Einstellung zur Verantwortlichkeit, Dankbarkeit, kein Schuldempfinden als Bewertung eigenen schädigenden Verhaltens und keine Trauer über den Verlust des anderen. Wenn die eigene Kränkbarkeit sehr ausgeprägt und der eigene Anspruch auf narzisstische Anerkennung sehr groß ist, besteht ein hohes Risiko für rücksichtsloses oder unsoziales Verhalten.

Folglich kann sich nur derjenige ethisch verhalten, mit dem auch im Verlauf seines Lebens in gleicher Weise umgegangen worden ist. Wenn der Heranwachsende überwältigenden Eindrücken ausgeliefert war, insbesondere solchen, aggressiver, sexueller oder entwertender Natur, wird sich schwerer eine Verhaltensstruktur entwickeln können, der eine prosoziale ethische Grundhaltung inne wohnt.

Nach Sigmund Freud (▶ Abschn. 9.3) spiegelt sich psychische Gesundheit in erhaltener Liebes- und Arbeitsfähigkeit.

psychische Gesundheit

Scharfetter (1991, S. 4) schreibt in seinem Lehrbuch *Allgemeine Psychopathologie* etwas verallgemeinernd:

Gesund ist der Mensch, dem sein Leben gelingt (Selbstverwirklichung), der den Forderungen seines Wesens (Echtheit) und der Welt entsprechen und ihre Aufgaben bestehen kann (Adaptation, Coping) – einer, der sich im Leben bewährt.

Dies schließt die künstlerische und die wirtschaftliche Produktivität, die selbstbewusste Inszenierung des Lebens im Angesicht seiner unausweichlichen Endlichkeit ein, so, wie Martin Luther (zit. nach von Ditfurth 1985, S. 1) einst formulierte:

> Wenn morgen die Welt unterginge, dann würde ich heute noch ein Apfelbäumchen pflanzen.

❓ Leitfragen
Welche Faktoren sind für die Aufrechterhaltung des inneren Gleichgewichts, d. h. für die gesunde und reife Persönlichkeit bedeutsam?

Selbstkenntnis, Selbstreflexion

Selbstkenntnis und Selbstreflexion ermöglichen ein überdauerndes Bild der eigenen Person mit allen Stärken und Schwächen. Die Wahrnehmung aktueller eigener Gefühle erleichtert das Erleben des Selbst im Kontakt mit anderen und das Körperempfinden, da Emotionen immer auch körperliche Reaktionen auslösen. So gelingen die Orientierung in der Welt und die Pflege von Beziehungen. Die Fähigkeiten, eigene Impulse zu steuern und auch unangenehme Gefühle auszuhalten, sind dazu angetan, den eigenen Selbstwert auf einem mittleren Niveau zu halten oder ihn bei erfahrener Kränkung wieder zu stabilisieren.

❗
Versuche der Stressregulierung, die man bei Persönlichkeitsstörungen antrifft, sind in der Regel »ungesund«, so etwa die Einnahme von Alkohol und Drogen, die Selbstverletzung, das aggressive Agieren und Ähnliches.

Letztlich konzentriert sich psychische Gesundheit immer wieder auf Empathie für Bezugspersonen sowie Kenntnis und Ausdruck eigener Emotionen als Voraussetzung für gegenseitiges Vertrauen, Geben und Annehmen von Hilfe und Bindungsfähigkeit insgesamt. Von größter Bedeutung für das eigene Wohlergehen ist die Fähigkeit, für sich selbst elterliche Funktionen übernehmen zu können, d. h. sich vor Schaden zu bewahren, sich zu beruhigen und zu ermutigen oder sich zu verteidigen. Wer dieses Rüstzeug nicht erworben hat, fühlt sich der bösen Welt schutzlos ausgeliefert, von ihr bedroht und verfolgt.

für sich selbst elterliche Funktionen übernehmen

Erich Fromm (1900–1980, deutscher Psychoanalytiker, Philosoph und Sozialpsychologe) hat eine gute Antwort auf die Frage, wie man zu einer reifen Persönlichkeit wird, in seinen *Grundpositionen der Psychoanalyse (1966)«* formuliert:

> Wenn ich vom vollgeborenen Menschen spreche, dann spreche ich vom Menschen im Sinne Goethes, von jenem Menschen, der sich gelöst hat von der Mutter, vom Vater, von der Herde – von jenem Menschen, der gleichsam seine eigene Mutter, sein eigener Vater und sein eigenes Gesetz geworden ist.

John Bowlbys Bindungstheorie

5.1 Entwicklungspsychologische und psychoanalytische Vorläufer – 96
Watsons behavioristische Erziehungstheorie – 96
Freuds Triebtheorie – 96

5.2 John Bowlbys frühe Arbeiten – 97

5.3 Bindungssystem und motorisches Erkundungssystem – 98

5.4 Ethologische Verankerung – 101

5.5 Neurobiologische Parallelen – 102

5.6 Konsequenzen für Erziehung und Fremdbetreuung – 104

5.1 Entwicklungspsychologische und psychoanalytische Vorläufer

Watsons behavioristische Erziehungstheorie

Bindung als Basis der Sozialisation

> Mütter wissen einfach nicht, dass sie allmählich ein Kind heranziehen, das später in der Welt nicht zurechtkommen wird, wenn sie es küssen, schmusen, auf den Arm nehmen oder schaukeln. (Watson 1997)

Das schrieb der amerikanische Psychologe J.B. Watson, Begründer des radikalen, zeitweise sehr einflussreichen Behaviorismus (▶ Abschn. 3.1) und prägte den Begriff der »tough love« (raue Liebe).

Die meisten älteren Theorien, so auch die Psychoanalyse und der Behaviorismus, gingen davon aus, dass der Säugling asozial und egoistisch auf die unmittelbare Erfüllung seiner Bedürfnisse ausgerichtet sei. Ihr Anliegen war dessen Sozialisation, d. h. das Erlernen von Reinlichkeit, Gehorsam, Bedürfnisaufschub, Selbstständigkeit, Sprache, Werten und Regeln sowie die Kontrolle über aggressive Impulse. Die Fixierung des Kindes auf seine biologische Mutter wurde auf die Abhängigkeit von ihr reduziert – als Nahrungsquelle.

Folgen waren bis Mitte des 20. Jh.s eine behavioristische Dressur von Kindern und der psychoanalytische Mythos infantiler Triebe.

Freuds Triebtheorie

Bedeutung früher traumatischer Erfahrungen

Andererseits erkannte Sigmund Freud bereits 1917 die Bedeutung früher traumatischer Erfahrungen für die Entwicklung psychischer Erkrankungen und Symptome. Unter anderem deshalb fühlte sich John Bowlby, der Begründer der Bindungstheorie, dem psychoanalytischen Gedankengut lange Zeit verbunden, bis er sich Ende der 50er Jahre zunehmend Kritik und Skepsis der Analytiker zuzog. Die Bindungsforschung entfernte sich mehr und mehr von der Triebtheorie. Nach Freud prägen die frühkindlichen Entwicklungsprozesse alle wesentlichen Persönlichkeitsfunktionen während des späteren Lebens.

Bindung als Basis der Triebbefriedigung

Anders als Bowlby gingen Freud und nachfolgende Analytiker von der Libido, einer sexuellen Form psychischer Energie, aus, die bereits im Säuglings- und Kleinkindalter auf Befriedigung dränge. In der oralen Phase der ersten Lebensmonate sei beispielsweise die Mutterbrust ein Libidoobjekt. Alle weiteren Phasen kindlicher Entwicklung, so Freud, seien biologisch vorprogrammiert sowie psychosexuell motiviert und organisiert.

Erwähnenswert ist, dass Freud seine Theorie nur aus der therapeutischen Arbeit mit Erwachsenen ableitete und dass seine wesentlichen Konzepte natürlich Konstrukte sind. Die Libido existiert nicht real in der sich entwickelnden Person, sondern nur als Modell im Kopf des Analytikers. Es handelt sich also um eine theoretische Erklärung für psychische Fehlentwicklungen und Anpassungsstörungen des Erwachsenen.

5.2 John Bowlbys frühe Arbeiten

John Bowlby (1907–1990, Arzt und Psychoanalytiker) gilt als Pionier der Bindungsforschung. Er stammte aus einer wohlhabenden großbürgerlichen Familie in England. Sein Vater war ein berühmter Chirurg. Die Kinder wuchsen unter der Obhut von Angestellten auf, und ihr Kontakt mit der Mutter war auf wenige festgelegte Stunden am Tag beschränkt. Bowlby studierte Medizin und schloss seinen ersten Studienabschnitt in Cambridge mit Auszeichnung ab. Dennoch unterbrach er das Studium und arbeitete 2 Jahre lang als Lehrer in einer Schule für Kinder und Jugendliche mit gestörtem Sozialverhalten. Schon damals befasste er sich mit Entwicklungspsychologie und setzte sich mit den Theorien der Psychoanalyse auseinander. Nach dem Abschluss des Medizinstudiums ließ er sich für das neu entstehende Fach Kinderpsychiatrie ausbilden. Bowlby erhielt nach dem Zweiten Weltkrieg den Auftrag, eine Abteilung für Kinderpsychotherapie in einer größeren Klinik aufzubauen und war führendes Mitglied der britischen psychoanalytischen Gesellschaft. Seine erste Publikation (1946) bezieht sich auf die Erfahrungen mit jugendlichen Dieben und beschäftigt sich mit der Wirkung von Umwelteinflüssen auf die frühkindliche Entwicklung. Er legt dar, dass reale frühkindliche Erlebnisse in Beziehung zu den Eltern die Entwicklung eines Kindes grundlegend bestimmen können.

> **❗** In seinem richtungweisenden Beitrag »The nature of the child's tie to his mother« führt Bowlby (1958) aus, dass es ein biologisch angelegtes System der Bindung gibt, das für die Entwicklung der starken emotionalen Beziehung zwischen Mutter und Kind verantwortlich ist.

Pionier der Bindungsforschung

In den 50er Jahren erhielt er von der Weltgesundheitsorganisation (WHO) den Auftrag, einen Bericht über die Situation der vielen heimatlosen und verwaisten Kinder in der Nachkriegszeit zu verfassen. Das förderte seine Forschungsaktivitäten und die Kontakte mit amerikanischen Entwicklungspsychologen, denn als solcher war Bowlby nicht ausgebildet. Grundlegend stellte er fest:

> ... dass eine längere Entbehrung von mütterlicher Zuwendung in früher Kindheit ernste und weitreichende Folgen für die Persönlichkeitsentwicklung und damit für das ganze Leben eines Menschen haben kann. (Bowlby 1958)

Die »Grundvoraussetzungen seelischer Gesundheit« wurden bereits 1950 in Genf von der WHO unter dem Vorsitz des führenden amerikanischen Psychiaters W.C. Menninger zusammengefasst. Die dort gemachten Vorschläge zur frühzeitigen Verhütung seelischer Störungen sind auch heute noch aktuell und beispielhaft. Unter anderem wurde auf die Schwangerenfürsorge und Säuglingspflege, auf staatliche Hilfe zur Vermeidung der Trennung der Kleinkinder von ihren Müttern, die Krankenhausbehandlung kleiner Kinder, die Frühadoption, die Schulgesundheitspflege und die Ausbildung von Ärzten, Pflegepersonal, Lehrern und Sozialarbeitern hingewiesen.

erste »Mental-health«-Ansätze

Natürliche Geburt statt Kaiserschnitt, Anwesenheit des Vaters bei der Geburt, »rooming-in«, Stillen, Vollzeittätigkeit beider Eltern, Betriebskindergärten, flexible Arbeitszeiten, Heimarbeit, Müttergeld, Aufnahme eines Elternteils bei Klinikaufenthalten des Kindes, Pflegefamilie statt Heim u.v.m. sind immer noch aktuell – wie vor fast 60 Jahren.

5.3 Bindungssystem und motorisches Erkundungssystem

zentrale Systeme der Verhaltenssteuerung

Bowlbys weltweit anerkannte und bis heute gültige Theorie geht von zwei zentralen Systemen der Verhaltenssteuerung aus: Innerhalb der ersten beiden Lebensjahre entwickelt das Kind ein Bindungssystem und ein motorisches Erkundungssystem. Beide Verhaltensmuster sind vom Kontakt zu einer festen Bezugsperson, in der Regel der Mutter, abhängig.

> Das Bindungsverhalten des Kindes schützt vor Gefahr und löst beim Erwachsenen das Fürsorgeverhalten aus.

In Situationen, die als sicher und vertraut empfunden werden (z. B. zu Hause), wird das motorische Erkundungssystem aktiviert. Das Kind spielt, experimentiert und probiert aus (Abb. 5.1a,b). In unbekannten Situa-

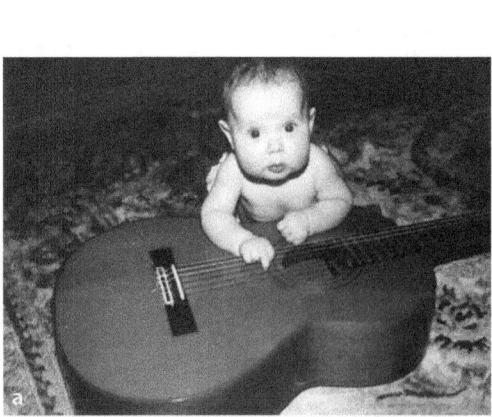
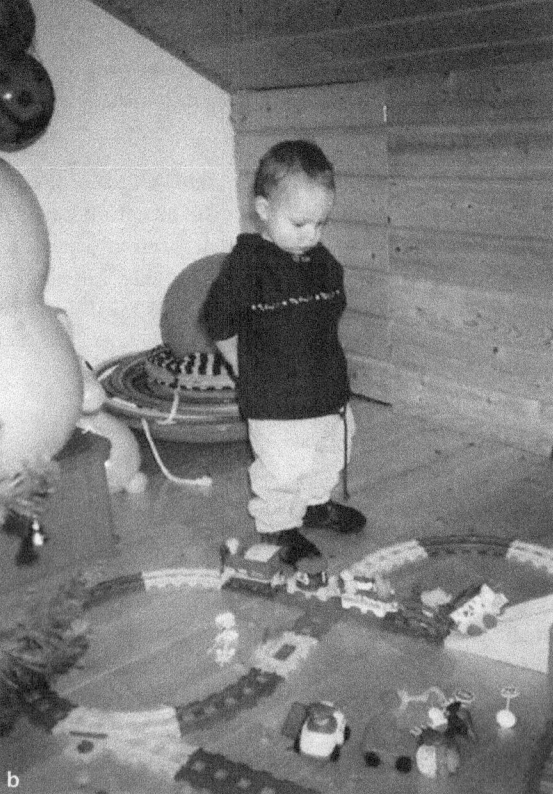

Abb. 5.1. Exploration.
a Kind mit Gitarre,
b Kind mit Spielzeugbahn

tionen hingegen sucht es die Nähe zur Bezugsperson durch Blickkontakt, Hinkrabbeln, Weinen, Anschmiegen, Festklammern und anderes. Somit wird das Bindungssystem aktiviert. Neben der Mutter können Vater, Großmutter, Großvater, Bruder, Schwester und andere als Hauptbezugsperson dienen.

❓ Leitfragen
Wie entwickelt sich das Bindungsverhalten beim heranwachsenden Kind?

Vom dritten bis achten Lebensmonat lernt das Kind, die Personen seiner Umgebung zu unterscheiden. Es reagiert personenspezifisch, indem es sich einer oder mehreren bestimmten Personen zuwendet. Ab dem achten Monat, mit zunehmendem Bewegungsdrang und fortschreitender geistiger Entwicklung, nimmt die Bindung in ihrer Intensität zu.

Bindungsintensität

Das Fremdeln gilt als erster und sicherster Beweis dafür, dass eine primäre Bindung entstanden ist. Urangst überkommt das Kind, und es weint hemmungslos, wenn es ein fremdes Gesicht sieht. Diese Gefühle der Unheimlichkeit werden v. a. von den Augen des Fremden erzeugt. Wendet er nämlich seinen Blick ab, beruhigt sich das Kind wieder. Umgekehrt gerät es in Not, wenn er es mit seinen Augen erneut fixiert. Der Blick des Menschen besitzt also eine ungeheure Macht. Sartre (1966) hat sich in seiner Ontologie *Das Sein und das Nichts* eingehend über die Auswirkungen des menschlichen Blicks geäußert.

primäre Bindung

Beim Kind besteht nun auch Objekt- und Personenpermanenz. Dieser wichtige Entwicklungsschritt besagt Folgendes: Das Kind weiß, dass Sachen und Personen noch existieren, auch wenn es sie gerade nicht sehen kann. Bei Abwesenheit der Mutter wird sie vermisst, aber ihre Rückkehr wird abgewartet. Im Alter von 12–18 Monaten, noch vor der Sprachentwicklung, erreicht das Kind den Höhepunkt dieser Phase.

Objekt- und Personenpermanenz

Die Bezugsperson stellt eine sichere Basis dar, zu der man in Notsituationen zurückkehren kann. In diesem Fall kommt es zum Bindungsverhalten, also dem Anschmiegen, Weinen und Festklammern.

sichere Basis

Ist sich das Baby dieser Bastion gewiss, setzt das Erkundungsverhalten (Exploration) in Form von Krabbeln, Spielen und Ausprobieren mit immer größerem Aktionsradius ein. Alle kindlichen Unternehmungen stützen sich aber auf die Rückversicherung bei der Mutter, also die Art, wie sie das Geschehen aus der Distanz kommentiert, mimisch und gestisch begleitet.

Von ihrer Feinfühligkeit hängt es ab, ob sich Bindungs- und Erkundungssystem des Kindes auf einem ausgeglichenen Niveau einpendeln, denn beide stehen gleichermaßen für elementare Grundbedürfnisse des Menschen: Geborgenheit und Autonomie. Die feinfühlige Bezugsperson beobachtet das Kind aufmerksam, interpretiert die von ihm geäußerten Bedürfnisse richtig, reagiert prompt und angemessen.

Nach Bowlby werden die Bindungserfahrungen der ersten 2 Lebensjahre unbewusst als Arbeitsmodell (innere Repräsentanz) gespeichert. Dieses Modell dient dann als Grundlage für die Beziehungsfähigkeit des Jugendlichen und des Erwachsenen sowie für seine Affektregulation, d. h. die Fähigkeiten der Wahrnehmung, Äußerung und Kontrolle eigener Gefühle.

Beziehungsfähigkeit
Affektregulation

Bowlby sieht im frühkindlichen Bindungssystem also ein Kontinuum bis ins Erwachsenenalter. Er schreibt:

> Wer in seiner Kindheit in Zeiten der Not eine verständnisvolle Reaktion erlebt hat, wird in der aktuellen Krise auf ähnliches hoffen, während diejenigen, die während der Kindheit Zurückweisung und Missachtung erlebt haben, auch genau diese erwarten werden, wenn sie im Erwachsenenleben verzweifelt sind. (Bowlby 1995)

Diese These wird auch von jüngeren Bindungsforschern aufgrund der Längsschnittstudien über Zeiträume von 30 Jahren und mehr bestätigt.

innere Repräsentanzen

Hat ein einjähriges Kind Körperkontakt zu seiner Mutter, die sich ihm konstant empathisch zuwendet, entwickeln sich Beziehungserwartungen, die vom Kind auf Dauer verinnerlicht werden. Diese inneren Repräsentanzen (unbewusste Gedächtnisinhalte), gesteuert durch frühe Beziehungserfahrungen, sind so stark, dass das Kind auch bei Abwesenheit der Mutter genügend Vertrauen besitzt, um deren Rückkehr geduldig abzuwarten (❑ Abb. 5.2a,b).

❗ **Das Unbewusste entscheidet über den Grad an Wohlbefinden beim Kleinkind, aber auch beim Erwachsenen durch lebenslange Festschreibung früher Gedächtnisinhalte in der Großhirnrinde.**

Übrigens laufen etwa 90% der Informationsverarbeitung des Menschen im Gehirn unbewusst ab.

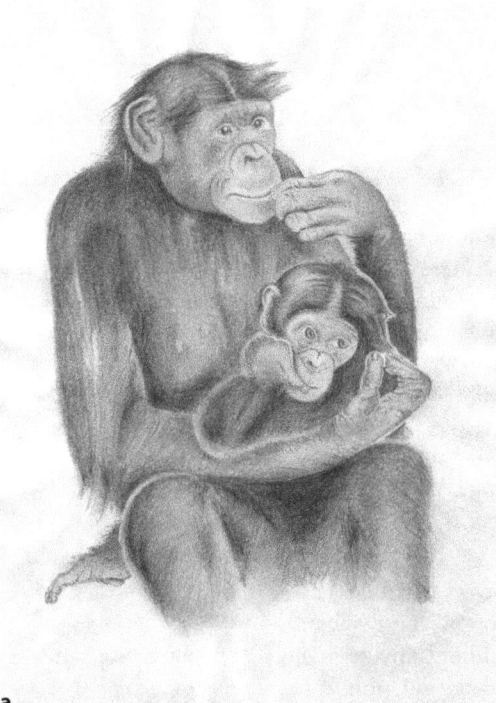
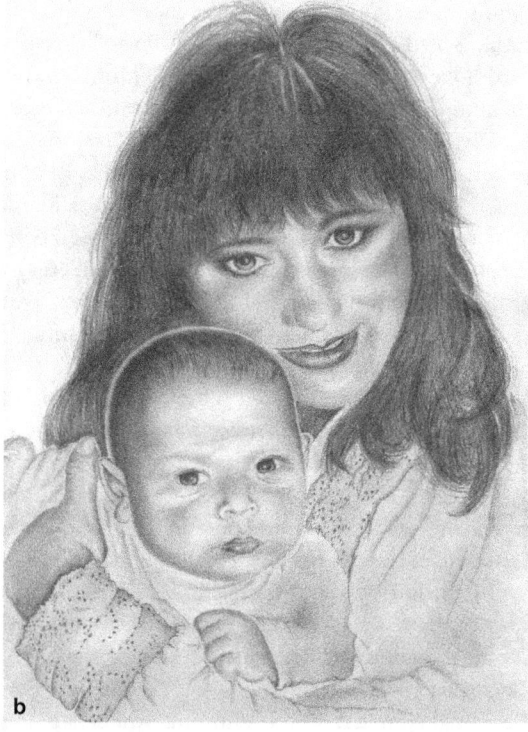

a b

❑ **Abb. 5.2.** Mutter-Kind-Bindung bei (a) Affen und (b) Menschen

5.4 Ethologische Verankerung

Die Bindungstheorie vereint ethologisches, entwicklungspsychologisches, psychoanalytisches und familiendynamisches Denken. Prinzipiell bezog sich Bowlby besonders auf die Ethologie (vergleichende Verhaltensforschung), die von Charles Darwin begründet wurde. Ab 1955 orientierte er sich v. a. an Konrad Lorenz und Nikolaas Tinbergen, die angeborenes Verhalten an Tieren untersuchten. Bowlby vermutete, dass Menschen ebenso mit angeborenen Verhaltensweisen ausgestattet sind wie andere Säugetiere oder Vögel.

angeborene Verhaltensweisen bei Mensch und Tier

> **? Leitfragen**
> Sind die tierexperiementellen Befunde auf den Menschen übertragbar?

Zur Übertragbarkeit von tierexperimentellen Befunden auf das menschliche Gehirn ist es wichtig zu wissen, dass die Funktionsweise der Nervenzellen und ihrer Synapsen bei Tier und Mensch weitgehend identisch ist. Auch der grundlegende Bauplan des Gehirns aller Säugetiere weist keine großen Unterschiede auf.

Lerntheoretische Forschungen hatten ergeben, dass Rhesusaffenjunge die körperliche Nähe zu Mutterattrappen suchten, die mit Fell bedeckt waren, sie aber nicht fütterten. Zu Drahtattrappen, die sie zwar fütterten, aber nicht mit Fell überzogen waren, suchten sie jedoch keinen Kontakt. Damit war für Bowlby sowohl die klassische psychoanalytische als auch die lerntheoretische These widerlegt, dass die Mutter-Kind-Bindung hauptsächlich durch die Nahrungszufuhr bestimmt sei.

Bindung als Basis für Schutz

> Wenn wir das Vorhandensein eines Bindungsverhaltenssystems im Organismus annehmen, das als Ergebnis der Evolution betrachtet wird und dessen biologische Funktion Schutz ist, dann erweisen sich viele der Rätsel als lösbar, die diejenigen, die sich mit menschlichen Beziehungen beschäftigen, lange Zeit verwirrt haben. Das Verlangen nach Nahrung oder nach sexueller Befriedigung wird nicht länger als einzige Triebkraft privater Intimität gesehen. Stattdessen wird das Bedürfnis nach Nähe oder nach der Möglichkeit des Zugangs zu jemandem, der als stärker oder klüger angesehen wird und der, wenn er zugänglich ist, innig geliebt wird, als ein wesentlicher Bestandteil der menschlichen Natur angesehen.« (Bowlby 1989; ◘ Abb. 5.3a,b).

Gerade wegen ihrer ethologischen Verankerung ist die Bindungstheorie inzwischen eine der wichtigsten Grundlagen moderner Entwicklungsforschung geworden. Man konnte nachweisen, dass einjährige Kinder ihr Bindungsbedürfnis über alle Kulturen hinweg durch Weinen, Anklammern, Rufen oder Nachlaufen signalisieren.

Im Tiermodell wird die Bindung zwischen dem Neugeborenen und der Mutter von den Ethologen und Psychologen als Filialprägung bezeichnet (Lorenz 1935).

Filialprägung

Evolutionsbiologisch kann die Filialprägung als »Urform« der Bindung betrachtet werden. Beispiele dafür sind die Nachlaufreaktion nestflüchtender Vogelküken und das Gesangslernen bei männlichen Singvögeln, das mit dem Erwerb der Muttersprache beim Menschen vergleichbar ist. Weltweit bekannt sind die Experimente des charismatischen Verhaltensforschers Konrad Lorenz mit der Prägung gerade geschlüpfter Graugänse auf

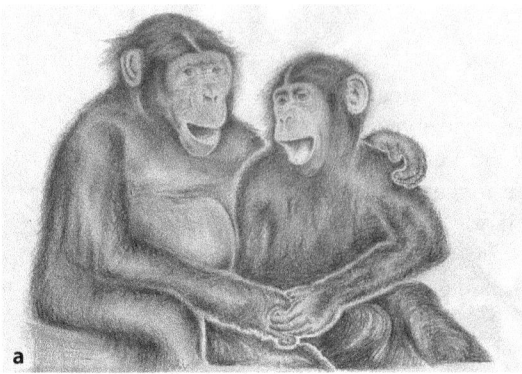 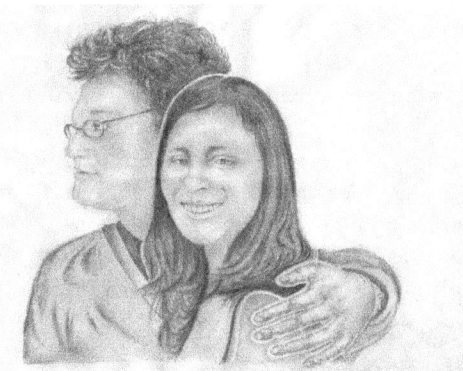

Abb. 5.3. Beziehungsfähigkeit zwischen (a) Affen und (b) Menschen

ihn selbst. Lorenz und seine gefiederte Gefolgschaft – es war eine Sternstunde der Verhaltensbiologie.

Menschliche Säuglinge entwickeln schon in den ersten Lebenstagen eine Präferenz für die Stimme ihrer Mutter und können diesen stark positiv getönten akustischen Reiz aus einer Menge anderer Stimmen heraushören. Bei Tier und Mensch stellen die elterlichen Laute und Lockrufe einen direkten Zugang zum Neugeborenen her. Sie beeinflussen sowohl sein Verhalten wie, und das zeigt die jüngere neurobiologische Forschung, seine Gehirnaktivität.

elterliche Laute und Lockrufe

> ❗ Das komplexere Bindungsverhalten ist ebenso genetisch vorgeprägt und bei allen Primatenkindern (Menschenaffen), aber besonders beim Menschen, zu finden.

Natürlich kann man an Säuglingen aus ethischen Gründen nicht forschen. Deshalb erfolgten umfangreiche Untersuchungen an Affenjungen, kleinen Ratten und Mäusen oder auch Haushuhnküken. Frühe Trennung von der Mutter ergab regelmäßig massive Störungen in der späteren Sozialstruktur der heranwachsenden Tiere bis hin zu ihrem Ausschluss aus der Gruppe. Nimmt man während der ersten 3 Lebenswochen junge Ratten täglich für 15 min aus dem Nest heraus und trennt sie von ihren Müttern, führt dies zu langfristigen Veränderungen in der Gehirnreifung und der basalen Kortisolregulation. Kortisol wird als Antwort des Organismus auf Stress vermehrt ausgeschüttet und schädigt im Fall dauerhafter Einwirkung die Nervenzellen.

5.5 Neurobiologische Parallelen

frühe, chronische Stresserfahrungen

Heutige, ganz aktuelle Forschungsergebnisse verweisen darauf, dass frühe und chronisch andauernde Stresserfahrungen des Kindes bleibende biologische Stressnarben (▶ Abschn. 1.2) verursachen. Der Begriff »Narbe« besagt zweierlei: Erstens wird nach einer Verletzung ehemals intaktes Gewebe durch minderwertiges ersetzt, und zweitens ist diese Reparaturnaht auf Dauer – in unserem Fall im emotionalen Gedächtnis (▶ Abschn. 2.1) – eingraviert.

5.5 · Neurobiologische Parallelen

> **!** Ist die Anpassungsfähigkeit des Organismus lebenslang, aufgrund von Stressnarben, beeinträchtigt, resultieren schwere, chronisch verlaufende psychische Erkrankungen.

Diesen liegt wieder eine fehlerhafte »Landkarte« der Vernetzung wichtiger Nervenbahnen und Zellansammlungen im Gehirn zugrunde (▶ Abschn. 2.1). Die Behandlung der klinischen Störungen hat nur Aussicht auf Erfolg, wenn deren frühkindliche Wurzeln erkannt und beachtet werden.

In der neurobiologischen Abteilung der Universität Magdeburg konnte an Ratten gezeigt werden, wie schädlich sich negativer Stress (durch Trennung vom Muttertier) auf die Ausdifferenzierung der Hirnzellen auswirkt. Der definierte Angstreiz durch mehrfache Trennung der jungen Ratten vom Muttertier führte bei heranwachsenden Ratten in fremder Umgebung zu starker motorischer Unruhe und völliger Desorientiertheit.

Ausdifferenzierung der Hirnzellen

Anders als ihre gesunden Geschwister (Vergleichsgruppe) fanden sie sich im neuen Umfeld nicht zurecht und reagierten auf diese Herausforderung mit großer Angst. Die Untersuchung ihrer Gehirne ergab Störungen in der synaptischen Verschaltung der Hirnzellen. Im Gehirn waren besonders solche Strukturen betroffen, die mit emotionaler Steuerung befasst sind (Amygdalae, frontale Hirnrinde).

> **!** Bildgebende Studien (funktionelle Magnetresonanztomographie, fMRT) beim Menschen weisen eine Volumenminderung des Hippocampus (Gedächtniszentrum) und der Amygdala (emotionale Verarbeitung) bei traumatisierten Patienten nach, meist in Verbindung mit Erfahrungen des sexuellen Missbrauchs in der Kindheit.

Also sind hier die gleichen limbischen Hirnstrukturen betroffen wie bei den Jungratten. Ebenfalls anhand von Tierversuchen konnte gezeigt werden, dass Trennungserlebnisse nach der Geburt eine erhöhte Sekretion von »corticotropin releasing hormone« (CRH), »adrenocorticotropic hormone« (ACTH) und Kortisol bei Jungratten bewirken (◘ Abb. 5.4). Auch anhaltender frühkindlicher Stress führt im unreifen Gehirn zu einer bleibend erhöhten Empfindlichkeit der Hypothalamus-Hypophysen-Nebennierenrinden-Achse sowie zu einer Volumenminderung des Hippocampus

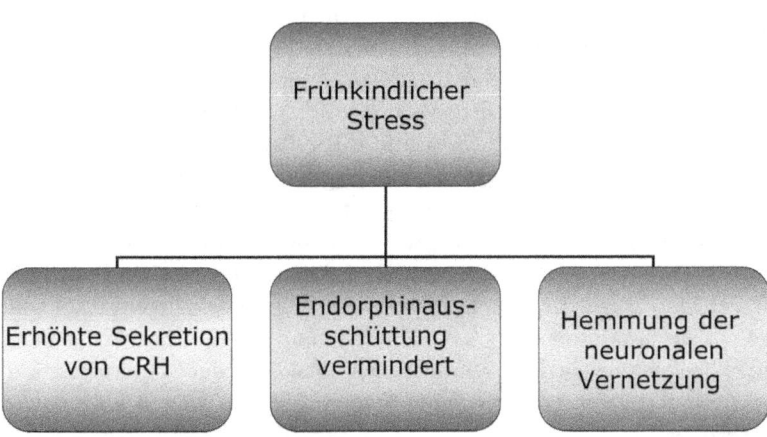

◘ Abb. 5.4. Frühkindliche Trennungserlebnisse. *CRH* »corticotropin releasing hormone«

durch erhöhte Kortisolspiegel (▶ Abschn. 2.1). Genau dieses Phänomen der gestörten Hormonregulation wird auch bei schwer depressiven Patienten mit langen Krankheitsphasen beobachtet. Im Übrigen weisen Kinder depressiver Mütter ähnliche Entwicklungsdefizite auf wie Heimkinder, da diese Mütter emotional nicht auf die Signale des Kindes reagieren, eine starre Mimik zeigen oder das Baby nicht ausreichend stimulieren.

> ❶ Frühkindlicher Stress, der durch negative Bindungserfahrungen hervorgerufen wird, aktiviert im Gehirn ähnliche Schaltkreise wie Panikzustände und körperlicher Schmerz, weil die hormonelle Stressachse weitere Alarmbotenstoffe wie Noradrenalin und Adrenalin befördert.

Beide sprechen sehr stark auf das CRH an und erregen ihrerseits die Gefühlsregion für Angst und Unlust, nämlich die Amygdala.

5.6 Konsequenzen für Erziehung und Fremdbetreuung

Bowlbys Bindungstheorie der 1950er Jahre, die aus Ethologie, Entwicklungspsychologie und Psychoanalyse hervorging, ist weiter hoch aktuell. Weltweit wurden seine Thesen durch tierexperimentelle Forschung, standardisierte psychologische Testverfahren, biochemische Messungen, neurobiologische Nachweise und moderne funktionelle Bildgebung immer und immer wieder bestätigt.

> ❷ Leitfragen
> Was lernen wir aus Bowlbys Bindungstheorie?

Ja, Bowlby hat den Grundstein gelegt für die heutige Erkenntnis, dass die neuronale Verschaltung im Gehirn unmittelbar mit der erfahrenen Sozialisation zusammenhängt, die in den ersten 3 Lebensjahren stattfindet. Diese Strukturierung des Gehirns bestimmt später entscheidend, wie Beziehungen gesucht und gestaltet werden.

eine vs. mehrere zentrale Bindungspersonen

Während Bowlby strikt die Meinung vertrat, dass eine zentrale Bindungsperson, meist die Mutter, erforderlich sei, kommt die neuere Forschung zu dem Ergebnis, dass auch mehrere Bezugspersonen parallel ein adäquates Beziehungsangebot darstellen können. Dies betrifft die Aufwertung des Vaters, aber auch der sog. Tagesmutter im Fall berufstätiger Frauen. Dennoch wird beobachtet, dass das Kind eine deutliche Unterscheidung zwischen den verschiedenen Bindungspersonen vornimmt, indem es ihnen verschiedene Funktionen zuordnet. So bleibt die leibliche Mutter oft die zentrale Bezugsperson, der sich das Baby zuwendet, wenn es leidet. Selbst sehr kleine Kinder scheinen schon die Bindung zu einer Erzieherin in der Kindertagesstätte auf eine funktionale Ebene reduzieren zu können, sofern sie zur Mutter eine verlässliche Bindung aufgebaut haben. So kann man beobachten, dass diese Kinder ihr Verhalten in der Kindertagesstätte nicht ändern, wenn die gewohnte Betreuungsperson durch eine andere ersetzt wird.

5.6 · Konsequenzen für Erziehung und Fremdbetreuung

Gleichwohl zeigt sich auch hier die Richtigkeit von Bowlbys Konzept einer primären Bindungsperson. Die Eingewöhnung in die zunächst unbekannte Situation in einer Kindertagesstätte gelingt nachweislich besser, wenn das Kind in der Anfangsphase von der Mutter begleitet und schonend in die neue Situation eingeführt wird. Zudem ist nicht die Quantität der Beziehung zu einer oder mehreren Bezugspersonen wesentlich für die Entwicklung einer bestimmten Bindung, sondern die Qualität. Bowlby nahm an, dass die ständige Anwesenheit der Bezugsperson in den ersten Lebensjahren nötig sei, damit das Kind eine sichere Bindung aufbauen könne.

Quantität vs. Qualität der Bindung

Was nützt jedoch eine Mutter, die zwar dauernd zu Hause ist, sich aber mit allem beschäftigt, nur nicht mit ihrem Kind oder die zutiefst mit ihrem Dasein unzufrieden ist. Sie stellt nicht die sichere Basis dar, die das Baby braucht, ist ihm nah und doch so fern.

Qualität der Bindung statt Quantität bedeutet u. a., sofern von Berufstätigen eine Kinderkrippe gewählt wird, das Kind morgens möglichst entspannt, gut gelaunt und liebevoll in die Institution zu begleiten und der Erzieherin auch spürbares Vertrauen entgegenzubringen. Wenn das Abholen nachmittags auf eine Weise geschieht, die dem Kind vonseiten der Mutter vermittelt »Ich freue mich auf dich« und dies dann auch durch entsprechende Zuwendung für den Rest des Tages, einschließlich der »Gute-Nacht-Geschichte«, unter Beweis gestellt wird, dann fühlt sich das Kind aufgehoben – sowohl in der Krippe als auch zu Hause.

Feinfühlige Eltern überlegen sich sehr genau, wie viel sie ihrem Kind zumuten können und nehmen sich Zeit für die Auswahl der richtigen Institution. Großstudien aus den USA haben gezeigt, dass die Zahl der Kinder pro Erzieherin das Verhältnis von 3 zu 1 nicht überschreiten sollte. Wesentlich ist auch eine fundierte Ausbildung der Betreuer im Sinne des Feinfühligkeitsprinzips. Dringend notwendig wären männliche Bezugspersonen in Kinderkrippen, gerade bei der steigenden Zahl allein erziehender Mütter, um zusätzliche Akzente im Beziehungsangebot zu setzen.

Feinfühligkeitsprinzip

❗ **Namhafte Entwicklungspsychologen weisen auf das Temperament des Kindes (▶ Abschn. 4.1) als Kriterium für die Wahl der Fremdbetreuung hin.**

Temperament des Kindes

So seien scheue und ängstliche Kinder besser bei einer Tagesmutter aufgehoben als in der Kindertagesstätte mit vielen Herausforderungen durch Gleichaltrige. Das Temperament steht im Zusammenhang mit dem Stresshormon Kortisol. Ein lebhaftes und neugieriges Kind wird bei der morgendlichen Verabschiedung von der Mutter weniger Trennungsstress empfinden und auch weniger Kortisol ausschütten, das übrigens in der Speichelflüssigkeit quantitativ bestimmt werden kann. Auch die körperliche Mitreaktion, wie z. B. die Herzfrequenz, wurde in Studien unter Bedingungen der Fremdbetreuung untersucht. Hier ist die Belastung für scheue Kinder in der Kindertagesstätte objektiv größer. Deshalb muss die langsame Eingewöhnung in die neue Situation im Beisein der Eltern erfolgen. Dies entspricht wieder Bowlbys Modell der primären Bindung, wonach Kleinkinder die Mutter als sichere Basis benötigen, um Neues und Aufregendes zu erkunden. Sicher ist bei allen Formen der Fremdbetreuung das Entwicklungsrisiko am geringsten, wenn ein verträgliches zeitliches Maß gefunden und die verbleibende Zeit mit dem Nachwuchs intensiv genutzt wird.

Spanier, Italiener, Franzosen und andere, die eine ganz eigene Auffassung von Familie haben, führen uns vor, dass es möglich ist, einen Beruf auszuüben und gleichzeitig die Kinder eng an sich zu binden. Mediterrane Kultur, Temperament und Lebensart begreifen Nachkommen ausschließlich als Geschenk und nicht als karriereknickende Plagegeister, die es zu dressieren, zu organisieren oder zu entsorgen gilt.

Diskussion um Fremdbetreuung

Die Bindungsforschung ist dazu angetan, die aktuelle Diskussion um Fremdbetreuung von Kleinkindern zu beleben und wirksam zu grundieren.

Die Frage nach dem richtigen Zeitpunkt einer Fremdbetreuung sollte in Kenntnis der in der ▶ Übersicht zusammengefassten Fakten beantwortet werden.

Bindungsverhalten

- Im Alter von 3–7 Monaten wendet sich das Kind bevorzugt der primären Bindungsperson zu und reagiert auf deren Signale.
- Ab dem achten Monat kommt es zum Entwicklungsschritt der Objekt- und Personenpermanenz, d. h., das Kind weiß, dass die Mutter noch existiert, auch wenn sie gerade nicht im Raum anwesend ist. Dadurch nimmt die Bindung in ihrer Intensität zu. Die Mutter wird bei Abwesenheit vermisst.
- Den Höhepunkt dieser wichtigen Etappe erreicht das Kind im Alter von 12–18 Monaten.
- Ab dem dritten Lebensjahr kann es immer längere Abwesenheitszeiten seiner Mutter ertragen, da es ein stabiles Bild der Mutter in seiner eigenen seelischen Struktur verankert hat.

> ❗ **Die ersten 18 Monate entscheiden, ob das Kind im späteren Leben Beziehungsfähigkeit erlangt und seine Affekte regulieren kann.**

In seinem richtungweisenden Werk *Attachment and Loss«* schreibt Bowlby (1982):

angeborene vs. erworbene Fähigkeiten

> Die Fähigkeit des Menschen, Sprache und andere Symbole zu gebrauchen, sein Vermögen, Pläne und Modelle zu entwickeln, eine lang dauernde Zusammenarbeit und endlose Konflikte mit anderen einzugehen, dies macht den Menschen zu dem, was er ist. All diese Prozesse haben ihren Ursprung in den ersten 3 Lebensjahren, und alle sind zudem von den ersten Lebenstagen an Teil der Organisation des Bindungsverhaltens.

Zu der alten Frage, was ist angeboren (»nature«), was ist erworben (»nurture«), liefert die Bindungstheorie (◘ Abb. 5.5) einen wichtigen Beitrag. Sie hat einerseits das genetisch vorausbestimmte Bindungsbedürfnis und andererseits die Bedeutung der Umweltfaktoren, auf die dieses Bedürfnis

5.6 · Konsequenzen für Erziehung und Fremdbetreuung

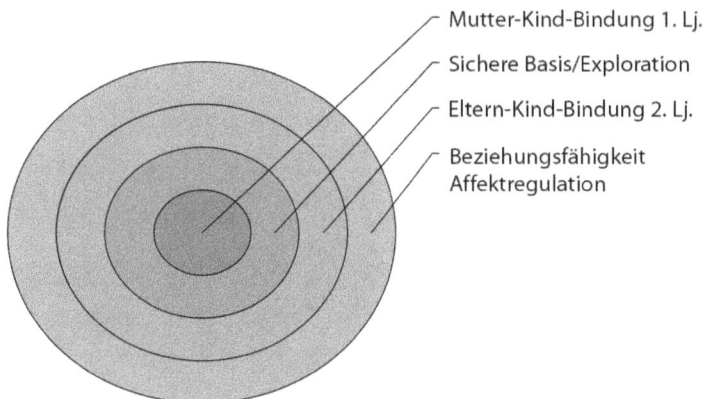

◘ **Abb. 5.5.** Bindungstheorie nach Bowlby. *Lj.* Lebensjahr

trifft, herausgearbeitet. Der Zusammenhang konnte durch unzählige Studien wissenschaftlich belegt werden.

Gegenwärtig, auch im Bewusstsein aller wichtigen Ergebnisse der Bindungsforschung, scheinen wir schon wieder eine pädagogische Einbahnstraße anzusteuern. Mit den besten elterlichen, politischen und pädagogischen Absichten werden Kinder gedrillt, dressiert und in den Konkurrenzkampf getrieben. Bedingt durch die PISA-Pleite der Deutschen sollen unsere Kinder wieder kopflastiger und zu Eliten herangezüchtet werden. Schnell gilt derjenige als unbegabt, der bei der Einschulung nicht lesen und schreiben kann oder erst mit 19 die Reifeprüfung ablegt. Kindertagesstätten überbieten sich mit Projekten und Bildungsprogrammen für 3- bis 4-Jährige. Wer verpflichtende Ganztagsschulen mit dem Hinweis ablehnt, man möge den Kindern Freiraum für Musik, Sport und Spiel lassen, der gilt als bildungsfern und ewig gestrig.

Dabei zeigt der Schulalltag eindeutig, dass mangelhafte soziale Kompetenz das mit Abstand größte Lernhindernis ist. Es gelingt vielen Heranwachsenden nicht mehr, sich einer Gruppe anzupassen oder Konflikte adäquat zu bewältigen. Eine Ursache dafür dürfte sein, dass ein Großteil der Eltern entweder mit der Erziehungsaufgabe überfordert oder zu sehr auf Leistung und Wettbewerb programmiert ist. In beiden Fällen scheint eine wichtige Eigenschaft der Eltern, die die Bindungstheorie mit »Feinfühligkeit« beschreibt, unterentwickelt zu sein.

pädagogische Einbahnstraße

fehlende Feinfühligkeit der Bindungspersonen

Schutzfaktoren der kindlichen Entwicklung

6.1 Sichere Bindung – 110
Fremde-Situation-Test – 110
Adult Attachment Interview – 114

6.2 Funktionen der Familie – 116
Bürgerliche Erziehung im 19. Jahrhundert – 116
Gegenwärtige Bedeutung und Funktion der Familie – 117

6.3 Resilienz – 130

6.1 Sichere Bindung

Kinder mit sicherer Bindung verhalten sich in Gruppen kooperativ und sind in der Lage, Konflikte zu lösen. Da sie ein positives und realistisches Selbstbild besitzen, schließen sie schnell Freundschaften und pflegen Kontakte. Sie spielen unbefangen, sind objektiv und nicht feindselig. Geraten sie in Not, wenden sie sich an erwachsene Bezugspersonen. Sie können sich in andere einfühlen und bieten ihnen Hilfe an. Eigene Gefühle äußern sie situationsadäquat und schießen nicht über das Ziel hinaus. Auf Belastungen reagieren sie flexibel und zielorientiert.

Bindungsqualitäten und Bindungserfahrungen können empirisch überprüft werden. Hierzu eignen sich:
- der Fremde-Situation-Test für Kleinkinder und
- das Adult Attachment Interview für Erwachsene.

Fremde-Situation-Test

Mary Ainsworth

Viele Studenten und junge Wissenschaftler waren von Bowlby (▶ Kap. 5), dem glänzenden Kliniker und Theoretiker, beeindruckt. Unter ihnen befand sich auch die kanadische Psychologin Mary Ainsworth (1913–1999). Sie hatte in Toronto promoviert und war ihrem Ehemann nach London gefolgt. Im Jahr 1950 wurde sie in Bowlbys Forschungsgruppe aufgenommen. Ihre Promotion befasste sich mit der »Sicherheitstheorie« von Blatz, wonach jedes menschliche Wesen für seine emotionale Entwicklung ein Urvertrauen zu einer wichtigen Person entwickeln müsse. Dies ist ein Grundgedanke, der sich später in der Bindungstheorie wiederfindet.

Bindungstest für Kleinkinder

Mary Ainsworth avancierte zur engen Mitarbeiterin Bowlbys und machte sich besonders darum verdient, die Schlüssigkeit seiner Theorie empirisch zu belegen. Sie war der Überzeugung, dass es wichtig ist, Mütter und Kinder in ihrer natürlichen Umgebung zu beobachten. Ihre Feldforschung in Uganda (1964) setzte sie in Baltimore durch Hausbeobachtungen fort und entwickelte schließlich »die fremde Situation«, eine standardisierte Verhaltensbeobachtung, mit deren Hilfe das Bindungsverhalten von Kindern in unterschiedliche Kategorien eingeteilt werden kann.

> ❗ Ainsworth legte Wert auf die Betonung des Erkundungsverhaltens (Exploration) als Gegenpol zum reinen Bindungsverhalten und fügte Bowlbys Bindungstheorie ganz wichtige Elemente bei.

standardisiertes Untersuchungsverfahren

Der Fremde-Situation-Test ist ein standardisiertes Untersuchungsverfahren zur Erfassung der Bindungsqualität. Er kann bei Kindern im Alter von 12–24 Monaten durchgeführt werden. Der Test entspricht einer Wartezimmersituation und besteht aus 8 dreiminütigen Episoden. In diesen Episoden erfährt das Kind in zunehmendem Maß Unvertrautheit und Fremdheit, sodass das Bindungssystem aktiviert wird. Die Untersuchung findet in einem ansprechenden Raum statt. Im Zentrum liegt eine Matte, die mit Spielzeug bestückt ist. An der Seite stehen 2 Stühle. Der Raum ist durch Einwegscheiben einsehbar. Die Episoden laufen, wie in der ▶ Übersicht zusammengefasst, ab.

6.1 · Sichere Bindung

> **Die fremde Situation**
> 1. Mutter und Kind betreten den Raum. Die Mutter setzt das Kind auf die Matte.
> 2. Mutter und Kind sind allein. Die Mutter liest eine Zeitung. Das Kind kann die Spielsachen erkunden und sich umschauen.
> 3. Eine freundliche Frau tritt ein, setzt sich, unterhält sich eine Minute mit der Mutter und beschäftigt sich dann mit dem Kind.
> 4. Die Mutter verlässt unauffällig den Raum, lässt aber ihre Tasche zurück. Die Fremde bleibt mit dem Kind allein. Sie wendet sich ihm zu und tröstet es, soweit notwendig.
> 5. Die Mutter kehrt zurück, und die fremde Frau geht. Mutter und Kind sind allein. Die Mutter beschäftigt sich mit dem Kind und lenkt das Interesse wieder auf das Spielzeug.
> 6. Die Mutter verlässt mit Abschiedsgruß den Raum; das Kind bleibt zurück.
> 7. Die fremde Frau kommt herein. Sie versucht, falls notwendig, das Kind zu trösten.
> 8. Die Mutter kehrt zurück; die Fremde verlässt gleichzeitig den Raum.

Für die Beurteilung der Bindungsqualität sind v. a. die Schritte 5 und 8 wichtig. Hier wird das Kind nach der Trennung wieder mit der Mutter vereint. Die Kinder zeigen dabei 4 mögliche Verhaltensweisen gegenüber der Mutter, um ihre Gefühle zu regulieren:

- Nähe suchen,
- Kontakt halten,
- Widerstand gegen Körperkontakt,
- Vermeidungsverhalten.

Beurteilung der Bindungsqualität

Zur Bewertung dieser Verhaltensweisen dient eine siebenstufige Skala. Die Gewichtung des jeweiligen Verhaltens in Verbindung mit dem Gesamteindruck des Kindes ermöglicht dann die Zuordnung zu einem von 4 verschiedenen Bindungsstilen:
A-Typ: unsicher-vermeidende Bindung,
B-Typ: sichere Bindung,
C-Typ: unsicher-ambivalente Bindung und
D-Typ: desorganisiert-desorientierte Bindung.

4 Bindungsstile

Aus didaktischen Gründen wird hier zunächst auf den B-Typ, die sichere Bindung, eingegangen. Die 3 anderen unsicheren Bindungsformen gelten als Risikofaktoren für spätere Entwicklungsdefizite sowie psychische Störungen und werden deshalb ausführlich im ▶ Abschn. 7.1 behandelt.

Sicher gebundene Kinder zeigen im Fremde-Situation-Test intensiv ihren Kummer, wenn sie allein gelassen werden. Sobald die Mutter zurückkommt, fühlen sie sich erlöst, suchen Kontakt zu ihr und spielen dann

sichere Bindung durch elterliche Feinfühligkeit

fröhlich weiter. Diese Kinder haben ihre Mütter als verlässlich, offen und einfühlsam erlebt und verinnerlicht. Sie vertrauen auf die Unterstützung und die Hilfe der Mutter in Notsituationen. Grundlage dafür ist die elterliche Feinfühligkeit, die durch intensiven Kontakt und beständiges, nachvollziehbares Verhalten gekennzeichnet ist. Wenn Säuglinge die Erfahrung machen, dass die Mutter angemessen auf ihre Bedürfnisse reagiert, entwickeln sie ein Gefühl dafür, etwas bewegen zu können, also ein Gefühl der Selbstwirksamkeit im Gegensatz zur Hilflosigkeit. Sie sind dann offen und bereit, die Welt zu entdecken. Mit dem Interesse und der Motivation des Kindes, Neues zu erkunden, steigt natürlich die Lernfähigkeit.

> **❗** Es besteht ein Zusammenhang zwischen Bindungssicherheit und Erkundungsverhalten auf der Grundlage der Kommunikation mit den primären Bezugspersonen.

sichere Bindung durch gemeinsame Aufmerksamkeit

Die Eltern akzeptieren, dass sie nicht beliebig über Körper und Seele des Kindes verfügen können. Sie überbehüten es nicht, sondern achten seine Autonomie, indem sie ihm nichts aufdrängen, was es nicht braucht und möchte. Sie nehmen ihm auch nicht ab, was es selbst machen kann und will. Kinder mit sicherer Bindung weinen durchaus innerhalb der »fremden Situation«, zeigen ihre Befindlichkeit deutlich. Obwohl die Trennung mit negativen Gefühlen besetzt ist, sind sie zuversichtlich, dass die Bindungsperson sie nicht im Stich lassen wird. Die Mutter erfüllt hier die Funktion eines »sicheren Hafens«, der dem Kind Schutz bietet. Dorthin kann es bei Bedrohung fliehen. Die Bindungsperson gibt aber durch ihr Ausdrucksverhalten, sowohl sprachlich wie mimisch, Rückmeldung darüber, wie die Situation zu beurteilen ist. Bewegt sich das Kind auf die Kellertreppe zu, wird »Vorsicht« signalisiert, setzt es Bausteine aufeinander, nimmt es »Ermutigung« wahr. So entwickelt sich eine spezifisch menschliche Fähigkeit: die gemeinsame Aufmerksamkeit. Das Kind achtet auf die Hinweise der Bezugsperson bezüglich der Umgebung und sucht gleichzeitig ihre Anteilnahme bei eigenen Aktionen. Während initial vieles nonverbal abläuft, wird der Kontakt allmählich sprachlich gefestigt.

»theory of mind«

Kinder können prinzipiell im Vorschulalter eine »theory of mind« entwickeln. Das ist die geistige Fähigkeit, zu erkennen, dass andere Personen eigene Gedanken, Gefühle und Absichten haben. Es handelt sich um eine komplexe intellektuelle Leistung des Kindes, etwa Ablehnung nicht auf sich selbst, sondern auf die emotionale Verfassung der Bezugsperson zurückzuführen. Viele Menschen besitzen diese Fähigkeit jedoch nicht, insbesondere solche mit Anpassungs- oder Persönlichkeitsstörungen (▶ Beispiele).

> **❗** Die Bindungsforschung geht davon aus, dass die »theory of mind«, je nach frühkindlicher Bindungsqualität, mehr oder weniger gut ausgeprägt ist.

Die innere Uhr vieler Menschen ist jedoch darauf eingestellt, immer und überall alles auf sich selbst zu beziehen und zwar im negativen Sinne. Das führt im zwischenmenschlichen Kontakt zu Konflikten, Missverständnissen und Beziehungsabbrüchen. Wenn nun Kinder diese wertvolle Fähig-

6.1 · Sichere Bindung

> **Beispiele**
>
> Wenn der Chef nicht, wie gewohnt, grüßt, die beste Freundin keine Urlaubskarte schreibt oder die Nachbarn plötzlich ihr Gespräch unterbrechen, wenn man den Hausflur betritt, dann kreisen die Gedanken um ein Thema: »Habe ich etwas falsch gemacht, etwas übersehen, jemanden beleidigt? Hat man sich gegen mich verschworen, mir etwas vorzuwerfen oder kommt Unangenehmes auf mich zu?«
>
> Angst und Unsicherheit machen sich breit. Dabei war vielleicht alles ganz anders: Der Chef hat schlecht geschlafen, die beste Freundin hat die Karte schlicht vergessen und die Nachbarn tauschen die neuesten Nachrichten über die Freundin des Hausmeisters aus.

keit des Perspektivenwechsels und der differenzierten Wahrnehmung erworben haben, können sie sich viel besser vor narzisstischen Kränkungen schützen. Sie sind also nicht so leicht verletzbar. Im umgekehrten Fall spricht man von Vulnerabilität (Verwundbarkeit) und bezeichnet damit ein erhöhtes Risiko für psychische Erkrankungen.

Schutz vor narzisstischen Kränkungen

Vulnerabilität (Verwundbarkeit)

Führende Entwicklungspsychologen sind der Ansicht, dass Selbstkenntnis und Einfühlungsvermögen in andere Personen Entwicklungsleistungen sind, die nur auf der Grundlage einer sicheren Bindung erbracht werden können. Vom Vorbild der Eltern und der Bindungsqualität hängt es somit ab, ob wesentliche Elemente sozialer Kompetenz in der sich entfaltenden Persönlichkeit verankert werden.

Vorbild der Eltern

Zusammenfassend ist in der »fremden Situation« die sichere Bindung durch hohe Flexibilität charakterisiert: Das Kind kann gleichermaßen die Umgebung erkunden, wenn es sich sicher fühlt, und sich vertrauensvoll an die Bindungsperson wenden, wenn es Hilfe benötigt. Zwischen beiden Polen, also liebevoller Nähe und spielerischer Erkundung, kann das Kind, je nach Bedarf, schnell umschalten.

Auswirkungen auf die kindliche Entwicklung

Der Fremde-Situation-Test wurde in Hunderten Studien weltweit wiederholt. Die Mehrzahl (50–80%) der untersuchten Kinder gehörte der Kategorie »sicher gebunden« an. International kam man übereinstimmend auf 3 Bereiche der kindlichen Entwicklung, die direkt auf die Bindungsqualität bezogen wurden:
- freundschaftliche Beziehungen zu Gleichaltrigen,
- Selbstvertrauen und Vertrauen in die Hilfsbereitschaft anderer Menschen sowie
- Offenbarung negativer Gefühle und gleichzeitige Bereitschaft, Hilfe anzunehmen.

Eine größere Anzahl von Längsschnittstudien über Jahrzehnte hinweg erbrachte den Beweis, dass es sich bei der Bindungsqualität um ein stabiles Merkmal handelt. In Puppenspielszenen konnte beobachtet werden, dass sich 5-jährige Kinder bindungsspezifisch in ihrer Art der Konfliktbewältigung unterscheiden.

Bindungsqualität als stabiles Merkmal

> **❗ Kinder mit sicherer Bindung finden sich in Kindergarten und Grundschule eindeutig besser zurecht.**

Die Reaktion der Eltern auf die Bedürfnisse ihres Kindes wird durch die eigenen Bindungserfahrungen in der Kindheit geprägt. Das wusste bereits Immanuel Kant, der gegen Ende des 18. Jahrhunderts in der von ihm herausgegebenen Zeitschrift *Über Pädagogik* Folgendes schrieb:

> Zwei Erfindungen des Menschen kann man wohl als die schwersten ansehen: die der Regierungs- und die der Erziehungskunst ... und nur dadurch, dass eine Generation ihre Erfahrungen und Kenntnisse der folgenden überliefert, diese wieder etwas hinzutut und es so der Folgenden übergibt, kann ein richtiger Begriff von der Erziehungskunst entspringen ... (Kant 1984)

transgenerationale Weitergabe von Bindung

Heute spricht man in diesem Zusammenhang von »transgenerationaler Weitergabe von Bindung«.

Adult Attachment Interview

Bindungsinterview für Erwachsene

Das Adult Attachment Interview (AAI) ist ein Bindungsinterview, das in den 80er Jahren von Mary Main und ihren Mitarbeitern speziell für Erwachsene entwickelt wurde.

> ❗ **Das Adult Attachment Interview gilt als Standardmessinstrument zur wissenschaftlichen Erfassung von Bindungsmustern bei Erwachsenen.**

Beurteilung der Bindungseinstellung

Mit diesem Messinstrument kann man zuverlässig erfassen, wie Erwachsene über ihre eigenen Bindungserfahrungen denken und fühlen. Die Befragten sollen über ihre Kindheit berichten und werden aufgefordert, sich an Situationen von Leid oder Krankheit sowie an erste Trennungen von den Eltern und deren Bewältigung zu erinnern. Die Gespräche werden wörtlich protokolliert und später analysiert. Hierbei kommt es darauf an, wie anschaulich, klar und verständlich die Angaben sind und ob wichtige Details Erwähnung finden. Bei der Auswertung der Interviews wird weniger auf die Inhalte geachtet, sondern vielmehr auf die Kohärenz, d. h. die Glaubwürdigkeit der berichteten Erinnerungen und die Art der mündlichen Schilderung. In Analogie zu den Kindern in der »fremden Situation« werden auch bei den Erwachsenen 4 Bindungsmuster unterschieden:

F   (»free-autonomous«): sicher-autonome Bindungseinstellung,
D   (»dismissing«): distanziert-beziehungsabweisende Bindungseinstellung,
E   (»entangeld-enmeshed«): präokkupierte, verstrickte Bindungseinstellung und
U   (»unresolved«): von unverarbeitetem Objektverlust beeinflusste Bindungseinstellung.

Das AAI wird international in der Forschung häufig angewandt. Aufgrund der ein- bis zweistündigen Untersuchungsdauer wurden jedoch inzwischen andere verkürzte Verfahren daraus abgeleitet.

Weitergabe von Bindungserfahrungen

> ❗ **Empirisch gibt es hohe Übereinstimmungen zwischen kindlichen und mütterlichen Bindungsstilen, d. h. es erfolgt eine Weitergabe von Bindungserfahrungen über die Generationen hinweg.**

6.1 · Sichere Bindung

Hat die Mutter im eigenen Elternhaus grobe Vernachlässigung erlebt, so ist es unwahrscheinlich, dass sie zu ihrem Kind eine sichere Bindung aufbauen kann. Hat sie hingegen positive Bindungserfahrungen gemacht, wird sie sich davon auch im Umgang mit ihrem eigenen Kind leiten lassen. Dem sicheren Bindungsmuster des Kindes entspricht das sicher-autonome Muster des Erwachsenen. Im AAI berichten diese Mütter oder Väter offen über ihre eigene Kindheit. Es fällt ihnen leicht, sich zu erinnern und auch Gefühle zu reflektieren. Eigene Bindungserfahrungen werden in Beziehung zur persönlichen Entwicklung gesetzt. Die Antworten im Interview sind in sich stimmig und adäquat. Gedankliche Assoziationen werden sprachlich gut wiedergegeben. Die Bindung an die eigenen Eltern erleben die befragten Erwachsenen überwiegend als wertvoll. Sie können um Hilfe bitten, diese annehmen und auch selbst Hilfe geben. Ihre Selbstwahrnehmung ist ebenso ausgeprägt wie ihr Einfühlungsvermögen in die Unterschiedlichkeit anderer Menschen. Die Studienergebnisse zeigen, dass jene Eltern, die sich gut an ihre Gefühle und Wünsche als Kind erinnern können, auch die Gefühle und Wünsche ihres eigenen Kindes gut verstehen und bereit sind, angemessen und liebevoll auf sie einzugehen.

Das AAI ist aber auch prognostisch von großer Bedeutung. So erbrachten Bindungsinterviews mit schwangeren Frauen bereits vor der Geburt des Kindes mit bis zu 75%iger Sicherheit eine Übereinstimmung zwischen dem Bindungsstil der Mutter und dem späteren Bindungsverhalten des dann einjährigen Kindes in der »fremden Situation«. Eine als sicher-autonom klassifizierte Bindung der Mutter sagt z. B. eine sichere Bindung ihres Kindes voraus. Vielfach wurde übrigens nachgewiesen, dass die Ergebnisse des AAI von sprachlichen Fähigkeiten, dem verbalen Intelligenzquotienten (IQ) und dem autobiographischen Gedächtnis unabhängig sind. *prognostische Bedeutung*

Weitere Längsschnittstudien, die einen Zeitraum von 22 Jahren umfassten, konnten zeigen, dass bei jungen Erwachsenen die Einstellung zur Partnerschaft ihren Ursprung in den ersten beiden Lebensjahren und in den Erfahrungen mit beiden Eltern hat. Die sichere Bindung in der frühen Kindheit führt demnach in engen Beziehungen zu großer Wertschätzung des Partners und zu Zuverlässigkeit, insbesondere, wenn der Partner Hilfe benötigt. Solche jungen Erwachsenen schildern in Bindungsinterviews ihre Zuneigung in Partnerschaften lebendig anhand von Beispielen. *Einstellung zur Partnerschaft*

Nicht nur der Kontakt zur Mutter, sondern auch die Feinfühligkeit und die angemessene Förderung des Kindes durch den Vater, z. B. im Spiel, hat einen wichtigen Einfluss auf die spätere Beziehungsfähigkeit des Heranwachsenden. Alle Längsschnittstudien unterstützen die zentrale Hypothese von Bowlbys Bindungstheorie: *Rolle des Vaters*

> Es gibt einen starken ursächlichen Zusammenhang zwischen den Erfahrungen, die eine Person mit ihren Eltern macht und ihrer späteren Fähigkeit, enge Beziehungen einzugehen. (Bowlby 1995, S. 180)

Kinder, die feinfühlige Eltern hatten, entwickeln sich nach derzeitiger Erkenntnis zu Erwachsenen, die ihre eigenen sowie die Bindungsbedürfnisse ihrer Partner gut kennen und ihre Beziehungen achtsam pflegen.

❶ Eltern, die aufgrund ihrer eigenen Entwicklung Bindungen nicht als besonders wertvoll erachten, brauchen dringend Hilfe.

6.2 Funktionen der Familie

Bürgerliche Erziehung im 19. Jahrhundert

zeitlicher Wandel

Der Familienbegriff unterliegt in seiner Bedeutung einem zeitlichen Wandel. Unsere Großeltern, während der Kaiserzeit geboren, verstanden etwas anderes darunter als unsere Eltern, die um 1930/1940 das Licht der Welt erblickten, und die heutige Elterngeneration weist eine nie gekannte Vielfalt an Lebensformen auf. Kinder haben zurzeit den Status einer seltenen Tierart, die vom Aussterben bedroht ist. Eltern präsentieren sich neben der »Normalfamilie« als nichteheliche Lebensgemeinschaft, gleichgeschlechtliche Partnerschaft, Alleinerziehende, Wochenendehe, Patchwork-Familie oder geschiedene Elternteile ohne Sorgerecht. Zur Pluralität der Lebensformen tragen weiterhin der Einpersonenhaushalt und die kinderlose Ehe bei. Familiensoziologisch schlagen der Rückgang der Eheschließungen und der Geburtenrate sowie die Zunahme der Scheidungen zu Buche. Besonders durch die hohe Scheidungsrate entstehen immer mehr sogenannte Patchwork-Familien, in denen Kinder unterschiedlicher Herkunft leben.

scharfe Trennung der Geschlechtsrollen

Die etwas reiferen Jahrgänge unter uns berufen sich gern darauf, dass früher alles besser bzw. übersichtlicher war. Die Rede ist vom bürgerlichen Familienbild des 19. Jh.s, das auch in der ersten Hälfte des 20. Jh.s noch Gültigkeit hatte. Grundlage war die scharfe Trennung der Geschlechtsrollen: Der Mann sicherte die Familie finanziell ab, ging seinem Beruf nach und repräsentierte die Familie als Oberhaupt. Die Frau kümmerte sich um Wohnung, Haushaltsführung und Kindererziehung. Nach außen stellte sich die Familie geschlossen und solidarisch dar; die Kinder ordneten sich den Eltern unter. Die Erziehung der Kinder war ureigenes Anliegen der Eltern. Gehorsam, Höflichkeit, Ordnung, Sauberkeit und Fleiß stellten Werte dar, die, je nach Situation, mit Lob oder Strafe (auch körperlich) bedacht wurden. Über Sexualität sprach man nicht. Konsequent wuchsen die Kinder in ihre Geschlechtsrolle hinein.

Der Struwwelpeter

Diese Epoche bürgerlicher Erziehung wird von dem Frankfurter Arzt Dr. Heinrich Hoffmann in dem weltberühmten Kinderbuch *Der Struwwelpeter* beschrieben. Der Autor äußerte sich zur Entstehung des Buches folgendermaßen: »Gegen Weihnachten des Jahres 1844, als mein ältester Sohn 3 Jahre alt war, ging ich in die Stadt, um demselben zum Festgeschenke ein Bilderbuch zu kaufen, wie es der Fassungskraft des kleinen menschlichen Wesens in solchem Alter entsprechend schien. Aber was fand ich? Lange Erzählungen oder alberne Bildersammlungen.«

Hoffmann kam schließlich mit einem leeren Schreibheft zurück und beschloss, selbst für seinen Sohn ein Bilderbuch zu schreiben bzw. zu zeichnen. Im Jahr 1845 erschien das Buch zum ersten Mal in Druck unter dem Titel *Trollige Geschichten und lustige Bilder für Kinder von 3 bis 6 Jahren*. Seit der vierten Auflage erschien es unter dem Titel »Der Struwwelpeter«.

In dem Buch erzählt Hoffmann Geschichten von Kindern, die nicht brav sind, nicht auf ihre Eltern hören und denen deshalb grausames Unheil wiederfährt. Paulinchen verbrennt, weil sie mit Streichhölzern spielt. Dem kleinen Konrad werden vom Schneider die Daumen abgeschnitten, weil er heimlich daran nuckelt. Der Suppenkasper verhungert, weil er sich weigert, seine Suppe zu essen.

Durch das Kinderbuch wird die Thematik der Familienerziehung in breite Bevölkerungsschichten hineingetragen. Erstmals erscheint Erziehung als Charakterbildung des Menschen und nicht als Ausbildung, die außerhalb der Familie geschieht.

Erziehung als Charakterbildung

Hoffmann, der selbst als leitender Arzt der Frankfurter »Anstalt für Irre und Epileptische« im Bereich der Jugendpsychiatrie arbeitete, hat in seinem Kinderbuch wahrscheinlich Fälle aus seiner Praxis verarbeitet. Die Geschichten spiegeln die autoritäre Pädagogik jener Zeit wider, die auf Erzeugung von Angst, Drohungen, Gewalt und körperlicher Züchtigung beruhte.

autoritäre Pädagogik

Wie intensiv das bürgerliche Familienbild noch in vielen Köpfen haftet, zeigt eine Wortneuschöpfung, die Mitte 2007 durch die Medien ging. Als Alternative zu der heiß diskutierten und kostspieligen, flächendeckenden Aufstockung der Kinderkrippenplätze wurde von einigen Politikern die »Herdprämie« vorgeschlagen. Mit dieser zunächst gut gemeinten Idee sollten alle daheim gebliebenen Mütter »entschädigt« und vom beruflichen Wiedereinstieg abgelenkt werden. Grotesk nur, dass gerade dieser unglückliche Begriff der Herdprämie letztlich den schwierigen Beruf der Hausfrau und Mutter diskreditierte. Im Bewusstsein der Familienstruktur von damals und der bekanntermaßen antiquierten Frauenrolle musste sich doch jede moderne, nichtberufstätige Mutter stigmatisiert und mit Almosen verhöhnt fühlen. Die »Herdprämie« – ein Unwort im politischen Sommertheater 2007.

Überbleibsel des bürgerlichen Familienbilds

Gegenwärtige Bedeutung und Funktion der Familie

Keimzelle der Gesellschaft

Zeitgeist und Familienrealität entsprechen bei einem Großteil der deutschen Bevölkerung nicht mehr dem bürgerlichen Familienbild. Die heutigen Prinzipien entstammen dem Gedankengut des Sozialismus, wobei für Männer und Frauen auf dem Arbeitsmarkt Chancengleichheit bestehen soll. Durch die Gleichberechtigung der Ehefrau in der Partnerbeziehung wird finanzielle Unabhängigkeit angestrebt. Beide Ehepartner übernehmen gemeinsam die Verantwortung für den Haushalt und die Kindererziehung. Dieses neue Familienbild fordert in erster Linie Vereinbarkeit von Familie und Erwerbstätigkeit. Weitere Eckpunkte sind Mitspracherechte der Kinder, partnerschaftlicher Erziehungsstil und die Ablehnung einer geschlechtsspezifischen Erziehung.

Gleichberechtigung

❓ Leitfragen
Was versteht man heute unter »Familie«, und welche Aufgaben kommen ihr zu?

Wenn Kinder »Familie« spielen, definieren sie den Begriff ganz selbstverständlich als »Vater-Mutter-Kind-Szene« und verteilen auch so die Rollen. Damit ist bereits die Kernfamilie bezeichnet, die aus der Triade Vater, Mutter und Kind besteht.

Kernfamilie

> **Soziologisch gilt die Kernfamilie als Lebens- und Wohnform bzw. als Keimzelle der Gesellschaft; biologisch gilt sie als kleinste Reproduktionseinheit.**

Reproduktionsgedanke

Die Familie prägt die Qualität der Reproduktion einer Gesellschaft. Was heißt das?

Nun, zunächst sollte man annehmen, dass sich eine intakte, z. B. von Moral getragene Gesellschaft, aus überwiegend funktionstüchtigen Zellen, also Familien, zusammensetzt. Der Reproduktionsgedanke beinhaltet, dass eine Gesellschaft nur dann Bestand haben kann, wenn sie sich permanent erneuert und einer Überalterung entgegenwirkt. Bekanntlich ist das in der BRD u. a. aus politischen und ökonomischen Gründen ein Problem. Statistisch bringen Frauen in Westdeutschland gerade noch 1,4 Kinder und in Ostdeutschland sogar nur 1,2 Kinder zur Welt. Dort, wo noch Kinder geboren werden, kommt es häufig zu einem beschleunigten Zerfall von Familien, sodass sich die Verhältnisse umkehren. Es existiert bei der Geburt eines Kindes nicht notwendigerweise auch die dazu gehörige Familie. Die Haltefunktion der Familie zerbricht häufig wieder oder sie formiert sich auf Umwegen mit nichtverwandten Elternfragmenten bzw. Patchwork-Geschwistern neu.

Trotz aller Skepsis soll für die folgenden Betrachtungen die Vorstellung von der gesunden Kernfamilie gelten, der elementare Funktionen zukommen.

Erziehung in der Familie

In der Familie findet Sozialisation statt. Durch ihr Ausbildungspotenzial wird dem Kind das Hineinwachsen in die Gesellschaft erleichtert; es erfährt soziale Kontrolle und Verstärkung von Fähigkeiten und Motivation. Menschen mit Orientierungsvorsprung (Eltern) befinden sich im Austausch mit Orientierungssuchenden (Kindern). Diesen Vorgang nennt man Erziehung, wobei die meisten Eltern die in der ▶ Übersicht aufgelisteten Ziele ansteuern.

Erziehungsziele

- Entwicklung der Talente des Kindes, seines Selbstbewusstseins und seiner Unabhängigkeit
- Begrenzung negativer Impulse wie Neid, Aggression und Egoismus
- Vermeidung unerlaubten Verhaltens
- Förderung von Toleranz, Kontaktbereitschaft, Fleiß, Ehrlichkeit und Pflichtbewusstsein
- Einhaltung gesellschaftlicher Gepflogenheiten (Respekt und Achtsamkeit)

Die Familie bietet Schutz und materielle Fürsorge für Säuglinge, aber auch für kranke und alte Angehörige. Sie pflegt, ernährt und kleidet sie, gibt ihnen eine Wohnung. In ihrer politischen Funktion gewährt die Familie Raum für dort geborene Kinder und legitimiert deren Platz in der Gesellschaft.

Zweifellos bildet die Kernfamilie das Forum für die primären Lernerfahrungen des Kindes. Eltern ermöglichen das Lernen am Modell, sind Vorbilder und bieten besonders in den ersten Lebensjahren Anregungen, da das Kind die meiste Zeit im Kreis seiner Familie verbringt. Beispielsweise stimuliert das Sprachverhalten der Eltern ganz eindeutig den Spracherwerb des Kindes, denn hierbei handelt es sich um einen klassischen Nachahmungsprozess. Überhaupt ist die Familie der erste und wichtigste Ort der Erziehung und Bildung. Im Licht der Globalisierung und der Komplexität der Welt erscheint das intime Beziehungssystem der Familie unverzichtbar als Ankerplatz der Lebensführung und Lebensgestaltung des Menschen. Die Familie ist der einzige Ort, an dem sich ein Mensch rundherum so offenbart, wie er ist – mit all seinen Eigenheiten, Verhaltensweisen und Merkwürdigkeiten. Wo sonst kann man ungewaschen hinter der Morgenzeitung verschwinden oder sich genüsslich auf der Couch ausstrecken?

Forum für primäre Lernerfahrungen

> **!** Wenn das Familiensystem geschlossen und solidarisch ist, gelingt ein befreiendes und authentisches Miteinander. Es gibt Sicherheit und Geborgenheit.

Andererseits ist das Unternehmen Familie eine zutiefst emotionale Angelegenheit. Nur wenige Menschen können eine Person so sehr ärgern oder verletzen wie ihre nächsten Angehörigen!

Ort emotionaler Offenheit

In Schule, Beruf, Sportverein oder selbst im Kontakt mit entfernteren Verwandten werden immer nur Teilbereiche der Persönlichkeit wirksam. Es sind soziale Rollen, die, je nach Situation und Erfordernis, dem Menschen abverlangt und von der Gesellschaft bewertet werden. So entsteht oftmals ein sozial erwünschtes Verhalten, das an der Oberfläche bleibt. Auf die Frage »Wie geht es Dir?« antwortet fast jeder mit »gut«, weil es in der flüchtigen Begegnung von beiden Seiten gar nicht erwünscht ist, etwa ein Problem tiefer zu erörtern. Insofern bleibt der Kontakt außerhalb der Familie vielerorts unehrlich, gespielt und in keiner Weise authentisch – ein großes Theater eben. Es gibt natürlich gestörte Familiensysteme, in denen das genauso ist, vergleichbar mit einem scheinbar knackigen Apfel, der von innen heraus fault.

Menschen, denen es schwer fällt, die notwendige Fassade aufrechtzuerhalten oder die ihre Rollen schlecht geprobt haben, geraten häufig auf die Verliererstraße. Sie sind sozial isoliert und leben bis ins hohe Alter noch mit einem Elternteil oder mit Geschwistern in symbiotischer Zweisamkeit zusammen. So erhalten sie sich möglichst lange die Situation der Kernfamilie und die damit verbundene Sicherheit gegenüber der undurchsichtigen Welt da draußen.

> **!** Aus der Sozialisationsforschung und modernen Entwicklungspsychologie ist bekannt, dass Eltern und Kinder sich wechselseitig beeinflussen.

wechselseitige Beeinflussung

Das bedeutet, Kinder gestalten schon im ersten Lebensjahr ihre Umwelt aktiv und auf vielfältige Weise mit.

Insbesondere das angeborene Temperament ist hier ein zentraler Faktor. Es gibt »einfache« und »schwierige« Kinder. Zudem ist die Ansprechbarkeit auf Außenreize unterschiedlich ausgeprägt. Alle Eltern wünschen sich »ruhige, brave und pflegeleichte Kinder«, die tagsüber aufgeweckt und nachts schläfrig sind. Nun gibt es aber »Schreikinder«, die auch ansonsten im Umgang den Eltern nicht die Erfolgserlebnisse bescheren, die diese sich vorgestellt hatten.

Recht häufig steht das Kind heute für eine gut durchdachte Entscheidung und hat v. a. eine wichtige Aufgabe: Es soll das Leben der Eltern bereichern und zwar möglichst problemlos (▶ Fallbeispiel).

> **Fallbeispiel**
>
> Alles war perfekt. Gemeinsame Zahnarztpraxis, Cabrio mit Ledersitzen, in den Ferien Skifahren in Garmisch, Segeln vor Sardinien, Einfamilienhaus, jeden Sonntag zum Edelitaliener und immer noch nicht geschieden. Am 10. Hochzeitstag nahmen Julia (38 Jahre alt) und Markus (43 Jahre alt) ihre Familienplanung fest in den Blick: Nachwuchs schnellstmöglich, Wickel-Sharing und definitiv nur ein Kind. Bis zum Kinderkrippenstart wollte Julia montags und dienstags arbeiten, ihr Mann an den anderen Tagen.
> Es klappte. Zwölf Monate später kam Vincent-Dennis. Der blauäugige Glatzkopf verdoppelte innerhalb weniger Wochen sein Lungenvolumen, war gut bei Stimme und machte die Nacht zum Tag. Mit zunehmender Mobilität nahm er Besitz von der in weiß gehaltenen Designereinrichtung und den in 10 Jahren zusammengetragenen Anschaffungen des Elternpaares. Julia und Markus hatten es bald aufgegeben, den ursprünglichen Zustand ihres Hauses wiederherstellen zu wollen. Füttern, Wickeln, Spielen, Einkaufen, Baden, Spazieren gehen, Fieberzäpfchen geben – das Leben hatte sich verändert. Auch die Besuche beim Italiener waren immer seltener geworden, besonders nachdem Vincent-Dennis am Ostersonntag dort größeres Aufsehen erregt hatte. Er war in einem unbemerkten Moment mit seinem Hochstuhl auf den Nachbartisch aufgeschlagen, sodass eine recht teure Flasche Chianti zu Boden stürzte. Ähnliche Szenen ereigneten sich immer mal wieder, hierbei gehörten verschüttete Saftgläser oder erbrochenes Müsli im Auto schon zur Routine. Markus, der sich in die Arbeit stürzte, kam spät nach Hause, belegte sich noch ein Brötchen und ging zu Bett. Julia war meist ab 21.00 Uhr vor laufendem Fernseher auf der Couch nur noch schwer aufweckbar. Wenn alles gut lief, meldete sich Vincent-Dennis erst wieder um 5.00 Uhr morgens und forderte seine Kuschelrunde im Ehebett, natürlich auch am Wochenende. Da gab es doch auch noch etwas anderes? Auch das wurde immer seltener – genau wie die Besuche beim Edelitaliener.
> Nach 2 Jahren und 6 Monaten war Julia fertig. Kinderarzt, Ratgeberliteratur, Selbsthilfegruppen, Babymassage und Familienberatung – sie hatte alles durch. Vincent-Dennis schien der am schwersten erziehbare 2,5-Jährige Deutschlands zu sein.
> Statt in ihre Zahnarztpraxis geht die 41-Jährige jetzt zum Psychotherapeuten.

Nun, soweit muss es doch nicht kommen.

6.2 · Funktionen der Familie

Rolle der Großeltern

In solchen und auch anderen Fällen wird früher oder später die Feuerwehr in Gestalt der Großeltern gerufen, sofern diese sich nicht als junge Alte mit immer vollem Terminkalender in der Welt herumtreiben.

❓ Leitfragen
Welche Rolle spielen die Großeltern in der Familie?

Sind es die Alten, die sich mühsam über die Straße schleppen oder als unnütze »Fresser« das Sozialversicherungssystem belasten?
Nein, die ältere Generation hat viel zu geben. Nie zuvor waren sie so gut ausgebildet, bei so guter Gesundheit, besser qualifiziert und wirtschaftlich unabhängiger als heute.

qualifizierte Unterstützung

❗ Großeltern nehmen eine wichtige Vermittlerposition zwischen gestressten Eltern und rebellierenden Enkeln ein.

Ihr Servicebereich ist groß, vom Babysitter bis zum Sponsor des Führerscheins. Jeder von uns wird aus eigener Erfahrung viele Situationen aus Kindheit und Jugend benennen können, in denen Oma oder Opa die Helfer in der Not waren. Finanzielle Transaktionen, um beim Geld zu beginnen, sind zwar hilfreich und angenehm, jedoch nicht von bleibendem Wert. Dort, wo Familiensysteme harmonisch ineinandergreifen, fließen jedenfalls größere Anteile der Renten als Unterstützung der Enkel oder der eigenen Kinder wieder an die jüngeren Generationen zurück.

Helfer in der Not

Sofern Großeltern Zeit haben, ist dies eine noch viel wichtigere Ressource, die sie für junge Menschen zu idealen Ansprechpartnern macht. In der Regel wird der Faktor Zeit von der älteren Generation gratis zur Verfügung gestellt – dieses Phänomen gibt es in unserer Dienstleistungsgesellschaft sonst nirgendwo. Oft sind sich die Jungen, die davon profitieren, solcher Wertschöpfung gar nicht ausreichend bewusst.

Faktor Zeit

Nicht erkannt hat man bisher ein Potenzial, das in den vielen Seniorenheimen und Altenwohnanlagen schlummert. Bei weitem sind dort nicht alle Bewohner dement oder bettlägerig. Viele fühlen sich nur einsam, waren irgendwann auch einmal Eltern und Großeltern, können aber aus unterschiedlichen Gründen, z. B. aufgrund von Bewegungseinschränkungen, nicht mehr allein leben. Sie freuen sich über jeden Besuch, sprechen gern von früher und sind interessiert an ihrer Umgebung. Die Verknüpfung dieser wertvollen Ressource mit Kindertagesstätten könnte die Erweiterung des dortigen Teams um eine Leihoma oder einen Leihopa aus dem nahe gelegenen Heim bewirken. Diese neuen »Mitarbeiter« würden mit Sicherheit viel an Beziehungsqualität beisteuern, die Erzieherinnen entlasten und »großelternspezifische Leistungen« erbringen (z. B. Vorlesen, Erzählen, Zuhören), die sonst vielleicht zu kurz kommen. Da die eigene Oma vieler Kinder oft weit weg wohnt oder der Opa schon lange verstorben ist, gewinnt dieses Modell noch zusätzlich an Charme.

Leihoma, Leihopa

❗ Die Kooperation zwischen Seniorenheimen und Kindertagesstätten ist ein bisher viel zu wenig beachteter Synergismus, eine wahre »Win-win«-Gemeinschaft im Sinne unserer modernen Dienstleistungsgesellschaft.

familiäre Kontinuität

Aus Sicht des Kindes stellt die Existenz der Großeltern den greifbaren Beweis familiärer Kontinuität dar. Oma und Opa erzählen gern von früher, kommen aus einer anderen Zeit, verbrachten ihre eigene Kindheit unter heute schwer vorstellbaren Bedingungen. Enkelkinder nehmen das interessiert auf und weiten ihren Horizont sowie ihr Gefühl für Generationenfolge, Nachkommenschaft, menschliches Dasein und Sosein. Großeltern sind doch irgendwo alle Philosophen. Sie geben ein Wissen weiter, das exklusiven Charakter hat, da es sonst nirgends erhältlich ist. Sie erzählen den Enkelkindern Geschichten über die eigenen Eltern, die man von diesen vermutlich nie erfahren würde.

Vermittlerfunktion

Sie greifen auch regulierend ein, wenn es Konflikte mit den Eltern gibt. Das ist naturgemäß in der Pubertät der Fall. Auf der Suche nach der eigenen Identität reißen sich die meisten Jugendlichen mit Macht von der elterlichen Lebenswelt los. Dabei können harte Worte fallen. Eltern reagieren verletzt und sind erschrocken über die Heftigkeit der Auseinandersetzung. In dieser Phase ist es für beide Seiten gut, Großeltern als Mediatoren zu haben, die v. a. geduldige Zuhörer sind. Ja, irgendwie erfüllen sie die Funktion von Psychotherapeuten. Durch Verständnis und Empathie, Ruhe und Ausgeglichenheit können sie ihre Enkel dazu bringen, den einen oder anderen Standpunkt zu überdenken oder ihr Verhalten zu korrigieren. Da sie eine Generation von den Enkeln trennt, betreffen deren Konflikte mit den Eltern sie nicht. Oma und Opa sind auch nicht Teil des Mikrokosmos, aus dem die Jugendlichen ausbrechen wollen, stellen also keine Bedrohung dar. Sie sind neutrale Ratgeber, unverdächtig und loyal, oft die einzigen Erwachsenen, von denen sich Pubertierende noch etwas sagen lassen.

Ersatzfunktion

Nun, es gibt noch genügend andere Felder verbrannter Erde, auf denen Großeltern das Schlimmste verhüten. Man denke z. B. an schwere Erkrankungen eines Elternteils oder dessen Verlust.

Beziehungswandel zwischen Großeltern und Enkeln

Über die Jahre vollzieht sich ein natürlicher Beziehungswandel, der mitunter einen wertvollen emotionalen Reifungsprozess der Enkel befördert. Anfänglich sind sie klein und hilfsbedürftig; die Großeltern erscheinen ihnen als starke Beschützer. Mit der Zeit kommt es zum Rollentausch. Das Kind avanciert zum dynamischen, jungen Erwachsenen, und die Großeltern werden allmählich gebrechlich. Nun ist es an den Enkeln, ein wenig von dem zurückzugeben, was sie als Kinder empfangen haben. Nicht selten wohnt dann auch dieser Phase der Beziehung ein ganz besonderer Zauber inne – bis über den Tod hinaus.

Rolle der Mutter

Die Psychoanalytiker René Spitz und Margrit Mahler kamen in ihren Pionierarbeiten zu dem Ergebnis, dass der Vater in der frühen Kindheitsentwicklung eine geringere Rolle spiele als die Mutter. Bereits Sigmund Freud hatte die Mutter oder die Person, die mit der Fütterung, der Sorge und dem Schutz des Kindes betraut ist, als das einzige und wichtigste Objekt der ersten Lebensjahre angesehen und den Vater erst für die spätere Entwicklung (ab dem dritten Lebensjahr) als bedeutsam eingeführt.

Rolle des Vaters

❗ **Im Gegensatz zu der Mutter-Kind-Beziehung (Dyade) geht man heute von der Unverzichtbarkeit des Vaters von Geburt an aus.**

Unverzichtbarkeit des Vaters von Geburt an

Schon mit 4 Monaten ist die Fähigkeit des Kindes, in eine Drei-Personen-Beziehung (Triade) einzutreten und diese eigenständig mitzugestalten, beobachtbar. Durch die Interaktion mit bestimmten Bezugspersonen lernt das Kind, die Personen in seiner Umgebung zu unterscheiden. Es reagiert personenspezifisch, indem es seine Signale bevorzugt einer oder mehreren bestimmten Personen zuwendet (dritter bis siebter Lebensmonat). Ob diese Fähigkeit entwickelt werden kann, hängt entscheidend vom elterlichen Reizangebot ab. Voraussetzung dafür ist auch die intakte Paarbeziehung der Eltern.

Das Verhältnis zwischen Vater und Kind definiert sich v. a. über das gemeinsame Spiel, über motorische Anregung und das Lernen von Kulturtechniken (Lesen, Schreiben, elementares Rechnen). Besonders im Alter von 2–6 Jahren ist die sogenannte väterliche Spielfeinfühligkeit gefragt, d. h. Lernfreude und Fähigkeiten des Kindes sollten behutsam unterstützt werden. Die Spielfeinfühligkeit des Vaters kann, wie Längsschnittuntersuchungen gezeigt haben, Selbstvertrauen und Selbstwirksamkeit bis ins junge Erwachsenenalter fördern.

väterliche Spielfeinfühligkeit

❗ **Während die Mutter überwiegend das Bindungsverhalten des Kindes unterstützt, ist der Vater für das Erkundungsverhalten von Bedeutung.**

Durch umfangreiche Beobachtungs- und Längsschnittstudien konnte man nachweisen, dass Väter körperliche Aktivitäten und Spielverhalten mit ihren Kindern bevorzugen. Bei Müttern beobachtete man mehr pflegerische Handlungen (»care giving«).

Über die gesamte Kindheit unterstützen Väter die Autonomie der Kinder deutlich, während Mütter ihre Kinder noch länger als abhängig und hilfsbedürftig ansehen. Väter haben große Bedeutung für die Individuation ihrer Kinder. Die Vaterfigur ist ein gutes Modell für das Erwachsenwerden und die zunehmende Ablösung vom Elternhaus, denn der Vater ist naturgemäß oft abwesend und trotz größerer Distanz mit den Kindern eng verbunden.

Unterstützung der kindlichen Autonomie

Beim Jugendlichen treten, ausgelöst durch körperliche Reife, massive Veränderungen im Körperkontakt zu beiden Eltern auf. Der Vater hat jetzt vorwiegend die Funktion des Beraters in schulischen, beruflichen oder wirtschaftlichen Angelegenheiten.

Funktion des Beraters

❗ **Sicherlich ist vielen Vätern noch nicht ausreichend bewusst, wie wichtig ihre spürbare Gegenwart für die gesunde Entwicklung ihrer Kinder ist.**

Der Arzt und Psychoanalytiker Alexander Mitscherlich (1908–1982), ein engagierter Kritiker der bundesdeutschen Nachkriegsgesellschaft, nimmt bereits 1963 in seinem Buch *Auf dem Weg zur vaterlosen Gesellschaft* Bezug darauf. Er entwirft ein sozialpsychologisches Bild unserer Epoche, das sei-

Problem der vaterlosen Gesellschaft

ne Gültigkeit bis heute nicht verloren hat. Mitscherlich zeigt auf, wohin eine Gesellschaft steuert, die von Vorbildern und Idealen Abschied nimmt. Sie entwickelt mitmenschliche Indifferenz, Aggressivität, Destruktivität und Angst. Mitscherlich schreibt u. a.:

> Das faktische Gegenbild zu den für unsere Zeitläufe charakteristischen Helden der Massen sind die initiativarmen Frühpensionäre, die in ihren Wohlfahrtsstaaten nie flügge werden wollen. (Mitscherlich 1963)

Es fehlt aktuell an männlicher Präsenz in Kindergärten und Grundschulen. Kinder haben hier nur einseitige Möglichkeiten der Identifikation, da sie ganz überwiegend mit weiblichen Bezugspersonen zusammen sind. Echte Innovation wäre die Einstellung von Erziehern in Kindertagesstätten.

Ein originelles ▶ Beispiel für die Beziehung zwischen Vater und Sohn findet man in dem autobiographischen Roman des deutschen Schriftstellers Theodor Fontane (1819–1898) mit dem Titel *Meine Kinderjahre*, der erstmals 1893 erschien.

»… als hörte ich meinen Vater sprechen.«

Beispiel

Fontane litt an episodisch auftretenden Depressionen. Er teilte später mit, er habe sich an dieser Autobiographie »gesund geschrieben«. Seine Kindheitserinnerungen beginnen mit der Beschreibung der Eltern. So sagt er über seinen Vater, er sei ein stattlicher Mann gewesen, »Fantast und Humorist, Plauderer und Geschichtenerzähler«. Die Mutter sei schlank und zierlich gewesen, dabei energisch und von trockener Sachlichkeit, aber mit einer Neigung zu heftigen Temperamentsausbrüchen.

Fontane hing offensichtlich besonders an seinem Vater, in dem er sich im Alter auch wiedererkennt. So habe er viele seiner Eigenschaften übernommen. »Wenn ich entsprechende Szenen in meinen Romanen und kleinen Erzählungen lese, so ist es mir mitunter, als hörte ich meinen Vater sprechen« (Fontane 2003, S. 24).

Der kleine Fontane hatte zunächst keinen Hauslehrer und übte täglich eine Stunde Lesen mit der Mutter, der Vater unterrichtete eine Stunde Geographie und Geschichte. In seinen Kindheitserinnerungen schreibt Fontane über diesen Unterricht: »Ich verdanke diesem Unterricht, wie den daran anknüpfenden gleichartigen Gesprächen, eigentlich alles Beste, jedenfalls alles Brauchbarste, was ich weiß. Nicht bloß gesellschaftlich sind mir, in einem langen Leben, diese Geschichten hundertfach zugute gekommen, auch bei meinen Schreibereien waren sie mir immer wie ein Schatzkästlein zur Hand, und wenn ich gefragt würde, welchem Lehrer ich mich so recht eigentlich zu Dank verpflichtet fühle, so müsste ich antworten: meinem Vater, meinem Vater, der sozusagen gar nichts wusste, mich aber mit dem aus Zeitungen und Journalen Aufgepickten und über alle möglichen Themata sich verbreitenden Anekdotenreichtum unendlich vielmehr unterstützt hat, als alle meine Gymnasial- und Realschullehrer zusammengenommen« (Fontane 2003, S. 26).

Rolle der triadischen Beziehung

Die triadische Beziehung (Vater-Mutter-Kind) hat wichtige Funktionen (▶ Beispiel).

6.2 · Funktionen der Familie

> **Beispiel**
>
> Der 6-jährige Thomas spielt mit seinem Vater im Garten Fußball. Beide haben übersehen, dass Thomas seine neue Hose trägt, die nach geraumer Zeit einen deutlichen Reinigungsbedarf aufweist. Die Mutter ist wütend. Vater und Sohn versuchen solidarisch, die Situation zu bereinigen. Am Abend kuschelt Thomas wieder mit der Mutter und bittet sie um eine Gute-Nacht-Geschichte. Der Streit ist vergessen.

Es ist dieser ständige mit Konflikten verbundene Wechsel in der Triade, der dem Kind Sicherheit und Geborgenheit vermittelt. Nie ist es so ganz isoliert, immer gibt es irgendwo eine helfende Hand. *Wechsel in der Triade*

Der Schweizer Bildungsreformer Johann Heinrich Pestalozzi (1746–1827) beschwor im 18. Jh. schon die »Kraft der Wohnstube« und plädierte für Mütterversammlungen bei der nachmittäglichen Handarbeit. Eine seiner Kernthesen war: »Wenn die Persönlichkeitsentwicklung des Kindes gelingen soll, so müssen ihm seine Eltern Zeit, Zuwendung und Zärtlichkeit schenken« (Pestalozzi 2006, S. 14).

Emotionale Basis und dauerhafte Verlässlichkeit der Eltern sind die Voraussetzungen dafür, dass ein Kind Konflikte aushalten kann, die notwendig sind, um eine sichere Identität auszubilden. Fehlt ein Element der Triade, weil es nie vorhanden war oder durch Trennung oder Tod ausgefallen ist, muss der verbliebene Elternteil viel leisten, um zu kompensieren. Gelingt dies nicht, kann die lebenslange Suche des Kindes nach dem verlorenen Elternteil, meist dem Vater, die Wurzel unterschiedlichster psychischer Störungen im Erwachsenenalter sein. *Verlässlichkeit beider Eltern*

Sigmund Freud stellte schon 1934 fest, dass die Person des Vaters in der Fantasie erhöht wird. Für Scheidungskinder bleibt der getrennt lebende Vater in der Fantasie lebendig und stark besetzt, selbst wenn es sich nur um gelegentliche Besuche handelt. Eine derartige Idealisierung ist aus psychoanalytischer Sicht ein Abwehrmechanismus zur Verarbeitung starker negativer Affekte wie Wut oder Trauer. Oft ist das die einzige Möglichkeit für ein Kind, mit dem Verlust eines Elternteils fertig zu werden und einen Ersatzvater oder eine Ersatzmutter akzeptieren zu können. *Verlust eines Elternteils*

> ❗ Glückliche Kinder werden am wahrscheinlichsten zu reifen, selbstbewussten und beziehungsfähigen Persönlichkeiten, wenn beide Eltern liebevoll, einfühlsam, zuverlässig und fürsorglich Grenzen setzen und als Paar in Harmonie leben (◘ Abb. 6.1; ▶ Übersicht).

Leitsätze für eine glückliche Kindheit
- Du bist willkommen (Liebe)
- Wir beschützen Dich (Bindung)
- Wir lassen Dich lernen (Stimulation)
- Du darfst Neues entdecken (Exploration)
- Du kannst etwas (Selbstwirksamkeit)

Kapitel 6 · Schutzfaktoren der kindlichen Entwicklung

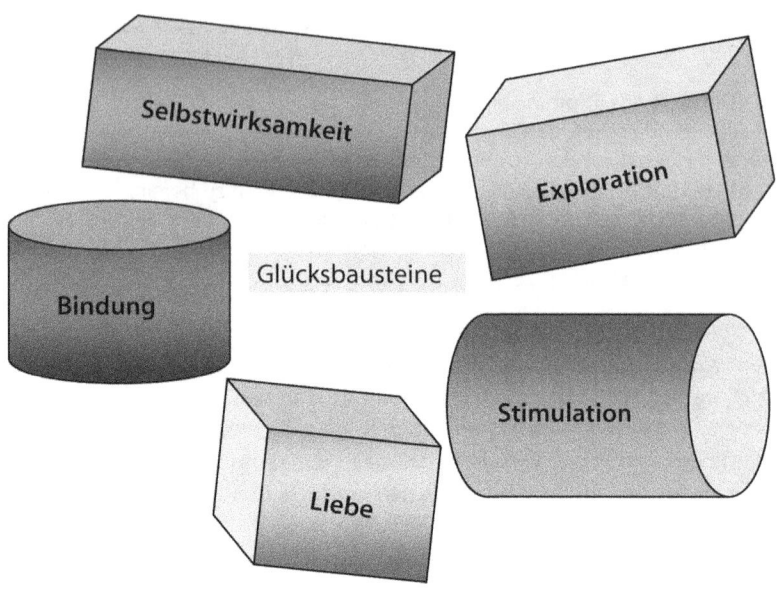

◘ Abb. 6.1. Glücksbausteine

Im Jahr 1762 brach der französische Philosoph Jean Jaque Rousseau (1712–1778) in seinem programmatischen Entwicklungsroman *Emile* erstmals mit der Tradition, Kinder als kleine Erwachsene zu sehen. Seither galten Kinder als Kinder – mit eigener Natur und eigenem Recht. Achtzig Jahre später wurde dann der erste Kindergarten in Thüringen gegründet. Die glänzenden pädagogischen Theorien hielten Rousseau jedoch nicht davon ab, seine in den Jahren 1746, 1748 und 1751 geborenen Kinder ins Waisenhaus abzugeben, eine damals durchaus häufig geübte Praxis.

Theodor Fontane (2003, S. 9) formulierte in seinen Kindheitserinnerungen in diesem Zusammenhang sehr prägnant:

»Wie die Eltern sind, das entscheidet.«

> Wie die Eltern sind, das entscheidet.

Familienwelt

Besonders in den ersten Lebensjahren dominiert ein informelles Lernen, das weniger durch bewusste Erziehungsmaßnahmen, sondern vielmehr durch die Teilnahme am gemeinsamen Alltag und durch die von den Eltern vorgelebten Verhaltensweisen und Werte bestimmt wird. Gleichermaßen sind Mutter und Vater die Architekten einer von ihnen geschaffenen »Familienwelt«. Die so gestaltete Atmosphäre und v. a. das elterliche Vorbild machen einen Großteil der Erziehung aus. Erziehung passiert einfach, folgt einem Automatismus, der durch Weltanschauung, Prinzipien, Gespräche, Umgangsformen, Achtsamkeit und Respekt der Eltern getragen ist. Sie erziehen auch durch die Art, wie sie auf Fragen des Kindes antworten. Sie erziehen, indem sie ihre Kinder mit anderen Menschen in Kontakt bringen, allerdings nicht wahllos. Gemeinsame Aktivitäten drinnen und draußen, Auswahl von Fernsehprogrammen und Büchern, viel miteinander sprechen – all das ist Erziehung.

> ❶ Erziehen setzt Wissen voraus, differenzierte Wahrnehmung und Feinfühligkeit, aber auch Entscheidungsfähigkeit.

6.2 · Funktionen der Familie

In einer intakten Familie haben die Ehepartner klar erkennbare Regeln aufgestellt, und es herrschen hierarchische Strukturen. Die Aufgaben sind gerecht verteilt. Alle Familienmitglieder kennen ihre Rechte und Pflichten. Die Zuordnung erfolgt unter Berücksichtigung von Alter und Geschlecht, persönlichen Interessen und Fähigkeiten. Die Familie befindet sich in einem flexiblen Gleichgewicht und ist nach außen durchlässig. So wird die Weiterentwicklung der Familienmitglieder gefördert, und auf Veränderungen der Umgebung kann reagiert werden.

hierarchische Strukturen

Das klingt doch plausibel – oder? Es funktioniert aber leider in der Praxis nie!

❓ Leitfragen
Wie sollte die Realität aussehen?

Natürlich ist es unmöglich, Kindern eine so perfekte Familie und Lebenswelt zu bieten. Es ist auch nicht nötig, da Kinder viel aushalten können und an der Auseinandersetzung mit Problemen wachsen. Letztlich müssen sie sich auch als Erwachsene allen Widrigkeiten des Lebens stellen. Dennoch sollten wir als Eltern unser Bestes geben, um dem Ideal möglichst nahe zu kommen. Kinder haben das Bedürfnis nach Sicherheit, Zugehörigkeit und Liebe sowie Wertschätzung und Verlässlichkeit. Sie benötigen feste Ordnungen, Regeln und Rituale, da sie sonst die Orientierung verlieren.

Ordnung, Regeln, Rituale

Eltern müssen klare Anweisungen erteilen, beispielsweise die Mithilfe im Haushalt oder die Rücksichtnahme auf die Belange anderer einfordern. Wie die aktuelle Forschung zeigt, ist der autoritative Erziehungsstil am besten geeignet, die Entwicklung der Kinder zu selbstständigen und gemeinschaftsfähigen Persönlichkeiten zu bahnen. Diese Form der Erziehung umfasst emotionale Wärme und Bestätigung, Ermutigung zur Autonomie und konsequente Anforderungen im Sinne des Gemeinwohls. Eine wichtige Voraussetzung für die hohe Qualität der Familienerziehung ist das Wissen der Eltern über die Meilensteine kindlicher Entwicklung.

autoritativer Erziehungsstil

Die Bedeutung der in der ▶ Übersicht zusammengefassten Erziehungsprinzipien ist empirisch hinreichend belegt.

Erziehungsprinzipien
- Ermuntern zur Erforschung der Umwelt
- Überwachen von Lernfortschritten
- Hervorheben neuer Fertigkeiten
- Wiederholen und Anwenden des Erlernten
- Vermeiden unangemessener Bestrafung
- Stimulieren von Sprache und Kommunikation

❗ Zwischen Bindung und Bildung besteht ein enger Zusammenhang.

Beides wird in der Kernfamilie vermittelt. Aus der internationalen Bindungsforschung ist schon lange bekannt, dass Erziehungs- und Bildungsprozesse in jeder Phase der Entwicklung von Kindern und Jugendlichen von deren Bindungserfahrungen abhängen. Selbstwirksamkeit und Selbstwertgefühl begünstigen daher das Lernen im Kindergarten und in der Schule. Das hat u. a. das Programme for International Student Assessment (PISA; ▶ Abschn. 3.4) in Übereinstimmung mit früheren Untersuchungen belegt. Die emotionale Befindlichkeit von Kindern und damit deren Bildungsfähigkeit entspringen im intimen Beziehungsgeflecht der Familie. Während noch im ersten Lebensjahr die spielerische Anregung im Vordergrund steht, gewinnt danach die Sprache immer mehr an Bedeutung. Es ist die Vielfalt des sprachlichen Ausdrucks, der Wortschatz, oder es sind auch häufige Fragen und Erklärungen, die Kinder von den Eltern profitieren lassen. Oft trifft man sich in der Küche oder an einem anderen zentralen Ort des Hauses oder der Wohnung, dort, wo sich alle Familienmitglieder wohl fühlen. Wenn es dann lebhaft zugeht, jeder etwas zu erzählen hat und die anderen ihren Rat oder Kommentar dazu geben, dann handelt es sich um wirkliche Kommunikation in der Familie. Man hat sich etwas zu sagen, man interessiert sich füreinander. Dann darf es auch einmal laut werden, manchmal wird gestritten, dann wieder gemeinsam gelacht und immer und immer wieder miteinander gesprochen und diskutiert.

Bildungsfähigkeit und Bindungserfahrungen

Nichts ist befremdlicher als Stille im Heim und in der Familie, an einem Platz, wo Vertrauen und Spontanität herrschen sollten. Kinder spüren und verinnerlichen diese atmosphärische Qualität, die ihnen von zu Hause mitgegeben wird.

atmosphärische Qualität

Dabei wirkt das Milieu nie auf alle Kinder einer Familie ganz gleichmäßig. Handelt es sich um zwei Geschwister, so teilen sie zwar die soziale Schichtzugehörigkeit, die Wohnbedingungen und die Harmonie bzw. Disharmonie des Elternpaares, haben aber in vielen anderen Teilbereichen ganz unterschiedliche Entwicklungsbedingungen. So ist der oder die Erstgeborene in einer besonderen Position, wobei der Altersabstand und das Geschlecht für das Verhältnis der Geschwister untereinander eine Rolle spielt (◘ Abb. 6.2). Ein Kind könnte, aus welchen Gründen auch immer, von Vater oder Mutter bevorzugt werden. Besonders schwerwiegend ist es aber, wenn beide Elternteile gleichermaßen ein Kind benachteiligen. Schließlich sind zufällige Ereignisse, wie z. B. Krankheit, dazu angetan, unterschiedliche Lebensverläufe von Geschwistern zu begründen. Auch hier zeigt sich wieder einmal die hoch komplexe und diffizile Architektur einer Familie mit ihren internen Beziehungsmustern und verdeckten Konflikten.

Rolle der Geschwister

Nach der italienischen Ärztin und Reformpädagogin Maria Montessori (1870–1952) sind »die Eltern die Wächter des Kindes« (Montessori zit. nach Fuchs 2003, S. 47). Sie arbeitete in der Kinderpsychiatrie und widmete sich mit Hingabe den damals schlecht versorgten geistig behinderten Kindern. Im Jahr 1896 promovierte sie im Fach Psychiatrie und entwickelte dann ihre bis heute anerkannte Montessori-Pädagogik, die im Jahr 1906 in Kindergärten und Schulen eingeführt wurde. Diese Pädagogik basiert auf speziellen Arbeitsmaterialien (»Sinnesmaterial«), um die Kinder zu stimulieren.

Eltern als Wächter des Kindes

Maria Montessori gründete 1907 in einem Armenviertel von Rom das erste »Kinderhaus«. Dort lernten teilweise verwahrloste Kinder der Unterschicht binnen kürzester Zeit mit großem Erfolg Rechnen und Schreiben.

Montessori-Pädagogik

6.2 · Funktionen der Familie

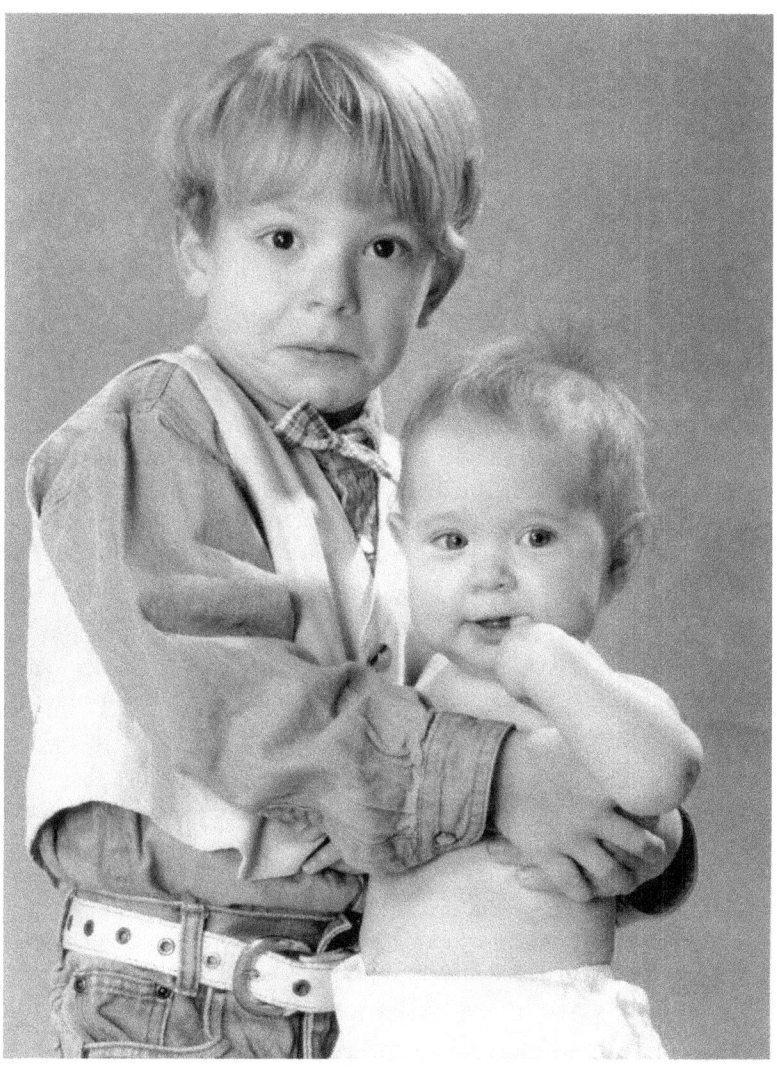

◻ Abb. 6.2. Geschwisterliebe

❗ **Leitmotiv der Montessori-Methode ist die Pflege der natürlichen Freude des Kindes am Lernen.**

Mit Respekt und Achtung unterstützt, führt diese ureigene Freude zur Entwicklung einer in sich ruhenden Persönlichkeit. Der Zugang zum kindlichen Denken erfolgt nicht auf abstraktem Weg, sondern immer über die Sinne des Kindes. Montessori hat dem Erwachsenen die Rolle eines Helfers zugedacht, der dem Kind den Weg zur Selbstständigkeit ebnet, gemäß dem Leitsatz »Hilf mir, es selbst zu tun«. Dem ist aus Sicht moderner pädagogischer Prinzipien und des neuen Familienbildes nichts hinzuzufügen.

Auch große Menschen, und gerade solche, haben ihre Schwächen. Im Jahr 1898 brachte Maria Montessori ihren unehelichen Sohn Mario zur Welt. Sie gab ihn außerhalb der Stadt in Pflege und besuchte ihn regelmäßig. Später arbeitete er als Sekretär für sie. Es dauerte über 40 Jahre, bis sie sich öffentlich zu ihm als Mutter bekannte.

Hilf mir, es selbst zu tun

6.3 Resilienz

schwierige Lebensbedingungen

Kinder werden misshandelt, vernachlässigt und wachsen in Armut auf. Kinder verlieren ihre Eltern durch Scheidung, Krankheit oder Tod. Kinder leiden unter elterlichem Alkoholismus oder psychischen Erkrankungen.

Obwohl diese schlimmen Erfahrungen ganz überwiegend negative Spuren in der Persönlichkeitsentwicklung hinterlassen, gibt es dennoch Hoffnung. Ein stattlicher Anteil der Betroffenen scheint auf seltsame Weise immun gegen die Angriffe des Schicksals zu sein. Solche Kinder bleiben seelisch und körperlich gesund, obgleich ihre Lebensbedingungen mehr als schwierig sind.

Um diesem Phänomen näher zu kommen, etablierte sich die sog. Resilienzforschung. Der Begriff Resilienz stammt aus der Baustoffkunde und beschreibt die Biegsamkeit oder Elastizität von Materialien. »Biegen statt brechen« lässt sich im übertragenen Sinne als psychische Widerstandsfähigkeit von Kindern begreifen. Diese Kinder sind nicht unverwundbar, haben nicht in Drachenblut gebadet, aber sie können Herausforderungen besser bewältigen.

psychische Widerstandsfähigkeit

> ❗ Unter Resilienz versteht man nicht nur die Gabe, sich unter schwierigen Lebensumständen gesund und kompetent zu entwickeln, sondern auch die relativ eigenständige Erholung von einem Störungszustand.

Stressresistenz

Letztere reicht bis ins Erwachsenendasein hinein und kann auch als Stressresistenz übersetzt werden. Das sind Menschen, die immer wieder »auf die Pfoten fallen«, Lebenskünstler, die auch unter schwersten Belastungen nie aufhören, positiv zu denken, zu lachen, zu hoffen, dem Leben einen Sinn zu geben, aktiv zu handeln, um Hilfe zu bitten oder Beziehungen neu aufzubauen. Diese Eigenschaften verleihen eine enorme Kraft, auch unter widrigsten Bedingungen zu überleben. Solche »survivors« nehmen Probleme weniger als Belastung, sondern vielmehr als Herausforderung wahr.

> ❗ Das resiliente Kind fühlt sich seinem Schicksal nicht hilflos ausgeliefert.

Es bewältigt und gestaltet sein Leben, mischt sich ein, erkennt und nutzt seine eigenen Ressourcen. Grundsätzlich kann die Reaktion auf eine unangenehme Erfahrung auch im Sinne der Passivität, Resignation und gestörten Anpassung (z. B. Drogenkonsum) verlaufen.

Das Resilienzparadigma hingegen beinhaltet hohes Selbstwertgefühl, realistische Einschätzung und Problemlösefähigkeiten.

> ❓ **Leitfragen**
> Wie gelangt man zu dieser wertvollen Ausstattung der Persönlichkeit, zu diesem Immunsystem der Seele?

Wurzeln der Resilienz

Die Forschung hat folgende Charakteristika herausgearbeitet:
- Resilienz ist nicht angeboren, sondern wird im Verlauf der Entwicklung erworben.
- Resilienz ist keine ewige Fähigkeit, sondern sie variiert phasenhaft und unter verschiedenen Lebensumständen.

6.3 · Resilienz

- Die Wurzeln der Resilienz liegen einerseits in der Person des Kindes und andererseits in seiner spezifischen Umgebung.

So rufen gewinnende Temperamentseigenschaften (flexibel, aktiv, offen) eher soziale Unterstützung und Aufmerksamkeit bei den Betreuungspersonen hervor. Resilienzfördernd sind wertschätzendes Erziehungsklima, Zusammenhalt und religiöser Glaube in der Familie und v. a. fürsorgliche Erwachsene außerhalb der Familie. Solche Personen können z. B. Großeltern, Freunde oder Lehrer sein, die als positive Rollenmodelle dienen und Mut zusprechen, wenn es in der Kernfamilie Probleme gibt. Vorteilhaft sind auch Institutionen, wie z. B. Schule, Sportverein, Kirche, Musikgruppe, die ein »zweites Zuhause« darstellen können.

positive Rollenmodelle

Richtungweisend in der Resilienzforschung ist die »Kauai-Studie«, in der ein kompletter Geburtsjahrgang über 40 Jahre begleitet wurde. Es handelte sich um 698 Kinder des Jahrgangs 1956, die auf der Hawaii-Insel Kauai zur Welt gekommen sind. Die Kinder entstammten meist ethnisch gemischten, eingewanderten und einheimischen, überwiegend sozial benachteiligten Familien mit amerikanischer Staatsbürgerschaft.

Kauai-Studie

Psychologen, Kinderärzte, Krankenschwestern und Sozialarbeiter prüften und dokumentierten die Entwicklung mit ausgefeilten Methoden im Alter von 1, 2, 10, 18, 32 und 40 Jahren. Von den Teilnehmern wuchsen 30% unter extrem schwierigen Bedingungen auf. Ihre Kindheit war durch Armut, Krankheit der Eltern, Scheidung, Vernachlässigung und Misshandlung geprägt. Zwei Drittel dieser belasteten Teilnehmer fielen im Alter von 10 und 18 Jahren durch Lernprobleme auf, waren straffällig geworden oder litten unter psychischen Symptomen.

Das letzte Drittel der Risikokinder, rund 70 Probanden, d. h. immerhin 10% des gesamten Jahrgangs, entwickelte sich trotz aller Widrigkeiten außerordentlich positiv. Diese Personen hatten Erfolg in der Schule, gründeten eine Familie, erlernten einen Beruf und wurden finanziell unabhängig.

Auch von der Risikogruppe, die in der Jugend durch Kriminalität und Drogensucht aufgefallen war, konnten sich viele von der Geißel ihrer Kindheit befreien. Die folgenden Wendepunkte erwiesen sich bei ihnen als bedeutsam auf dem Weg zur Anpassung und Reifung:

- Geburt des ersten Kindes,
- Heirat oder beständige Beziehung,
- feste Arbeitsstelle,
- berufliche Weiterbildung und
- religiöses Engagement.

Wendepunkte der Entwicklung

❗ Resilienz variiert über die Zeit und wird durch verschiedene Lebenssituationen begünstigt.

Zusammenfassend beinhaltet die Kauai-Studie eine differenzierte und vorausschauende Erhebung frühkindlicher Belastungs- und Schutzfaktoren an einem sozioökonomisch benachteiligten Kollektiv. Von der Autorin dieser bedeutenden Längsschnittstudie Emmi E. Werner ist übrigens bekannt, dass sie während des Zweiten Weltkrieges ihre ganze Familie verlor und bereits mit 20 Jahren in die USA emigrierte.

Die Kauai-Studie begründete nachhaltig das Verständnis von Resilienz auf internationaler Ebene. Das Resilienzkonzept umfasst demnach die in der ▶ Übersicht aufgeführten Kriterien.

> **Resilienzkonzept**
> - Gesunde Entwicklung trotz hoher Risiken, z. B. Armut, psychische Erkrankung der Eltern, sehr junge Elternschaft und sog. Problemfamilien
> - Beständige soziale Kompetenz unter extremen Stressbedingungen, z. B. elterliche Trennung und Scheidung, Wiederheirat eines Elternteiles
> - Schnelle Erholung von traumatischen Erlebnissen, z. B. Tod eines Elternteils, Gewalterfahrungen, Naturkatastrophen oder Kriegserlebnisse

Wenn Resilienz erlernbar ist, und darauf deutet alles hin, dann sind frühzeitige Maßnahmen zur Prävention folgerichtig.

Training alltäglicher Stresssituationen

Die amerikanische Psychologenvereinigung (American Psychological Association, APA) trainiert Kinder in Grundschulen im Umgang mit alltäglichen Stresssituationen bis hin zu schweren traumatischen Erfahrungen. Sie werden mit den Grundsätzen der Resilienz vertraut gemacht. Im Wesentlichen geht es darum, dass die Kinder an ihre eigene Stärke glauben und zu der Überzeugung gelangen, selbst etwas bewirken zu können. Hilfreich ist v. a. ein autoritativer Erziehungsstil, der durch Wertschätzung und Akzeptanz dem Kind gegenüber sowie durch ein unterstützendes und strukturierendes Erziehungsverhalten gekennzeichnet ist (▶ Übersicht). Da gerade in Problemfamilien eine solche Interaktion zwischen Eltern und Kindern nicht gegeben ist, müssen außerfamiliäre Kontakte aufgebaut und wirksam werden. Derartige Bezugs- und Vertrauenspersonen (z. B. Großmutter, Lehrer, Freund) dienen als Modell für eine aktive Lebensbewältigung und helfen den Kindern, die Opferrolle zu verlassen.

> **Schutzfaktoren**
> - Psychisch gesunde Mutter
> - Gutes Ersatzmilieu nach Mutterverlust
> - Soziale Kontakte des Kindes
> - Mindestens durchschnittliche Intelligenz
> - Aktives Temperament des Kindes

Selbst wenn Kindheit und Jugend sehr negativ besetzt waren, muss sich niemand seinem Schicksal hilflos ausgeliefert fühlen. Psychische Widerstandskraft kann in jedem Lebensalter erlernt werden. Häufig ist dazu allerdings psychotherapeutische Hilfe erforderlich.

In diesem Sinne schreibt der französische Schriftsteller Albert Camus (zit. nach Lottmann 1986):

> Mitten im Winter habe ich erfahren, dass es in mir einen unbesiegbaren Sommer gibt.

Risikofaktoren der kindlichen Entwicklung

7.1 Unsichere Bindungsstile – 134
Unsicher-vermeidende Bindung – 134
Unsicher-ambivalente Bindung – 137
Desorganisiert-desorientierte Bindung – 139

7.2 Defizite im elterlichen Erziehungsverhalten – 141

7.3 Probleme in der Familie – 144
Problematische Konstellationen – 144
Suchtfamilien – 150
Multiproblemfamilien – 153
Familienhilfesysteme – 156

7.4 Vernachlässigung, Misshandlung, Missbrauch – 160
Gesetzliche Grundlagen – 160
Begriffe und Defintionen – 162
Erklärungsansätze – 165
Auswirkungen – 167

7.5 Heimerziehung – 172
Historische Entwicklung – 172
Reformen in der Heimerziehung – 179
Reformen der Gesetzgebung – 180
Moderne Jugendhilfe – 181

7.1 Unsichere Bindungsstile

Um Probleme und Belastungen kindlicher Entwicklung erfassen zu können, muss zunächst nochmals an den Bindungserfahrungen angeknüpft werden (▶ Abschn. 6.1). Neben der »sicheren Bindung« gibt es 3 weitere Bindungstypen, die im Fremde-Situation-Test nach Ainsworth (▶ Abschn. 6.1) klassifiziert werden können:

3 Bindungstypen

- unsicher-vermeidende Bindung,
- unsicher-ambivalente Bindung und
- desorganisiert-desorientierte Bindung.

Risikofaktoren für die Entwicklung eines dieser Bindungstypen sind in der ▶ Übersicht zusammengefasst.

> **Risikofaktoren kindlicher Entwicklung**
> - Niedriger Sozialstatus der Eltern
> - Chronische Disharmonie der Eltern
> - Verminderte Verfügbarkeit der Bezugsperson
> - Chronische Vernachlässigung
> - Gewalt

Unsicher-vermeidende Bindung

»A-Kinder« im Fremde-Situation-Test

Die unsicher-vermeidende Bindung (Typ A) ist im Fremde-Situation-Test dadurch charakterisiert, dass die Kinder bei der Rückkehr der Mutter in den Untersuchungsraum wenig Emotionen zeigen. Sie suchen keine Nähe, schmiegen sich nicht an, sondern beschäftigen sich stattdessen weiter mit ihrem Spielzeug.

Mary Ainsworth hielt dieses Verhalten ursprünglich für sozial und emotional besonders reif und bezeichnete den Bindungsstil daher mit »A«. Aus Längsschnittstudien ging aber hervor, dass diese Kinder nur wenig Fürsorge erfahren hatten. Die Mütter solcher Kinder reagierten negativ auf starke Emotionsausbrüche, v. a. auf das Schreien des Kindes. »A-Kinder« haben somit gelernt, ihren Gefühlsausdruck zu reduzieren, um nicht den Ärger der Mutter auf sich zu lenken. Durch dieses Verhalten können sie aus eigener Sicht am besten Nähe herstellen, ohne die Mutter zu enttäuschen. In weiteren Längsschnittstudien wurde gezeigt, dass die Mütter unsicher-vermeidend gebundener Kinder bereits mit ihrem 3 Monate alten Baby wenig einfühlsam umgingen. Sie reagierten teilweise sogar feindselig, da sie von ihrem Kind schon in diesem Alter eine eigenständige Regulation seiner Gefühle erwarteten. Weiterhin zeigte sich, dass Kinder mit Bindungsstil A, die kaum Gefühle im Fremde-Situation-Test zeigten, von allen Gruppen den höchsten Anstieg des Stresshormons Kortisol aufwiesen. Sie waren also emotional noch stärker angespannt als die Kinder, die ihren Kummer offen zeigten. Das manifestierte sich auch im Anstieg der Pulsfrequenz in dem Moment, als die Mütter den Raum verließen. Die Trennung von der Bindungsperson hatte bei den »A-Kindern« Angst ausgelöst, ohne dass sie sich erlaubten, diese Angst nach außen zu zeigen.

❶ Für A-Kinder ist das Verbergen negativer Gefühle typisch – eine Eigenschaft, mit der sie ihr ganzes Leben zu kämpfen haben.

Menschen, die sich verbieten, unangenehme Gefühle zu zeigen, Schwächen offen zu legen oder um Hilfe zu bitten, entwickeln sehr häufig psychosomatische Symptome, wie z. B. Schmerzen oder funktionelle Organbeschwerden. Es ist dann ein langer Weg des Erwachsenen im Rahmen einer Psychotherapie den Wurzeln der Beschwerden so weit zu folgen, dass eine unsicher-vermeidende Bindung als Ursache identifiziert werden kann.

psychosomatische Symptome

Die Mütter dieser vermeidenden Kinder weisen ihr Baby zurück, wenn es Kontakt will. Sie nehmen es nur auf den Arm, wenn es unbedingt sein muss, und vermeiden Zärtlichkeiten. Andererseits reagieren sie stolz auf Zeichen der Unabhängigkeit und fördern die frühe Selbstständigkeit des Kleinkinds durch verstärkte Aufmerksamkeit. Spielt das Kind allein, so erfährt es Lob. Unwohlsein und anklammerndes Weinen werden von der Mutter verzögert, unwillig oder verärgert beantwortet. Vielmehr dressiert sie das Kind, gibt ihm Aufgaben, greift ein, wenn es etwas »falsch« macht. Mütter in vermeidenden Beziehungen lehnen ihr Kind nicht grundsätzlich ab. Sie wollen es in eine ganz bestimmte Richtung dirigieren, möchten es »stark« sehen. Diese falsch verstandene Stärke versuchen sie herzustellen, indem sie bei ihrem Kind wahrgenommene Anhänglichkeit und Schwäche ignorieren und sanktionieren.

mütterlicher Erziehungsstil

Irgendwann gibt das Kind diese Verhaltensmuster entmutigt auf und vermeidet die Äußerung negativer Gefühle. In seinem Innersten jedoch leidet es und befindet sich in einem permanenten Spannungszustand. Ältere Kinder mit vermeidenden Bindungen misstrauen der Hilfsbereitschaft anderer. Stattdessen idealisieren sie auffällig die eigenen Fähigkeiten, sind oft »Angeber«. Sie betonen ihre Selbstständigkeit, um fehlende Zuwendung zu kompensieren. Mit Ausnahme von Ärger zeigten sie kaum negative Gefühle, wobei sie die Ursache ihrer Wut oft nicht erkennen können. Eigene Schwächen werden verdeckt, als Kränkungen empfundene Äußerungen anderer überspielt. So kommt es zu einer fassadenhaften, unnatürlichen Außenwirkung. Sie bleiben unbeteiligt, wenn anderen Kindern Leid geschieht. Im Spiel mit Schwächeren nutzen sie diese durch aggressives Verhalten aus. Da Kinder mit vermeidender Bindung keine Hilfsbereitschaft erwarten, bitten sie auch nicht um Hilfe oder lehnen diese sogar ab. Auf Gleichaltrige und Erzieher wirkt dieses Verhalten abweisend und unnahbar. So besteht ein Kontrast zwischen Selbst- und Fremdwahrnehmung solcher Kinder. Während sie sich selbst als überhöht positiv darstellen, werden sie von Gleichaltrigen als »unsympathisch« gemieden.

Kontrast zwischen Selbst- und Fremdwahrnehmung

Erwachsene mit narzisstischer Persönlichkeitsstörung zeigen ein sehr ähnliches Profil, sodass sicherlich oft der vermeidende Bindungstyp zugrunde liegt. Narzisstisch gestörte Menschen vermitteln eigene Grandiosität in Verhalten und Fantasie. So groß wie ihr Mangel an Empathie für andere ist, so ausgeprägt ist auch ihre Kränkbarkeit bei Kritik an ihrer

narzisstische Persönlichkeitsstörung

Person. Narzissten nützen zwischenmenschliche Beziehungen rücksichtslos aus, um die eigenen Ziele zu erreichen. Sie zeigen ein übertriebenes Selbstwertgefühl, überschätzen die eigenen Fähigkeiten und erwarten, auch ohne besondere Leistung, ständig Bewunderung. Der narzisstisch gestörte Mensch sieht sich als wichtig und einzigartig an, beschäftigt sich mit Erfolg, Macht, Glanz und Schönheit. Gegenüber anderen tritt er fordernd und anspruchsvoll auf. Er erwartet bevorzugte Behandlung und Aufmerksamkeit und reagiert mit Unverständnis, wenn ihm diese verweigert wird. Wenn andere Leid erfahren, kann er sich nicht einfühlen. Innerlich ist er stark mit Neidgefühlen beschäftigt, wenn andere Erfolg haben.

> **? Leitfragen**
> Warum verhalten sich viele Mütter bzw. Väter – internationale Studien sprechen hier von 30–40% – so, dass ihr Kind eine unsicher-vermeidende Beziehung zu ihnen entwickelt?

Eigenschaften der Eltern im AAI

Hier hilft das bereits dargestellte Bindungsinterview für Erwachsene [Adult Attachment Interview (AAI); ▶ Abschn. 6.1] weiter. Im AAI wird u. a. gefragt, ob sich die Probanden je von den Eltern abgewiesen fühlten oder ob sie die Eltern als bedrohlich erlebten. Sie sollen ihre Meinung dazu äußern, warum die Eltern ihrer Ansicht nach so handelten und welchen Einfluss das elterliche Verhalten auf ihre Persönlichkeitsentwicklung hatte. Gefragt wird ferner nach eigenen und elterlichen Verlusterlebnissen.

Weitergabe der Bindungsmuster

> **! Grundsätzlich sprechen die Ergebnisse im AAI für eine Weitergabe der Bindungsmuster über die Generationen hinweg.**

Das bedeutet, jede Mutter gestaltet die Beziehung zu ihrem Kind so ähnlich, wie sie die eigene Bindung an ihre Eltern erfahren hat. Soweit keine sichere Bindung vorgegeben war, kann es wie ein Fluch sein, der dem Neugeborenen mitgegeben wird und von dem sich das Kind nur unter besonders glücklichen Umständen wieder befreien kann.

Das Schicksal nimmt mit dem individuellen Lebensweg und den Menschen, die diesen Weg kreuzen, seinen Lauf.

bindungsdistanziert

Mütter, deren Kinder im Fremde-Situation-Test ein unsicher-vermeidendes Bindungsmuster zeigten, wurden nach dem AAI folgendermaßen charakterisiert: Sie galten vorwiegend als distanziert, kühl und beziehungsablehnend. Sie hatten nur wenige Erinnerungen an ihre Kindheit, hatten viel verdrängt. Die eigenen Eltern und deren Erziehungsmethoden wurden oft idealisiert, ohne dass dafür konkrete Beispiele greifbar waren. Mitunter wurde gleichzeitig mit der Idealisierung der Eltern auch von versteckter oder offener Ablehnung berichtet, dann aber das daraus resultierende Gefühl sofort wieder verleugnet. Vielmehr schilderten die Probanden den erlebten Erziehungsstil als »normal«. Sie nahmen auch keinen Mangel an Hilfe oder Beistand durch die Eltern wahr. Sie betonten ihre eigene persönliche Kraft und Unabhängigkeit. Ihre Berichte wirkten widersprüchlich, sie zeigten unangemessene Affekte und die Stimmlage war meist monoton.

Der Kopf wurde auffallend weggedreht, wenn Themen aufkamen, die mit starken Gefühlen wie Wut oder Trauer assoziiert waren. Sprach der Untersucher solche Gefühle direkt an, reagierten die Probanden überwiegend wortkarg und mit verschämten Gesten. Emotionale Regung – das war überhaupt nicht ihre Sache.

Unsicher-ambivalente Bindung

Die unsicher-ambivalente Bindung (Bindungsstil C) lässt sich im Fremde-Situation-Test (▶ Abschn. 6.1) daran erkennen, dass diese Kinder sehr beunruhigt sind, wenn die fremde Frau sich nähert. Sobald die Mutter hinausgeht, leiden sie sichtlich. Wenn die Mutter zurückkehrt, verhalten sie sich im Gegensatz zu den sicher gebundenen Kindern ambivalent: Einerseits suchen sie die Nähe der Mutter, andererseits lehnen sie die Kontaktversuche der Mutter auch ab. Ainsworth erklärte dieses Verhalten damit, dass C-Kinder ihre Mütter einmal als übermäßig herzlich, dann wieder als unnahbar erleben. Da die Kinder niemals wissen können, wie die Mutter in einer bestimmten Situation reagieren wird, übertreiben sie ihren Kummer, um sich die Zuwendung der Mutter zu erobern. Zusätzlich empfinden diese Kinder aber auch oft Ärger über die mangelnde Aufmerksamkeit der Bindungsperson.

»C-Kinder« im Fremde-Situation-Test

Schon kleine Veränderungen wie z. B. eine neue Umgebung ängstigen das Kind so stark, dass es weint und sich an die Bezugsperson anklammert. Es besteht die ständige Befürchtung, die Bindungsperson zu verlieren. So ist das intensive und lautstarke Bindungsverhalten einzig und allein ein Zeichen der Angst. Wendet sich dann die Mutter dem Kind zu, ist es außerordentlich schwer zu beruhigen. Dieses Verhalten zeugt vom Ärger auf die Mutter. Beim Schreien kann sich die Stimme zornig überschlagen.

Angst

> ❶ Das unsicher-ambivalente Bindungsmuster ist durch ein übersteigertes Bindungsverhalten bei gleichzeitiger Abwehr, sich durch die angeforderte Zuwendung beruhigen zu lassen, gekennzeichnet. Das kann bei der Bindungsperson durchaus ohnmächtige Wut hervorrufen (▶ Beispiel).

Abwehr

Nicht selten leiten die Eltern körperliche Bestrafungen mit den folgenden oder ähnlichen Kommentaren ein:

elterliche Reaktionen

- »Du [6 Monate alt; Anmerk. d. Autors] machst mich fertig.«
- »Ich halte das nicht mehr aus mit Dir.«
- »Mein Gott, wie blöd bist Du denn.«
- »Ich werde noch wahnsinnig.«
- »Gleich knallt's.«
- »Hau ab, ich will Dich nicht mehr sehen.«

Im Normalfall löst das Schreien des Babys bei den Eltern Alarmierung und intuitive Beruhigungshilfen aus. Man greift zu dem bewährten »Beruhigungssauger« oder nimmt das Kind auf den Arm. Es beantwortet die Maßnahme mit Anschmiegen und Entspannung. Auf beiden Seiten kehrt Ruhe ein, und die Eltern gewinnen Selbstvertrauen bezüglich ihrer Erziehungskompetenz.

> **Beispiel**
>
> Simone möchte ihre 1,5-jährige Tochter wickeln. Das Kind will nicht und wendet sich seinen Spielsachen zu. Simone gibt nach, geht für kurze Zeit in die Küche, während das Kind ruhig spielt. »Nun ist es aber Zeit«, sagt Simone und beginnt, ihre Tochter auszuziehen. Diese wehrt sich und schreit. Simone versucht, das Kind durch geduldiges Zureden abzulenken. Ohne Erfolg. Es will nicht, wehrt sich, schreit heftiger, tritt die Mutter. Simone fühlt sich hilflos, frustriert und ärgerlich. Jetzt passiert etwas Bemerkenswertes: Die durch das Verhalten des Kindes ausgelösten unangenehmen Affekte bewirken bei Simone tief im Innersten eine unbewusste Reaktion. Sie fühlt sich ihrer Tochter gegenüber genauso hilflos ausgeliefert, wie sie es als Kind ihrem betrunkenen, gewalttätigen Stiefvater war. Mit mühsam unterdrückter Wut packt sie ihre Tochter heftiger, versucht sich durchzusetzen, um das Wickeln zu beenden. Das Kind wehrt sich mit Händen und Füßen, schreit ununterbrochen. Simone kann ihre aggressiven Impulse nicht mehr kontrollieren, schreit das Kind an und schlägt zu.
> Simone hat unbewusst über ihre Tochter ein eigenes Kindheitstrauma aufleben lassen, konnte der drohenden Eskalation nicht entkommen. Die Geschichte könnte nun in eine schwere, fortgesetzte Misshandlung münden, in sonstige Rache- und Bestrafungsakte oder auch, im günstigsten Fall, in die Rückkehr zur notwendigen Impulskontrolle mit dem Entsetzen der Mutter über ihre Entgleisung.

Ganz anders verhält es sich bei Säuglingen mit exzessivem, unstillbarem Schreien. Auch hier kommt es zunächst zur Alarmierung und zu intuitiven Beruhigungshilfen vonseiten der Eltern. Das Baby antwortet jedoch mit körperlicher Abwehr und verstärktem Schreien. Die Ursache kann im Temperament des Kindes liegen, oder es hat vielleicht Schmerzen bzw. fühlt sich sonst irgendwie unwohl. Unerfahrene Eltern reagieren mit Versagensängsten, geraten in Panik und unternehmen weitere verzweifelte Beruhigungsversuche. Die Unruhe überträgt sich auf den Säugling. Das Schreien hört nicht auf, die Stimme überschlägt sich, sodass die Eltern ihrerseits schreien, das Baby packen und schütteln. Eltern und Kind befinden sich in einem *Kreislauf negativer Erregung*.

> ❗ Hat die Bezugsperson, Mutter oder Vater, selbst in der Kindheit Traumata im Sinne von Vernachlässigung oder Misshandlung erfahren, ist die Wahrscheinlichkeit groß, dass sie in Stresssituationen in ähnliche Verhaltensmuster verfällt.

Die Gewaltspirale wird durch Persönlichkeitsstörungen und Suchtverhalten der Eltern, Delinquenz und eheliche Streitigkeiten, niedrigen sozialen Status, enge Wohnverhältnisse und häufigen Partnerwechsel eines Elternteils angetrieben. Als prognostisch ungünstig gilt auch das jugendliche Lebensalter der Mutter zum Zeitpunkt der Geburt des ersten Kindes. Internationale Studien beziffern den Anteil unsicher-ambivalent gebundener Kinder zwischen 3 und 15%.

Die Mütter in unsicher-ambivalenten Bindungen sind absolut inkonsequent. Ein Kleinkind kann ihre Reaktionen keinesfalls durchschauen und ist daher stark verunsichert. Einmal wendet sich die Mutter dem Säugling zu und schmust mit ihm, dann ignoriert sie das Kind wieder, ja, vernachlässigt sogar seine Bedürfnisse.

Inkonsequenz

Solche Bezugspersonen konzentrieren sich nur auf eigene Wünsche; ihr Verhalten ist durch Launen bestimmt. Sie betrachten ihr Kind wie ein Kuscheltier, das man im Bedarfsfall heranzieht, in den Arm nimmt und dann wieder weglegt, wenn sonstige Verlockungen winken. Dabei werden jede Eigenständigkeit und jeder Erkundungsdrang des Kindes unterbunden. Egoistisch wollen diese Mütter ihr Kind ständig kontrollieren, reagieren aber nur dann auf seine Äußerungen, wenn sie in Stimmung sind. Für die Kinder scheint es wie ein Lotteriespiel zu sein, ob sie beachtet und adäquat versorgt werden. So entwickeln sie die Strategie, sich übertrieben und laut bemerkbar zu machen, um nicht zu kurz zu kommen. Da der Fremde-Situation-Test Angst auslöst, wird das typische Verhalten der »C-Kinder« hier besonders deutlich.

Ältere Kinder mit ambivalenter Mutterbindung zeigen eine verstärkte Abhängigkeit und ein schwaches Selbstwertgefühl. Sie finden nur schwer Freunde, da sie einerseits zurückhaltend sind, sich aber andererseits leicht übergangen oder ausgenutzt fühlen. Es entwickelt sich nicht das Gefühl einer eigenständigen Identität, und sie verharren in der »Opferrolle«.

spätere Auswirkungen

Als Erwachsene erzählen sie oft überschwänglich von einer »wunderschönen« Kindheit. Es werden Kindheitserinnerungen im Detail geschildert; hierbei steht ein enger Familienzusammenhalt im Vordergrund. Das Ganze wirkt übertrieben und euphorisch. Teilweise sickern aber auch belastende Abhängigkeitsgefühle bezüglich eines Elternteils durch.

bindungsverstrickt

Letztlich lassen sich Verstrickungen des Betroffenen mit seinen Eltern entdecken, die eine gesunde Ablösung vom Elternhaus verhindern.

Desorganisiert-desorientierte Bindung

Der desorganisiert-desorientierte Bindungsstil (Typ D) kann den anderen Bindungsmustern aufgesetzt sein, d. h. er verfälscht die Zuordnung zum Typ A, B oder C. D-Kinder zeigen Verhaltensauffälligkeiten, wie z. B. Grimassieren oder Erstarren in Anwesenheit der Bezugsperson. Sie scheinen sich in einem Konflikt zwischen Angst und Annäherung zu befinden und gleichzeitig keinen Plan zur Problemlösung zu besitzen. Ihr Verhalten wirkt daher desorganisiert und desorientiert.

»D-Kinder« im Fremde-Situation-Test

> ❗ Das desorganisiert-desorientierte Bindungsmuster hat das höchste Risiko für überdauernde Störungen der Affektregulation, Selbstwahrnehmung, Beziehungsfähigkeit und Impulskontrolle. Es wird mit frühkindlichen Traumata in Verbindung gebracht.

Desorganisation ist somit kein eigener Bindungsstil, sondern eine vielgestaltige Form der Beeinträchtigung der 3 anderen Bindungstypen. Kleinkinder zeigten in der »fremden Situation« ein bizarres Verhalten wie etwa

Annäherung mit abgewandtem Kopf, stereotype Bewegungen oder deutliche Angst vor der Bindungsperson. Dieses besondere Bindungsmuster deutet darauf hin, dass die Orientierung der Kinder an der Bindungsperson zumindest phasenweise zusammengebrochen ist. Physiologisch haben diese Kinder die höchsten Kortisolwerte als Zeichen von Stress.

wechselnde Bezugspersonen

Auffallend häufig kommt desorganisiertes Verhalten bei wechselnden Bezugspersonen vor. Ebenso ist es bei depressiven Müttern zu beobachten oder bei Müttern, die schwere Traumata wie z. B. eigene Misshandlung erlitten haben. Schließlich kann eine lebensbedrohliche Krankheit oder Drogenabhängigkeit der Mutter zu desorganisierten Bindungsmustern führen. Wie die Studienlage zeigt, ist auch die direkte Misshandlung durch die Bezugsperson bei den meisten Kindern mit diesem Bindungstyp assoziiert.

unverarbeitete Trauer/Traumata

Körperlich misshandelte Kinder sind aggressiver gegen andere Kinder als nichtmisshandelte. Im AAI finden sich unverarbeitete Traumata, und es kommt zu sprachlicher Konfusion, v. a. aber tranceartigen Zuständen. Häufig passiert es, dass ein Betroffener nach der Schilderung schwieriger Kindheitserinnerungen in eine Art »Lähmung« gerät, in der er minutenlang weder emotional noch verbal erreichbar ist.

> **❗ Die Übertragung des Traumas von einer Generation zur nächsten (von der Mutter auf das Kind) erfolgt vermutlich über dissoziative Zustände (z. B. Trance, Ohnmacht) der Bindungsperson, die für das Kind erschreckend und unverständlich sind.**

mütterliche Eigenschaften

Die Mutter strahlt Angst aus, ist innerlich zerrissen und scheint in einer anderen Welt zu leben. Das Kind kann im Kontakt mit der Mutter dafür keine Ursache finden. In der Folge erscheint die Mutter selbst als Urheberin von Misstrauen, Unsicherheit und Angst. Das Kind zeigt daraufhin sein Bindungsverhalten (z. B. Anklammern, Schreien) und muss immer wieder die Erfahrung machen, dass die Mutter nicht ansprechbar ist und keinen Schutz gewährt. So kommt es zum Kollaps kindlicher Orientierungsmarken und zur Desorientiertheit.

spätere Auswirkungen

Das ältere Kind und der Jugendliche finden sich, wenn überhaupt, in einer Familie wieder, die stark zerstritten ist. Oft scheint aber auch gar keine Familienstruktur vorhanden zu sein. Hat das Kleinkind keine adäquate Antwort auf sein Bindungsverhalten bekommen und ist die Erziehungshaltung inkonsistent, d. h. einmal erfolgt gar keine Konsequenz auf ein Verhalten und am nächsten Tag wird körperlich hart bestraft, dann sind Trotzverhalten und Aggressivität bereits im Grundschulalter zu erwarten. Das kann sich in schwere Störungen des Sozialverhaltens ausweiten. Zerstören von Gegenständen, Zündeln, Stehlen, übermäßiges Lügen, Schuleschwänzen, Weglaufen von Zuhause, heftige Wutanfälle und Widerstände sind Symptome, die bereits im Alter zwischen 8 und 12 Jahren ein überdauerndes, stabiles und häufig schwer beeinflussbares Verhalten beschreiben.

dissoziale Persönlichkeitsstörung

Daraus kann bei Chronifizierung im Erwachsenenalter eine dissoziale Persönlichkeitsstörung entstehen. Derart gestörte Menschen gelten als wenig abstraktionsfähig und reflektiert, stark handlungsorientiert und impulsiv. Sie haben Schwierigkeiten, das Verhalten, die Gefühle und die Gedanken anderer zu verstehen. Verpflichtungen und Rechtsempfinden kennen sie nicht. Sie sind rücksichtslos gegen sich selbst und andere, gehen bewusst Risiken ein. Als Eltern sind sie nicht in der Lage, dauerhaft Verantwortung zu übernehmen. Vordringlich befriedigen sie eigene materielle Bedürfnisse ohne Beachtung fremden Eigentums. Bei Interessenkonflikten reagieren sie reizbar und aggressiv, schrecken nicht vor Gewaltanwendung zurück. Dissoziale Menschen sind unfähig eine dauerhafte Erwerbstätigkeit auszuüben oder eine Beziehung zu pflegen. Wenn sie gesellschaftliche Normen verletzen, ist die Angst vor Bestrafung gering ausgeprägt, ein Gewissen ist nicht erkennbar (▶ Abschn. 8.4).

Schulprobleme, Substanzmissbrauch und zunehmende Gewalt in der Pubertät erzeugen und verstärken frühzeitig die Ablehnung durch Eltern und Gleichaltrige, führen in die Isolation und fördern immer extremeres Handeln bis zur Delinquenz. Diese Jugendlichen zeigen auch eine hohe Risikobereitschaft, scheinen nahezu angstfrei zu sein und gefährden sich absichtlich selbst z. B. durch Mutproben oder Extremsport (»sensation seeking«). Eine hohe Unfallfrequenz ist die Folge. Gegenüber Tieren oder schwächeren Kindern können sie brutal und grausam sein (»der Friederich, der Friederich, das war ein arger Wüterich!« Aus *Der Struwwelpeter*, S. 2).

extremeres Handeln bis zur Delinquenz

Darauf erfolgt oftmals gar keine Reaktion der Eltern, weil sie nicht anwesend oder mit eigenen Problemen wie z. B. Sucht oder Armut überfrachtet sind.

❶ Das Gegenteil von Liebe ist nicht Hass, sondern Gleichgültigkeit.

7.2 Defizite im elterlichen Erziehungsverhalten

Unsichere Bindungsstile sind nicht selten mit einer weltanschaulichen Haltung der Eltern kombiniert, die Aggression und Gewalt als adäquates Mittel zur Konfliktbewältigung begreift. Insgesamt steht die unsichere Bindung im Zusammenhang mit Defiziten im elterlichen Erziehungsverhalten. Besonders ungünstig für die Entwicklung des Kindes sind folgende Erziehungsmerkmale:
- fehlende Regeln und Absprachen,
- ausbleibende Reaktionen im Wechsel mit harten Bestrafungen,
- Befehle und Kommandos,
- Verzicht auf Lob und positive Verstärkung,
- wenig direkte Beaufsichtigung des Kindes,
- fehlende Übersicht über emotionale Beziehungen und Tätigkeiten des Kindes.

Merkmale misslingender Erziehung

In Längsschnittuntersuchungen konnte nachgewiesen werden, dass Misshandlungen während der ersten Lebensjahre mit aggressivem Verhalten im Alter von 8–10 Jahren zusammenhängen. Vor allem unsicher-vermeidende Bindungen führten zu diesen sozialer Verhaltensstörung im Schulalter. Weiterhin wurde in Langzeitstudien gefunden, dass Eltern, die in

Misshandlungen während der ersten Lebensjahre

ihrer eigenen Kindheit ernsthafte Probleme mit Mutter oder Vater hatten, auch das Denken, Fühlen und Handeln ihres Kindes nur schwer verstehen können. Daher sind sie auch nur mit Einschränkung fähig und bereit, angemessen und liebevoll auf ihr Kind einzugehen. Wenn sie schon um die Konflikte in ihrer eigenen Kindheit wissen, versuchen sie möglicherweise bewusst und mit der Absicht, alles besser zu machen, gegenzusteuern. Und doch werden sie von ihrer eigenen Kindheit und den starken Kräften früherer Erziehungsprinzipien oder Traumata immer wieder eingeholt (▶ Fallbeispiel).

> **Fallbeispiel**
>
> Die 24-jährige Tina erzählt, sie habe ihren leiblichen Vater nie kennen gelernt. Sie kann sich aber an ein recht normales Familienleben mit Mutter, Stiefvater und der 2 Jahre jüngeren Halbschwester bis zu ihrer Einschulung erinnern. Ihre Mutter hat sie jedoch im Streit häufiger stundenlang in ihr Zimmer eingesperrt. An ihrem ersten Schultag ist sie als einzige ohne Eltern da gewesen, da sich die Mutter gerade vom Stiefvater getrennt hatte und in schlechter Verfassung war. Der Stiefvater hat ihre Halbschwester mitgenommen, und Tina ist bei der Mutter geblieben. Ein Jahr später ist die Mutter zu ihrem neuen Partner, einem Marokkaner, gezogen, und hat Tina zu Pflegeeltern gebracht. Ihre Mutter hat ihr das damals mit den langen Arbeitszeiten in der Gastronomie begründet. Tina erinnert eine angstvolle Zeit in der Pflegefamilie, da sie dort vom Pflegevater geschlagen wurde. Mit 8 Jahren ist sie dann erstmals in einem Kinderheim aufgenommen worden. Sie könne sich an große, kalte Räume und an den Lärm der vielen anderen Kinder erinnern. Eine Betreuerin hat ihr irgendwann mitgeteilt, dass ihre Mutter nach Spanien ausgewandert ist. Im Alter von 10 Jahren hat sie aufgrund von Umbaumaßnahmen in ein anderes Heim wechseln müssen. Dort wurde ihr der Hauptschulabschluss ermöglicht und eine Ausbildung als Verkäuferin angeboten. Diese hat sie aber nach einem Jahr abgebrochen. Mit 16 Jahren ist sie von ihrem ersten Freund schwanger geworden. Das Kind hat sie »wegmachen« lassen. Von ihrer Mutter kommt ca. dreimal im Jahr ein Brief. Im Alter von 18 Jahren hat sie ihren Sohn Marcel geboren. Ihr damaliger Freund wurde wegen Drogenbesitzes verhaftet, und sie selbst ist in finanzielle Schwierigkeiten geraten. So hat sie sich entschlossen, Marcel in die Obhut der Eltern ihres Freundes zu geben. Dort sei er auch gut versorgt worden. Nach einem Jahr hat sie, zeitgleich mit der Trennung vom Vater ihres Kindes, Marcel wieder bei sich aufgenommen. Ihr neuer Partner ist dem Kind gegenüber aber sehr ablehnend gewesen, sodass sie Marcel mithilfe des Jugendamtes in einer Pflegefamilie untergebracht hat. Aus Kummer darüber ist es bei ihr zu Alkoholexzessen gekommen, und sie hat ihre Gefühle kaum noch unter Kontrolle gehabt. Die Pflegeeltern hätten ihr vorübergehend Hausverbot erteilt. Sie wartet jetzt auf die Zusage, eine Alkoholentwöhnungstherapie durchführen zu können. Danach darf sie Marcel wieder regelmäßig sehen. Sie erhofft sich auch Stabilität durch die neue Beziehung mit einem 44-jährigen Chemiefacharbeiter, den sie in einer Selbsthilfegruppe kennen gelernt habe.

frühe traumatische Erfahrungen

Tina ist das klassische Beispiel für die transgenerationale Weitergabe von Bindung.

7.2 · Defizite im elterlichen Erziehungsverhalten

? Leitfagen
Was heißt das?

Tina hatte eine sehr schwierige Kindheit. Ihren leiblichen Vater kannte sie nicht, die Mutterbindung war fragil und unsicher, löste sich schließlich im Nichts auf – zweifellos ein schweres Trauma. Tina musste erkennen, dass sie der Lebensplanung ihrer Mutter im Wege stand. Auch den Zerfall der Familie konnte sie nicht aufhalten, hatte stattdessen ihre eigene »Entsorgung« in die Pflegefamilie und anschließend in zwei verschiedene Heime zu verarbeiten. Mit Sicherheit trug sie aufgrund dieser düsteren Erfahrungen eine »Stressnarbe« im biographischen Gedächtnis davon, die ihr weiteres Leben bestimmen sollte. Hier liegen die Wurzeln für Enttäuschung, Kränkung, Selbstunsicherheit und Störung der emotionalen Regulation. Tina wird ihr ganzes Leben damit befasst sein, die damals abgerissene Bindung zur Mutter in irgendeiner Weise wiederherstellen zu wollen. Dies geschieht gedanklich, z. B. durch Vorstellungen und wiederkehrende Bilder bestimmter Schlüsselereignisse. Es geschieht emotional, etwa durch unkontrollierte Wutausbrüche bis hin zu ernsten Selbstverletzungen. Es geschieht physisch, mithilfe von Weinbrand, mit dem sich auf einfache Weise diese scheinbar wohltuende Wärme hinter dem Brustbein erzeugen lässt, die Tina in ihrer Kindheit immer vermisst hatte. Sie war mit Vernachlässigung konfrontiert, mit Gewalt und immer wieder mit Bindungsabbrüchen. Es folgten wechselnde Partnerschaften und ungewollte Schwangerschaften. Als jugendliche Mutter zeigte sie Ansätze, zu ihrem Sohn eine Bindung aufzubauen, musste aber bald erkennen, dass sie der Verantwortung nicht gewachsen war. Tina verstrickte ihr Kind unweigerlich in die eigenen Beziehungsabbrüche und konfrontierte es mit wechselnden Bezugspersonen, so wie sie es in ihrer eigenen Kindheit erlebt hatte. Es ist ein vorgezeichneter, schicksalhafter Weg über die Generationen hinweg. In seinen entscheidenden ersten Lebensjahren steht der kleine Marcel unter dem wechselhaften Eindruck einer desorganisierten, impulsiven oder betrunkenen Mutter, die ihn zeitweise fest an sich drückt wie ein Kuscheltier, um ihn dann wieder fallen zu lassen und in fremde Hände abzugeben. Tina ist gleichzeitig das Opfer ihrer Mutter und die Täterin an ihrem Sohn, ohne sich aus eigener Kraft dagegen wehren zu können. Tina erlebt sich als Mutter unsicher und insuffizient, da ihr als Tochter keine verlässlichen Bezugspunkte bereitgestellt wurden. Sie vermisst immer noch ihre Mutter, die nunmehr seit 15 Jahren in Spanien lebt. Tina gibt die negative Bindungserfahrung an ihr Kind weiter, denn auch Marcel muss mit dem Risiko einer unberechenbaren Mutterbindung aufwachsen. Wie wird Marcel wohl sein Leben meistern?

! Gerade selbst traumatisierte Eltern neigen dazu, ihre Kinder zu schädigen. So werden Beziehungsstörungen über Generationen hinweg weitergegeben.

Über Generationen und Jahrhunderte hinweg hat die Eltern-Kind-Bindung sowohl im positiven wie im negativen Sinn etwas zeitlos Wiederkehrendes.

7.3 Probleme in der Familie

Problematische Konstellationen

Situation in der intakten Familie

Die funktionierende Familie bietet den Kindern Schutzraum und Sicherheit bei Bedrohung von außen sowie Rückhalt und aktive Unterstützung bei der Verarbeitung neuer Erfahrungen. Die Familie verhilft zu den ersten Schritten in die Gesellschaft, baut Brücken in die Zukunft.

Die Verständigung der Familienmitglieder ist normalerweise authentisch und spontan. Sie zeigen untereinander Gefühle und äußern angstfrei die eigene Meinung. Man interessiert sich füreinander, tauscht sich lebhaft aus, tröstet sich gegenseitig und freut sich miteinander. Wenn Familienmitglieder zusammen sprechen, handelt es sich um ein Wechselspiel zwischen Mitteilen, Fragen und Zuhören. Sie schauen sich offen in die Augen, gebrauchen passende Gesten und zeigen eine mit den Äußerungen übereinstimmende Mimik.

Das Verhalten innerhalb einer intakten Familie ist somit ein völlig anderes als im sonstigen Leben, z. B. in der Schule, im Beruf oder im Sportverein. Während man hier eine soziale Rolle ausfüllt, die auch immer mit Versagensängsten und Unsicherheiten behaftet ist, kann man sich in der Familie so richtig gehen lassen. »Hier bin ich Mensch, hier darf ich's sein«, schrieb Goethe (in Faust, Vers 940).

Das alles gilt aber nur für ein Familiensystem, das seiner Funktion wirklich gerecht wird.

> ❓ **Leitfragen**
> Was aber, wenn Familie zur Problemzone wird, zu einem Ort des Schreckens und der düsteren Auswegslosigkeit.

Problemzone Familie

Kinder sind mittellos, abhängig und hilflos. Sie müssen nehmen, was im Angebot ist, und haben nicht die Möglichkeit, auszuwählen, das Elternhaus auszutauschen oder sich einer unangenehmen Situation zu entziehen. Schicksalhaft entstammen sie einem Elternpaar, dessen wie auch immer beschaffenes Vorleben Einfluss nehmen wird. Kinder sind unmittelbar betroffen. Zum Zeitpunkt der mehr oder weniger beabsichtigten Empfängnis ist keineswegs absehbar, ob sich eine für das Kind brauchbare Familie bilden wird. Jegliche Abweichung von der Normalität ist hier möglich. »Man kann in der Wahl seiner Eltern nicht vorsichtig genug sein« – so ironisierte der international bekannte Psychologe Paul Watzlawick (1988, S. 55) diese prägende Verantwortung des Elternpaares gegenüber dem Neugeborenen.

Es gibt Menschen, die seit Jahren auf ein Kind warten und ihre Beziehung ausschließlich auf diesen Kinderwunsch ausrichten. Es gibt Karrierefrauen, die ihre biologische Uhr ticken hören und denen als letzter Baustein zum Erfolg noch die Schwangerschaft fehlt. Das Kind wird zum Prestigeobjekt. Es gibt Menschen, die im Drogenrausch völlig verantwortungslos ihre Sexualität ausleben, um dann daraus hervorgehende »Kollateralschäden« schnell zu beseitigen. Im günstigsten Fall geschieht das über Pflegefamilien.

7.3 · Probleme in der Familie

> ❗ Neugeborene in Müllcontainern, die Einrichtung von Säuglingsklappen an Krankenhäusern oder Spuren körperlicher Misshandlung deuten auf Kindheitskatastrophen hin, die stattfinden, bevor Kindheit überhaupt wirklich begonnen hat.

Familienprobleme entstehen u. a. dann, wenn Menschen unfähig sind, Gedanken, Gefühle und Wünsche realistisch zu formulieren. Die Familienmitglieder bauen dann eine Fassade um sich herum auf. Solchen Eltern fällt es grundsätzlich leichter Kritik zu üben, als Wertschätzung zu vermitteln.

Das Klima in diesen Familien wird durch strenge Rituale, nüchterne Sachlichkeit, kühle Distanz und aseptische Sauberkeit bestimmt. Dort, wo andernorts gemeinsam gespielt und gelacht wird, herrscht Ordnung und Stille. Natürlich kommt es zu Missverständnissen durch vage Andeutungen oder zu Kränkungen aufgrund verbaler Entgleisungen. Niemand ist jedoch bereit, Verantwortung für sein Verhalten zu übernehmen oder Toleranz walten zu lassen. Auf diese Weise werden immer wieder die gleichen Familienstreitigkeiten ausgefochten, wobei durchaus alle 3 Generationen beteiligt sein können. So ruht der kritische und schadenfrohe Blick der Schwiegermutter auf der erschöpften Mutter, wenn das »willensstarke« Kind einmal wieder alle Erziehungsbemühungen zunichte macht. In dieser Situation sind die berühmten guten Ratschläge geeignet, die Stimmung bis zum Siedepunkt anzuheizen. Oftmals führen diese alterstypischen Machtspiele und Provokationen zum Bruch zwischen den Generationen.

Werden Botschaften geleugnet, Fragen nicht gestellt, Kommentare zurückgewiesen und Phrasen stereotyp wiederholt, dann gibt es keine Selbstreflexion mehr. Die Kommunikation innerhalb der Familie ist erloschen. Missverständnisse und Konflikte scheinen unausweichlich. Viele Familien sind nach diesem Modus seit Jahr und Tag zerstritten. Familienfeiern und Feiertage geraten durch zwangsweise eingeführte Versammlungsrituale und verordnete Freundlichkeit zum Martyrium.

Besonders bitter ist für kleine Kinder die Erfahrung, dass ihre Eltern sich nicht verstehen. Gemeint sind chronische Ehekonflikte und täglich geführte Auseinandersetzungen bis hin zu handfester Gewalt. Etwas ältere Kinder realisieren im Angesicht solcher Streitigkeiten mit feiner Antenne die Gefahr, dass es zur Trennung und damit zur Auflösung der Familie kommen könnte. Damit würde jene Schutzschicht für sie zerbrechen, die das Elternhaus, selbst bei dauerhafter Konfliktsituation, noch für sie darstellt.

Ein Ehemann und Vater, der sich nur mit sich selbst beschäftigt, beruflich vom Ehrgeiz zerfressen ist oder seine Freizeit allein und exzessiv auslebt, wird sicherlich irgendwann den Zorn seiner Partnerin provozieren. Um dem Konflikt zu entgehen, kapseln sich solche Männer immer weiter ab, behalten ihre Gedanken und Gefühle bei sich, sind abweisend und leben in einer anderen Welt. Mit Recht fühlt sich die Frau in diesem Fall im Stich gelassen. Im umgekehrten Sinn grenzt sich ein Partner, egal ob Mann oder Frau, zu schwach ab und überschüttet die Familie mit Empfindungen und Emotionen, strebt ständig nach Zuneigung und Bestätigung der Familienmitglieder. Kommt die erhoffte Anerkennung nicht in ausreichendem Maß

Probleme einzelner Familienmitglieder

mangelnde Selbstreflexion

chronische Ehekonflikte

zurück, resultiert eine Kränkung. Häufig haben sich die Ehepartner selbst noch nicht von ihren Eltern abgelöst. Sie leben in alten Abhängigkeiten, die sie aber nach außen verneinen und verdecken. Die Verstrickung erwachsener Menschen mit ihren Eltern, also die noch nicht vollzogene Abnabelung ist weit verbreitet und birgt erhebliches Konfliktpotenzial für die ganze Familie.

mangelnde Ablösung der Eltern von den eigenen Eltern

Eltern vermitteln und konservieren über große zeitliche Distanz formelhafte Vorsätze wie z. B. »Mein Sohn wird ein erfolgreicher Arzt« oder »Du bist ein Versager«. Sie erzeugen Schuldgefühle (»Ich muss meinen Eltern ewig dankbar sein«) oder Hass (»Mein Vater hat mich im Stich gelassen«). Durch starke Emotionen fühlen sich erwachsen gewordene Kinder an ihre Eltern gebunden. Das schürt Streit unter Ehepartnern, die stellvertretend für ihre eigenen Eltern in den Ring steigen und unbewusst gegenüber dem Partner ihre starke Beziehung zu den Eltern verteidigen. Das hat insbesondere dann Folgen, wenn Einmischungen der Eltern oder Schwiegereltern in die Ehe oder die Erziehung der Kinder stattfinden. Durchaus können Geldgeschenke oder andere materielle Zuwendungen den Charakter von Bestechung annehmen, und es kommt zu üblen Verstrickungen und Intrigen. Am Ende stehen dann die Spaltung des Ehepaares und die Sündenbockrolle des Partners mit den geringeren Ressourcen (Geld, Selbstbewusstsein).

Spaltung des Ehepaares

Partner als Elternersatz

Teilweise wird der Partner auch als Elternersatz angesehen, und er bekommt alles zu spüren, was eigentlich für Vater oder Mutter gedacht war, aber unausgesprochen geblieben ist. War ihr Vater beispielsweise nie zu Hause, dann verlangt die Ehefrau von ihrem Mann, dass er die Füße still hält. War seine Mutter kränklich und schwach, dann wünscht sich der Ehemann von seiner Frau Dominanz und Durchsetzungskraft, möchte sich bei ihr anlehnen. In den seltensten Fällen können und wollen die jeweiligen Ehepartner diesen überzogenen Erwartungen entsprechen. Es kommt zu chronischen Konflikten, die vor den Kindern ausgetragen werden, ohne dass irgend jemand in der Familie den Grund dafür kennt. Diese Dynamik läuft unbewusst zwischen den Generationen ab und kann in der Regel nur therapeutisch aufgedeckt werden.

internalisierte Konflikte

Familienkonflikte verlaufen nach regelhaften und starren Interaktionsmustern. Gestritten wird immer wieder über dieselben Themen (Geld, Erziehung, Anerkennung, Eifersucht, Arbeitsverteilung).

Gelingt es nicht, Konflikte zu kanalisieren, fressen sie sich gleichsam in den Körper hinein, richten Schaden im Inneren an. Man spricht dann von internalisierten Konflikten, die sich durch Symptome wie Depressionen, Alkoholismus oder Ängste äußern können. Ähnliches gilt für den Fall, dass Streitigkeiten immer wieder verneint, abgewehrt, verdrängt oder verheimlicht und notwendige Klärungen aufgeschoben werden. Menschen, die so handeln, leben z. B. nach folgenden Leitsätzen: »Wenn ich einen Fehler mache, ist das eine Katastrophe« oder »Ich muss immer von allen Menschen geliebt werden« oder »Die Interessen meiner Freunde sind wichtiger als meine eigenen Wünsche.«

Manche Ehepaare bilden auch eine symbiotische Beziehung. Sie betrachten sich gegenseitig als Besitz, geben ihre Individualität ganz auf und

7.3 · Probleme in der Familie

verschmelzen förmlich miteinander. Ist der eine Partner etwa chronisch krank oder in seinem Wesen kindlich-unreif, nimmt der andere Partner die Führungsposition ein. Beide partizipieren von dieser Konstellation und sind voneinander abhängig. Auch der schwächere Partner besitzt Macht, da er durch seine Symptome oder durch sein Verhalten den anderen zu einem Handlungsschema zwingen kann. Es versteht sich von selbst, dass derartige elterliche Arrangements für Kinder schädlich sein müssen und sie ihrer Freiheit sowie Flexibilität berauben. Man spricht hier auch von einer »Familienneurose«, da Konflikte beharrlich verdeckt und die Familienmitglieder auf starre Rollenschemata eingeschworen werden. Das ganze Leben verläuft in diesem Fall wie nach einem vorgeschriebenen Drehbuch, und wer aus seiner Rolle ausbricht, bringt die gesamte Familie ins Schleudern.

Familienneurose

Sehr häufig haben sich Elternpaare auch auseinandergelebt. Sie sind eigentlich nur noch aus Gewohnheit zusammen oder wegen der Kinder, haben sich aber nichts mehr zu sagen. Sie bringen kaum noch Interesse für die Gedanken, Gefühle und Aktivitäten des anderen auf. Es ist gewissermaßen zur inneren Kündigung der Beziehung gekommen. In dieser Situation kann es passieren, dass einer der Betroffenen sich eines Kindes als Ersatzpartner bemächtigt und dort Trost sucht. Über die Symbiose mit dem gemeinsamen Kind wird versucht, den verhassten Ehepartner auszugrenzen oder zu bestrafen. Eine solche Instrumentalisierung von Kindern hat nichts mehr mit Liebe gemeinsam und gleicht einer Mobilmachung, die ihren Gipfel in den bekannten Scheidungsdramen erreicht, bei denen es um Sorgerecht und Erziehungsfähigkeit geht. Im Angesicht dieser gerichtlichen und für das Kind traumatisierenden Auseinandersetzungen denkt man an das epische Theater Bertolt Brechts (1898–1956). Der bedeutende deutsche sozialistische Dramatiker und Lyriker schrieb 1944 das Stück *Der kaukasische Kreidekreis* noch in seinem Exil in den USA.

Instrumentalisierung der Kinder

Es basiert auf einer altchinesischen Geschichte, die demonstrieren will, dass die Welt denen gehören soll, die sie bewohnbar machen. In dem Singspiel vom Kreidekreis entscheidet ein Richter den Streit zweier Frauen um ein Kind dadurch, dass er dieses in einen Kreidekreis zwischen die Frauen stellt und vorgibt, es derjenigen zuzusprechen, die es mit Kraft auf ihre Seite zu ziehen vermag. Danach erkennt er die wahre Mutter jedoch in der Frau, die diesen Kampf absichtlich verliert, weil sie das Kind nicht verletzen will. Das Theaterstück schließt mit den Worten:

Auseinandersetzung um Erziehungsrecht

> Die Kinder den Mütterlichen, damit sie gedeihen. (Brecht 2000, S. 142)

Im wahren Leben sind die Entscheidungen leider nicht so einfach. Viele Familienprobleme resultieren auch aus der Unfähigkeit zur Haushaltsführung und Organisation. So ist die Wohnung verwahrlost, das Haushaltsbudget überzogen, die Ernährung ungesund. »Kampfehen« beruhen nicht selten auf dem Streit um die gerechte Aufteilung der anfallenden Pflichten und Arbeiten.

Unfähigkeit zur Haushaltsführung

Manche Familien können mit ihrer Freizeit nichts anfangen. Eltern und Kinder beschäftigen sich kaum miteinander, gehen nur getrennt aus dem Haus, treffen sich ausschließlich mit nichtgemeinsamen Freunden. Lange-

mangelnde Gemeinsamkeiten

weile und Unzufriedenheit machen sich breit. Oft stehen TV- und Videokonsum im Mittelpunkt. Beides lässt den Kreis der Familie zum Halbkreis verkommen.

ausgedehnter Medienkonsum

Unter Medienkonsum versteht man Nutzung von Fernsehgeräten, Computern, Spielkonsolen und Handys zum passiven Gebrauch, zum Spielen oder zur Kommunikation. Ein niedriges Bildungsniveau der Eltern begünstigt nach derzeitiger Datenlage den ausgedehnten Medienkonsum von Kindern. So steigert das Fernsehgerät im Kinderzimmer die Nutzung um ein Vielfaches, und die Eltern verlieren jegliche Kontrolle.

Ähnlich verhält es sich mit Computern und Spielkonsolen. Aufgrund aktueller Untersuchungen sind 25% der 8-Jährigen, 75% der 12-Jährigen und 90% der 14-Jährigen bereits Handybesitzer. Ein Blick in den Schulhof oder in den Schulbus genügt, um diese Zahlen eindrucksvoll bestätigt zu finden. Die neuen Medien sind für Kinder äußerst verlockend – bis hin zur Sucht.

Befriedigung von Neugier, Vermittlung von Erregung, Realitätsflucht und v. a. die Ausübung von Macht und Kontrolle (PC-Spiele; 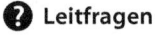 Abb. 7.1) sind Motive, die bereits Vorschulkinder stundenlang vor dem Bildschirm verharren lassen. Ohnehin ist aufgrund sinkender Kinderdichte auf Spielplätzen, in Feld, Wald und Flur Ruhe eingekehrt. Dort wo Kinder lärmend um die Häuser zogen, Streiche aushecken, auf Bäume kletterten, mit Bällen spielten oder mit Fahrrad und Roller um die Wette fuhren, herrscht heute gähnende Leere. Hier und da führen ältere Herrschaften ihren Hund aus, sonst nichts.

Unsere Kinder halten still, sitzen hinter Glas, bekommen rote Augen und werden fett. Cola und Fastfood statt Kirschen vom Baum und frische Luft.

❓ **Leitfragen**
Was ist geschehen?

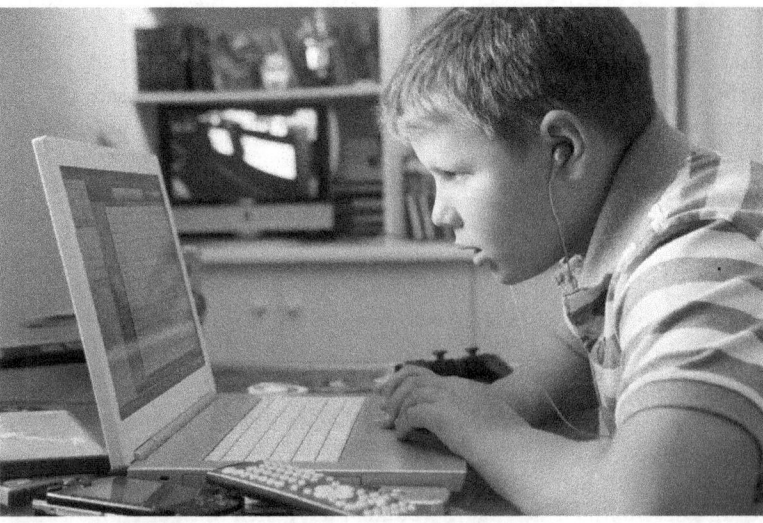

◘ Abb. 7.1. PC-Sucht (Quelle: Monkey Business – fotolia.de)

7.3 · Probleme in der Familie

Es gibt keine aktive Spielkultur mehr, da alle potenziellen Spielkameraden von nebenan gleichgeschaltet und elektrisiert an der Maus hängen.

Privatsender und Softwareentwickler sind darauf aus, Kinder und Jugendliche mit ihren Produkten zu fesseln. Gerade Computerspiele werden durch dreidimensionale Gestaltung, steigende Schwierigkeitsgrade, Machterleben und Belohnungseffekte immer attraktiver. Eltern und Lehrer durchschauen die rasante technische Entwicklung kaum noch und können daher auch keine wirksamen Vorgaben zur Nutzung der neuen Medien machen. Spielen und Sprechen, Singen und Herumtoben mit Gleichaltrigen oder Geschwistern wird durch unermüdlichen Medienkonsum verdrängt.

fehlende aktive Spielkultur

> **!** Steht ein Fernsehgerät im Kinderzimmer, ist bei Vorschulkindern das Risiko für eine Sprachentwicklungsverzögerung um ein Vielfaches erhöht.

Untersuchungen beweisen auch, dass Auffassung, Konzentration und Merkfähigkeit beeinträchtigt sind. Somit provoziert TV-Konsum im Kleinkindalter später erhebliche Schulprobleme. Das Lernen wird grundsätzlich durch den Medienkonsum behindert. Zunächst fehlt es an Zeit für Gespräche in der Familie, für das so wichtige Lesen und auch für kreatives Spiel. Nicht selten werden sogar die Mahlzeiten vor der Mattscheibe eingenommen, gemeinsame Aktivitäten mit Eltern und Geschwistern gemieden. Durch abendliches Abkapseln im Kinderzimmer ohne ausreichende Kontrolle durch die Eltern weitet sich der Medienkonsum zur Sucht aus. Es kommt zur Beeinträchtigung der Schlafqualität und -quantität. Schließlich wird die Gedächtnisfunktion durch emotionalen Stress (Horror und Gewalt) manipuliert, da die aggressiven Medieninhalte sich als schwer löschbare optische und akustische Reize im Kurzzeitspeicher breit machen und vom natürlichen Lernstoff der Schule und des Alltagslebens ablenken. Es gibt tatsächlich kaum noch Platz im Gehirn der Kleinen für neue Ideen, Natur, Musik, Bewegung, Fantasie und Kommunikation. Unkontrollierter Medienkonsum führt bei Kindern zu emotionaler und kognitiver Abstumpfung. Dabei wünschen sich doch die meisten Eltern kluge Kinder, die im Leben Erfolg haben. Andererseits sind die Eltern oft selbst von den Medien verseucht, spielen am PC oder kleben an der Fernbedienung des Fernsehers.

emotionale und kognitive Abstumpfung

Sehen die Eltern morgens, nachmittags und abends fern, sitzen die Kinder dabei, inklusive fettiger Snacks und zuckerhaltiger Limonaden. Viele Eltern verwenden den Fernseher auch als Babysitter, denn er bringt die Kleinen schlagartig zum Schweigen. Besonders schlimm ist es, wenn Kinder selbst wahllos und zeitlich unbegrenzt ihren Konsum mit der Fernbedienung bestimmen können.

Einige Eltern beruhigen ihr Gewissen durch die Auswahl von »schlau machenden« Programmen und speziellen Kindersendungen. Eindeutig ist aber bewiesen, dass Fernsehen im Vorschulalter die Sprachentwicklung verzögert. Diese Kinder haben einen sehr viel kleineren Sprachschatz als solche, denen täglich vorgelesen wird oder denen man Geschichten erzählt. Natürlich fällt hier der visuelle Aspekt weg, und Fantasie sowie Merkfähig-

verzögerte Sprachentwicklung

keit werden verstärkt angeregt. Bei diesem Prozess stören die schnell wechselnden Bilder von Zeichentrickfilmen und Comics erheblich, da der optische Input mit großem Aufwand vom Gehirn verarbeitet werden muss.

kontraproduktive, gewinnorientierte Kinderprogramme

Ein Beispiel für in diesem Sinne kontraproduktive, aber gewinnorientierte Kinderprogramme ist die Sendung »Teletubbies«. Dabei handelt es sich um debile, nach Kindchenschema dargestellte Plüschfiguren, die sich nur in ihrer Farbe unterscheiden. Sie agieren auf der grünen Wiese und kommunizieren in einem Sprachstil, den man als bildungsfern bezeichnen muss. Welche Botschaft von dieser Sendung für Kleinkinder ausgehen soll, bleibt das Geheimnis der Erfinderin und Produzentin der Teletubbies Anne Woods. Sie wurde aufgrund ihrer »großen Verdienste der Verbreitung britischer Kultur« in über 100 Ländern der Erde von der englischen Königin mit der Ritterwürde geehrt, obwohl nachgewiesen ist, dass die Sendung bei Kindern zu Sprachdefiziten führt.

❗ Der Medienkonsum unserer Kinder ist auch ein Ergebnis stark beanspruchter Eltern, die zwar das Beste wollen, aber physisch und psychisch an ihre Grenzen stoßen, denen einfach alles über den Kopf wächst.

außerfamiliäre Probleme der Eltern

Viele Elternpaare leiden unter Problemen am Arbeitsplatz. Konflikte mit Kollegen und Vorgesetzten werden in die Familie hineingetragen und am Partner oder an den Kindern abreagiert. Eine große Rolle spielen im Übrigen berufliche Überforderung, Arbeitsplatzwechsel, große Entfernung vom Wohnort oder Arbeitslosigkeit.

In diesen Fällen sind die Erwachsenen erschöpft, gereizt und frustriert, verlieren schon bei banalen Anlässen die Fassung und können ihre Rolle als Partner und Elternteil nicht mehr richtig ausfüllen. Manchmal finden sie daheim wenig Verständnis und Unterstützung. Sind beide Ehepartner erwerbstätig, können Haushalt und Erziehung zur chronischen Überlastung führen. Es bleibt kaum noch Zeit für gemeinsame Gespräche, Aktivitäten und Entspannung. Kommen dann noch finanzielle Engpässe oder unzureichende Wohnverhältnisse dazu, wird eine unbeschwerte Kindheit immer unwahrscheinlicher.

❗ Familienprobleme erfahren eine Verschärfung durch psychische Störungen der Mutter oder des Vaters sowie durch schwere körperliche Erkrankungen eines Elternteils.

Suchtfamilien

Alkoholismus in Familien

Aufgrund der Häufigkeit wird an dieser Stelle die Suchtfamilie etwas genauer betrachtet (▶ Fallbeispiel).

> **Fallbeispiel**
>
> Der 30-jährige Sven erinnert sich: »Noch heute habe ich diesen Geruch in der Nase – eine Mischung aus Nikotin, Schweiß und billigem Schnaps. Abends, wenn mein Vater von der Arbeit nach Hause kam, ging er zuerst ▼

7.3 · Probleme in der Familie

> zum Schrank. Da stand immer eine Flasche Korn drin. Wortlos schenkte er sich ein und kippte das erste Glas hastig hinunter. Es war ein festes Ritual. Dann musste das Essen auf dem Tisch stehen, und er begann, negative Monologe über den Arbeitstag und die Kunden zu halten. Wir hatten früher ein kleines Feinkostgeschäft. Nach seinem Konkurs fand mein Vater mit viel Glück einen Job in einem Baumarkt, konnte das aber nie als neue Chance anerkennen. Nun, nach dem Essen ließ er sich in seinen Sessel fallen und nahm sich die Schnapsflasche wieder vor, dann aber richtig. Meine Mutter und ich mussten still sein, während er in die Mattscheibe glotzte. Oft schickte er mich spät abends noch einmal an die Tankstelle, um Bier oder Schnaps zu holen. Angewidert von diesem Anblick verkroch ich mich in mein Zimmer, kam aber meist nicht zur Ruhe. Es verging kaum ein Abend, an dem er nicht, bei entsprechendem Alkoholpegel, meine Mutter anbrüllte und beleidigte. Manchmal musste ich ihr zu später Stunde helfen, ihn ins Bett zu zerren. Dabei kam es auch vor, dass er in die Hose urinierte. Bis zu meinem 10. Lebensjahr glaubte ich doch tatsächlich, dass diese Situation daheim ganz normal sei und dass Familien eben so funktionierten. Am nächsten Morgen wurde auch nie darüber gesprochen. Meine Mutter war ohnehin sehr verschlossen, machte mir das Frühstück und erkundigte sich nach der Schule. Er las die Zeitung und fuhr dann zur Arbeit. So ging das viele Jahre. Irgendwann fragte ich sie, wie sie das aushalte. Daraufhin antwortete sie mit strenger Miene: ›Rede nicht darüber, vertraue niemandem.‹
> Mit 17 zog ich aus. Heute liegen zwischen mir und meinen Eltern 500 km Autobahn.«

So, wie es im Bericht dieses jungen Mannes deutlich wird, haben Millionen Kinder und Erwachsene unter den Folgen von Alkoholismus in Familien zu leiden. Viele entwickeln selbst schwerwiegende Verhaltensprobleme oder werden abhängigkeitskrank. Überhaupt ist das Leid der Kinder von Suchtkranken besonders groß und wurde lange Zeit ignoriert.

Aus Sicht des Kindes verändert sich die Dynamik in Suchtfamilien grundlegend. Kinder sind sich oft selbst überlassen und müssen Aufgaben übernehmen, denen sie aufgrund ihres Entwicklungsstandes noch gar nicht gewachsen sind. Das reicht bis zur kindfremden Verantwortung in Elternfunktion gegenüber einem Elternteil oder zur Übernahme der Rolle des Ersatzpartners in der Ehe. Darüber hinaus versorgen die älteren häufig die jüngeren Geschwisterkinder mit. Sie erleben einen chaotischen Alltag, in dem sich der Lebensrhythmus der Familie eher an der Verfügbarkeit des Suchtmittels und weniger an den kindlichen Bedürfnissen orientiert. Die Sucht hat den Charakter eines Familiengeheimnisses. Sie steht zwar im Alltag der Familie im Mittelpunkt, wird aber gleichzeitig verharmlost, verschwiegen und tabuisiert. Die Kinder geraten immer weiter in die soziale Isolation. Sie vermeiden es, Freunde mit nach Hause zu bringen, zumal offene Gespräche mit anderen erwachsenen Bezugspersonen schnell als Verrat gegenüber dem süchtigen Elternteil gewertet werden. Das Familiengeheimnis wird auch aus Angst vor dem Verlust der Eltern bewahrt. Kinder befürchten aus gutem Grund den Zerfall der Familie durch Trennung der Eltern oder Tod des süchtigen Elternteils mit der möglichen Folge einer Fremdunterbringung in Pflegefamilie oder Heim.

Dynamik der Suchtfamilie

> **❗ In Suchtfamilien erleben Kinder fortwährend extreme Belastungssituationen.**

Streit und Disharmonie

Sie sind deutlich häufiger Zeugen von Streit und Disharmonie zwischen den Eltern als andere Kinder. Extreme Stimmungsschwankungen und Unberechenbarkeiten im Elternverhalten beeinflussen ihren Tagesablauf. Sie werden immer wieder instrumentalisiert und in Loyalitätskonflikte zwischen den Elternteilen verwickelt. Kinder in Suchtfamilien erleben weniger Freude und mehr Scham als andere Kinder, Versprechungen vonseiten der Eltern werden eher gebrochen. Mit Sicherheit kommt es häufiger zu sexuellen Belästigungen und aggressiven Misshandlungen als anderswo.

Schuldgefühle beim Kind

Wenn Kinder das Suchtverhalten ihrer Eltern auf sich selbst beziehen, z. B. wegen eigenen Fehlverhaltens oder wegen ihrer bloßen, als unerwünscht erlebten Existenz, dann entwickeln sie schwere Schuldgefühle. Nachvollziehbar ist, dass sich Unsicherheit, Scham und Schuld wie spitze Dornen in das kindliche Gemüt einbohren und auch den heranwachsenden sowie später den reifen Menschen nicht mehr in Ruhe lassen.

soziales Erbe der Sucht

Besonders gefährlich ist, neben real genetischen Faktoren, das soziale Erbe der Sucht durch Lernen am Modell. Kinder von Alkoholikern bilden eine Familienidentität heraus, die süchtiges Trinken zur Normalität der Konfliktlösung oder gar des Alltags werden lässt. So sind die hohen Quoten der schon in der Pubertät einsetzenden Missbrauchsmuster vieler Kinder abhängiger Eltern zu erklären. Sucht ist ein Phänomen, das generationenübergreifend weitergegeben wird (▶ Fallbeispiel).

Fallbeispiel

Die 18-jährige Jenny kommt über den ärztlichen Notdienst in die Klinik. Sie möchte eine Drogenentgiftung durchführen. Täglich spritzt sie sich 2–3 g Heroin in die Venen, zusätzlich nimmt sie auch Kokain und diverse Beruhigungspillen. Jenny wirkt kindlich, scheu und misstrauisch. Ihre Sprache ist verwaschen, das blasse Gesicht zeigt kaum Mimik, die Augenlider sind schlaff, der Blick müde. Das Mädchen steht noch unter der betäubenden Wirkung der letzten Heroinspritze vor wenigen Stunden. Jenny ist extrem untergewichtig. Ihre dünnen Arme sind übersät mit Einstichstellen, am Fußrücken findet sich ein kleiner druckschmerzhafter Abszess und sogar an der Halsvene hat sie sich schon die Nadel gesetzt. Man gewinnt den Eindruck, dass für die 18-Jährige mit den dunklen, schulterlangen Haaren im roten Jogginganzug noch nicht alles zu spät ist. Sie verknüpft ihren Entgiftungswunsch mit der Hoffnung auf eine eigene Wohnung. Derzeit ist sie ohne festen Wohnsitz, schläft bei wechselnden Partnern, hält sich ausschließlich in der Drogenszene auf und übernachtet auch häufig in der Bahnhofshalle. Mit 13 hat sie regelmäßig Alkohol und Cannabis konsumiert und ist dann mit 16 von harten Drogen (Kokain, Heroin) abhängig geworden. Der Ekel vor sich selbst ist so stark gewesen, dass sie schon zweimal versucht hat, sich umzubringen. Mit 14 ist es mit dem Aufschneiden der Pulsadern nicht gelungen, und mit 16 hat die vermeintliche Überdosis auch nicht gereicht. Zu dem zweiten Suizidversuch ist es nach einem Schwangerschaftsabbruch und heftigen Streitigkeiten

▼

> mit dem damaligen Freund gekommen. Jenny berichtet weiter, sie sei überwiegend bei ihrer Großmutter aufgewachsen. Die Eltern, beide drogensüchtig, hätten sich nie um sie gekümmert. Ihr Vater, der vor 3 Jahren an einer Überdosis verstorben ist, hat noch 4 weitere Kinder von 3 verschiedenen Frauen. Sie vermutet, dass ihre Halbgeschwister in irgendwelchen Pflegefamilien untergekommen sind, jedenfalls besteht kein Kontakt zu ihnen. Ihre jetzt 38-jährige Mutter hat sie vor einem halben Jahr bei sich in der Wohnung aufgenommen. Es ist eigentlich keine Wohnung, vielmehr ein 30 qm großer Raum unter dem Dach mit einem kleinen Fenster. Solange sie ihre Mutter kennt, ist diese auf der Suche nach Heroin und schon mehrfach wegen Beschaffungskriminalität verurteilt worden. In ihrer Dachkammer lebt sie jetzt mit einem 30-jährigen Drogendealer zusammen, der sie mit Stoff versorgt und zur Prostitution zwingt. Jenny äußert den Verdacht, dass beide es auf ihr Geld abgesehen hätten. Sie kenne keinen Menschen, dem sie vertrauen könne. Immer wieder hat ihre Mutter auch mitgeteilt, dass Jenny »ein Unfall« gewesen sei. Jenny weint, wenn sie über ihre Mutter spricht. Sobald sie eine eigene Wohnung hat, will sie eine Ausbildung zur Floristin machen. Immerhin hat sie den Hauptschulabschluss geschafft. Jenny verlässt die Klinik nach 5 Tagen stationärer Behandlung ohne Absprache und mit unbekanntem Ziel.

Süchtiges Verhalten in seinen unterschiedlichen Ausprägungen ist stets ein Ausweichen vor der tiefen inneren Leere. Der von einem Stoff Abhängige wird auf irgendeine Weise aktiv, um sich selbst zu retten, d. h. zu manipulieren. Über das Suchtmittel verabschiedet er sich für kurze Zeit von der düsteren Realität. Das gelingt aber nur, solange die Substanz im Körper kreist. Dann kommt regelmäßig das böse Erwachen. Der Rausch lässt den Süchtigen stets unbefriedigt zurück, sodass sich der Vorgang wiederholt. Ein neuer Rausch muss her – immer und immer wieder. So folgt aus einem anfänglichen Probierkonsum die psychische, dann die körperliche Abhängigkeit. Am Ende stehen die Selbstzerstörung und der Verlust aller sozialen Bezüge. Die Gier nach Alkohol oder die Suche nach der Droge nimmt teilweise groteske und oft menschenunwürdige Formen an. Die Nähe zur Delinquenz ist fast immer durch Enthemmung, Haltlosigkeit, Impulsivität oder verminderte Steuerungsfähigkeit gegeben.

Teufelskreis der Sucht

Multiproblemfamilien

Alkoholismus ist auch ein Thema in den sogenannten Multiproblemfamilien. Dieser Begriff gehört zum Standardrepertoire der Sozialarbeiter in bundesdeutschen Behörden. Er bezeichnet keine Diagnose, sondern ein Etikett für eine vielschichtige Herausforderung. Einmal mehr geht es v. a. um das Schicksal von Kindern, die bekanntermaßen keinen Einfluss auf ihre Herkunft haben.

vielschichtige Herausforderung für Sozalarbeiter

Probleme sind nur für denjenigen Probleme, der sie als solche betrachtet. Vielleicht sehen die betroffenen Familien selbst keinen Handlungsbedarf oder haben ihre Schwierigkeiten an ganz anderen Stellen, als die Experten sie sehen oder vermuten. So stehen professionelle Helfer auch durchaus vor verschlossenen Türen.

? Leitfragen
Was ist eigentlich eine Multiproblemfamilie?

Situtationen in Multiproblemfamilien

Gemeint sind Familien, die den unteren sozialen Schichten unserer Gesellschaft angehören. Geringe Bildung, chronischer Geldmangel und fehlende Ressourcen, sich aus sozialen Notlagen selbstständig befreien zu können, sind charakteristisch (▶ Übersicht). Die bisher vorliegenden Studien zeigen eindeutig, dass der Anteil und die Schwere psychischer Erkrankungen mit sinkendem Sozialstatus zunehmen.

> **Symptome in Multiproblemfamilien**
> - Beziehungskonflikte, die teilweise mit Gewaltexzessen verbunden sind
> - Suchtverhalten
> - Psychische Probleme und psychosomatische Störungen
> - Extreme Entwicklungsrückstände der Kinder
> - Kindesvernachlässigung und -misshandlung
> - Arbeitslosigkeit
> - Wohnungs- und Mietprobleme
> - Verschuldung

traumatische Erfahrungen der Eltern

Diese Familien stehen permanent unter Spannung. Sie werden durch Jugendamt, Sozialamt, Arbeitsamt, Ärzte, Schulen und Kindergärten unter Druck gesetzt und zur Inanspruchnahme von Hilfe genötigt. Sie erhalten Hausbesuche von Familienhelfern, Gerichtsvollziehern oder Gläubigern. Die Biographie beider Partner, falls ein Paar vorhanden, ist meist durch eine Reihe traumatischer Erfahrungen geprägt: Erziehung im Heim oder in Pflegefamilien, häufige Beziehungsabbrüche, Misshandlung, sexueller Missbrauch, Delinquenz, Verwahrlosung, materielle Armut.

Unbewusst wird beim jeweiligen Partner Entschädigung für das erfahrene Leid gesucht. Die Beziehung ist durch extreme Erwartungen und Ansprüche belastet. Bei Enttäuschung kommt es zur massiven Abwertung des Partners mit Verboten und schließlich körperlichen Attacken. Nach diesem Muster sind viele Ehen kinderreicher Problemfamilien gestrickt.

Partnerprobleme, inkonstantes Erziehungsmilieu

Durch das Wechselspiel der Gefühle ergibt sich auch ein inkonstantes Erziehungsmilieu, und die Kinder erfahren launenhaft beim gleichen Anlass übergroße Härte und dann wieder Nachgiebigkeit. Irgendwann haben Kinder und Jugendliche als Zielscheibe aggressiver Impulse diese Familiendynamik verinnerlicht. Später werden auch sie, dann selbst in der Elternrolle, ihre Kinder wieder so behandeln. Sie haben kein anderes Verhaltensmuster erlernt. Man kann von einem sozialen Erbe der Konfliktbewältigung von Generation zu Generation sprechen. Mit anderen Worten:

> **!** Die soziale Herkunft zementiert den Boden für die Zukunft: Schicksal Kindheit.

7.3 · Probleme in der Familie

In der Regel suchen Problemfamilien nicht aktiv nach Hilfe. Vielmehr lehnen sie diese ab oder verweigern die Zusammenarbeit mit der Familienhilfe. Misstrauen, Kränkung und beiderseitige Ablehnung bestimmen die Szene.

Da staatliche Hilfen immer zeitlich befristet sind, zieht über die Jahre ein Strom einander ablösender Sozialarbeiter und Therapeuten durch die Familie. Wieder kommt es zu zahlreichen Beziehungsabbrüchen, die die Familienmitglieder in ihrer Skepsis und negativen Grundhaltung bestätigen. Betroffene Eltern fühlen sich als eigenständige Personen nicht angenommen. Für sie setzt sich die Erfahrung fort, dass niemand Verantwortung übernimmt. Sie selbst sind aber auch nicht dazu in der Lage, sondern benötigen eine leicht verständliche Gebrauchsanleitung für ihr Leben und das ihrer Kinder. In diesem Kontext dreht sich alles um Geld, das zur Regelung des Alltags universelle Bedeutung hat. Kann die Miete aufgebracht werden? Wird demnächst der Strom abgestellt? Kann man den Kühlschrank noch füllen? Dabei rangiert der tägliche Bedarf an Alkohol und Zigaretten über der Winterjacke für die Kinder. Die Zurückstellung eigener Bedürfnisse zugunsten der Kinder gelingt nur unzureichend.

In materieller Hinsicht entstehen bei einigen Familienmitgliedern Gefühle von Benachteiligung und Ablehnung. Manchmal kommt es dann wieder zu Schuldgefühlen der Eltern, die sich veranlasst sehen, eine neue Geldquelle anzuzapfen. Die Verschuldung nimmt ihren Lauf. In dieser Situation beschreiten die Familien unterschiedliche Wege der Konfliktlösung. Delinquenz oder aggressive Verweigerung kann eine Folge sein. Oft erfolgt auch der Hilferuf an die Behörden (Jugendamt, Sozialamt) mit irrealen Vorstellungen. Schließlich kommt es zur Flucht aus der Realität durch Alkoholkonsum.

> **❗ Multiproblemfamilien kennen keine langfristige Konzeption oder Planung.**

Es fehlt an Abstraktionsvermögen und am Blick für Ursache und Wirkung. Die Fähigkeiten zur Problemlösung sind begrenzt. Stattdessen überwiegen konkretistisches Denken und starke Handlungsorientierung. Vorausschauende Reflexionen stehen hinter akutem Konfliktdruck zurück. Frustrationen und Spannungen werden impulsiv ausagiert. Das bedeutet schnelles und unüberlegtes, emotional gesteuertes Handeln, das unter dem Druck unbewusster Motive steht. Rationale und moralische Bedenken spielen dabei keine Rolle mehr. Wenn Eltern so agieren, hat das weitreichende Konsequenzen für die Sozialisation der Kinder. Sie leiden unter dem abrupten Wechsel zwischen unbeteiligtem Nebeneinander, intensiver Zärtlichkeit und aggressiven Durchbrüchen. Der sich plötzlich ändernde Beziehungsstil führt bei den Familienmitgliedern zu hochgradigen Verunsicherungen bezüglich der zu erwartenden Reaktionen. Eltern und Kinder kommunizieren, indem sie Lautstärke und Aggressivität steigern, um sich gegenseitig Gehör zu verschaffen. Diese Familien verfügen nicht über die nötigen Kontrollmechanismen, um Konflikte in Ruhe diskutieren zu können. Sehr schnell droht stattdessen die gewaltsame Auseinandersetzung.

Misstrauen gegenüber staatlichen Hilfsangeboten

Verschuldung

fehlende Kontrollmechanismen

Das Vorbild der Eltern und damit verknüpfte Lernprozesse der Kinder (Nachahmung), die in diesem Milieu groß werden und sich behaupten müssen, führen unweigerlich zur Gewaltbereitschaft dieser Kinder und Jugendlichen. Sie schauen sich das Verhalten von den Eltern ab. Der Weg in die Dissozialität ist nicht mehr weit. So kommt es zu alarmierenden Meldungen z. B. über die Gewaltwelle an Schulen, die man täglich der Presse entnehmen kann. Sie kommen mit Messern, einer Stahlrute oder setzen ihre Fäuste ein. Ihre Gegner sind Lehrer oder Mitschüler. Jugendliche in Berlin, Hamburg, Frankfurt oder anderswo schlagen immer brutaler zu. Im Schulhof traktiert eine Gruppe 10- bis 12-Jähriger einen Mitschüler mit Schlägen und Fußtritten. Während der Junge am Boden liegt, filmt einer der Täter den Angriff mit seinem Handy. Am gleichen Tag droht ein 16-jähriger Schüler seiner Lehrerin mit dem Tod, weil sie ihm im Unterricht sein Handy abgenommen hatte. Andernorts überfallen zwei 15-Jährige eine Lehrerin in ihrer Schule. Sie stürmen in den Klassenraum und bedrohen sie mit einer Gaspistole, entwenden ihre Tasche und flüchten.

Familienhilfesysteme

Jugendamt und Familiengericht

Die Eltern eines 12-Jährigen, der seinem Lehrer so hart mit der Faust ins Gesicht geschlagen hatte, dass dieser im Krankenhaus versorgt werden musste, verweigern danach jede Zusammenarbeit mit dem Jugendamt. In solchen Fällen muss das Jugendamt einen Antrag beim Familiengericht stellen, wenn es der Auffassung ist, dass Eltern versagen. Insgesamt verläuft die Zusammenarbeit der Behörden sehr schleppend. Bis zum Eingreifen der Gerichte vergeht häufig viel Zeit. Berichte der Jugendämter über Problemfamilien an das Familiengericht sind oft lückenhaft oder werden zu spät verfasst. Zudem ist es dem Jugendamt bisher noch untersagt, uneingeschränkt Daten an die Gerichte weiterzugeben. Notwendig wäre aber ein schneller Zugriff der Familienrichter auf das Sorgerecht, damit Kinder in dringenden Fällen der Obhut der Eltern entzogen werden können. Täter unter 14 Jahren sind nicht strafmündig.

Begriff des Kindeswohls

In diesem Zusammenhang müsste aber der Begriff des Kindeswohls im Gesetz überdacht werden.

> ❶ Das Kindeswohl ist auch dann gefährdet, wenn ein Kind wiederholt Straftaten begeht und die Eltern sich weigern, Erziehungshilfen anzunehmen.

Bisher können Familiengerichte den Eltern in diesen Fällen kaum Weisungen erteilen. Ebenso steht auch das Sorgerecht nicht zur Disposition.

Gesetzesänderungen in dieser Sache wären dringend erforderlich. Denn Kinder sind erst Opfer, dann Täter (▶ Beispiel).

7.3 · Probleme in der Familie

> **Beispiel**
>
> Susanne, 40 Jahre alt, ist Sozialarbeiterin beim Jugendamt und als Familienhelferin in einer deutschen Großstadt unterwegs. Sie arbeitet bis zu zwei Stunden täglich in verschiedenen Problemfamilien. Ihre Aufgabe beschreibt sie als Mischung aus Kontrolle und Unterstützung. Oft erfährt sie, insbesondere bei Erstkontakten, Misstrauen und Ablehnung, kann sich aber im weiteren Verlauf der Familienbetreuung meist gut in die Situation einfühlen. Wer als Familienhelferin im Auftrag des Jugendamtes unterwegs ist, muss auf einiges gefasst sein: Kindesmissbrauch, Gewalt, Verwahrlosung, Alkoholismus, kombiniert mit völliger Überforderung. Susannes Fassungslosigkeit der ersten Woche ist Nüchternheit und Wachsamkeit gewichen. Sie ist dafür verantwortlich, dass die Kinder in »ihren« Familien keinen Schaden nehmen, dass sie sich auch unter schwierigen Umständen altersgerecht entwickeln. Wenn sie eine falsche Entscheidung trifft, kann das für ein Kind die Katastrophe bedeuten. Die Arbeit in den Familien ist immer eine Gradwanderung. Zum einen agiert die Sozialarbeiterin als verlängerter Arm des Jugendamtes, zum anderen braucht sie das Vertrauen der Eltern.
>
> An diesem Vormittag führt ihr Weg sie in das Grau mehrerer Wohnblocks mitten in einem Industriegebiet. Neben einer schmalen Grasfläche mit einem verrosteten Klettergerüst gibt es kein Grün, stattdessen dominieren vermooste Waschbetonplatten, die großflächig um die Wohnblocks verlegt sind. Familienhelferin Susanne besucht hier seit 3 Monaten Renate und Rainer M., beide 29 Jahre alt, mit ihren 4 Kindern im Alter von 2, 4, 8 und 12 Jahren. Sie hatten sich in einem Wohnheim der Jugendhilfe kennen gelernt, Renate war damals schwanger von einem 10 Jahre älteren Mann, den sie über das Kind an sich binden wollte. Mit 17 hatte sie die Pille abgesetzt und sich der Illusion einer harmonischen Familie hingegeben. Der Vater des heute 12-jährigen Sohnes wurde nie wieder gesehen. Rainer hielt zu ihr, war selbst im Heim aufgewachsen und wollte alles besser machen als sein alkoholabhängiger Vater. Renate und Rainer heirateten mit 19 und bezogen mit dem kleinen Jan ein 30 qm großes Appartement. Zwei Jahre später war Renate wieder schwanger. Heute leben sie mit 4 Kindern auf 70 qm. Der breite Flur bietet Raum für eine Küchenzeile, das Wohnzimmer dient gleichzeitig als Elternschlafzimmer. Der 12-jährige Jan hat ein eigenes kleines Zimmer, und die 3 Mädchen teilen sich einen Raum. In der Wohnung gibt es nur eine Toilette mit Waschbecken; die Dusche befindet sich im Keller. Direkt hinter dem Haus verläuft eine Autobahnbrücke mit Lkw-Verkehr rund um die Uhr. Wenn die Fernfahrer ihre Plastikbecher und Proviantreste aus dem Fenster werfen, landet der Müll direkt vor der Haustür der Familie und zeitweise gibt es dort auch Ratten. Jedes Mal, wenn Susanne die dunkle Betontreppe hinauf in den dritten Stock des fünfgeschossigen Hauses geht, muss sie an ihren ersten Tag in dieser Familie denken. Damals hatte ein anonymer Anrufer das Jugendamt auf Vernachlässigung und Verwahrlosung in einer kinderreichen Familie hingewiesen. Susanne fand die Eltern und die 2 kleinen Mädchen morgens um 10.00 Uhr zwischen Katzenklo, Müll, schmutzigem Geschirr und Zigarettenqualm in Unterwäsche bei laufendem Fernseher vor. Vorsorglich hatte sie schon Kontakte zu 2 Pflegefamilien geknüpft. Dem ersten Eindruck nach erschien ihr Renate deutlich depressiv, antriebsarm,

▼

gleichgültig und ratlos, während Rainer ihr gereizt und misstrauisch begegnete. Es folgten ein zweistündiges Gespräch und die Vereinbarung eines weiteren Besuchstermins. Immerhin hatten die Eltern die beiden älteren Kinder in die Schule geschickt. Auch Suchtprobleme hielten sich offensichtlich in Grenzen. Beim zweiten Termin konnte Susanne durch konkretes Zupacken im Haushalt zusammen mit Renate schon eine recht positive Grundstimmung erzeugen. Noch nie waren Renate und Rainer einer geregelten Arbeit nachgekommen; heute leben sie von Arbeitslosengeld II und das Sozialamt bezahlt die Miete. Rainer möchte sich jetzt um einen 1-Euro-Job in der nahe gelegenen Kiesgrube kümmern, um irgendeine Tagesstruktur zu haben. Die Wohnung sieht inzwischen ganz passabel aus, und das Sozialamt kommt für die Reparatur der Waschmaschine auf. Renate und Rainer haben viel gestritten. Auslöser waren immer wieder Geldsorgen, die räumliche Enge und fehlende Zukunftsperspektiven. Jetzt sparen sie für eine neue Couch, die keine Brandflecken durch Zigaretten mehr haben soll. Renate lässt sich von einer Nachbarin die Haare schneiden, und Rainer will auf seine Joints verzichten.

Susanne hat in 3 Monaten schon einiges bewegt. Doch es ist noch eine weite Strecke zu einem normalen Familienleben. So stehen Rainer die Folgen der Gesundheitspolitik buchstäblich ins Gesicht geschrieben. Ihm fehlen 2 Schneidezähne im Oberkiefer. Die Zuzahlung zum Zahnersatz ist teuer, ein Umstand, an dem auch Familienhelferin Susanne nichts ändern kann.

Der Soziologe Ralph Dahrendorf untersuchte in den jungen Jahren der Bundesrepublik die für eine Demokratie wirksamen Tugenden. Er unterschied die »privaten Tugenden«, die in der Familie erlernt werden, wie z. B. Treue, Wahrheit und Echtheit von den »öffentlichen Tugenden«. Darunter verstand er Gerechtigkeit, Kontaktfähigkeit und Kooperationsbereitschaft. Schon lange sind »Multiproblemfamilien« eine öffentliche Angelegenheit, da die dortigen Defizite generationenübergreifend fortbestehen und größere Bevölkerungsschichten prägen.

Politik und Gesellschaft müssen sich also dieser Aufgabe stellen und Lösungen entwickeln.

❓ Leitfragen
Was liegt näher, als Kinder, die schicksalhaft in Problemfamilien hineingeboren werden, ab ihrem Geburtstermin zusammen mit den Müttern bzw. Eltern aufzufangen und zu betreuen?

Familienhebammen

In der oft kritischen Phase nach der Geburt ist es in Kooperation mit Hebammen besonders wichtig, zu verhindern, das Neugeborene auf die eine oder andere Weise »entsorgt« werden. Oft handelt es sich um verzweifelte und sehr junge Mütter, die in Beziehungslosigkeit und ohne finanzielle Mittel leben. In vielen Städten existiert für diese Fälle eine Hebammenzentrale, deren Beratungshilfe für die ersten Lebensmonate von den Krankenkassen finanziert wird. Sogenannte Familienhebammen sollen nach derzeitiger politischer Planung jungen Müttern mit besonderen psychischen oder sozialen Belastungen beim Umgang mit ihren Babys helfen. Zusammen mit Sozialarbeiterinnen bieten sie bis zu einem Jahr Hilfe bei der Pflege, Ernährung und Erziehung an. Damit soll verhindert werden, dass Kleinkinder verwahrlosen.

Die Hebammen entsprechen Lotsen, die auch Hilfen des Jugendamtes oder freier Träger vermitteln. Neben sehr jungen Müttern sollen Mütter mit Suchtproblemen, Frauen mit psychischen Erkrankungen und Familien mit Migrationshintergrund von dem Angebot profitieren. Normalerweise zahlen die Krankenkassen die Betreuung nur bis zur achten Lebenswoche des Kindes. Die Bundesländer fördern aber zunehmend Projekte mit Familienhebammen, die auf die Zusammenarbeit mit niedergelassenen Ärzten, Kliniken, Schwangerenberatungsstellen und Behörden abheben. Die Helferinnen haben es nicht leicht. Einerseits sollen sie die Eltern unterstützen und ein persönliches Verhältnis aufbauen, andererseits müssen auftretende Missstände sofort den zuständigen Behörden gemeldet werden.

Hebammen und Sozialarbeiterinnen, die Problemfamilien unterstützen, sind mit einer familientherapeutischen Zusatzausbildung gut beraten. Die systemische Familientherapie sieht die Familie als Quelle, aus der das einzelne Mitglied sowohl seine Fähigkeiten und Stärken entwickeln, aber auch Verhaltensstörungen davontragen kann. Zeigt ein Familienangehöriger psychische Auffälligkeiten, wird er als Symptomträger für das Gesamtsystem betrachtet. <!-- marginalia: systemische Familientherapie -->

Zahlreiche Studien weisen darauf hin, dass Familientherapie gerade bei Familien mit Kindern, die eine Störung des Sozialverhaltens zeigen, sehr wirksam ist. Familientherapeuten, die in Problemfamilien arbeiten, haben viel Erfahrung mit Eltern, die diese Hilfe zunächst ablehnen. In der Praxis wird deshalb »aufsuchende Familientherapie« häufig von Jugendämtern im Rahmen der Kinder- und Jugendhilfe finanziert. Internationale Studien zeigen, dass die Methode sehr kostengünstig ist. Unnötige parallel anfallende Behandlungskosten für mehrere einzelne Familienmitglieder können in der Regel vermieden werden. <!-- marginalia: aufsuchende Familientherapie -->

Zur Familienhilfe gehören auch die in vielen Städten von solidarisch engagierten Menschen eingerichteten »Tafeln« zur Umverteilung von Lebensmitteln an Bedürftige. Die Restprodukte werden von Firmen zur Verfügung gestellt, von ehrenamtlichen Helfern gesammelt und mit Kühlwagen zu den Verteilungsorten (Tafeln) verbracht. <!-- marginalia: »Tafeln« zur Umverteilung von Lebensmitteln -->

In Problemfamilien ist häufig natürliches Sozialverhalten und achtsames Miteinander verloren gegangen. Alkohol, Drogen, Gewalt und Armut prägen Kinder, die dringend Nestwärme für eine gesunde Entwicklung bräuchten. Die Fähigkeit, eine ausreichend gute Mutter oder ein hinreichend guter Vater zu sein, drückt sich v. a. im Einfühlungsvermögen und in der Bereitschaft aus, selbst zu verzichten. Wer Kinder bekommt, muss eigene Bedürfnisse zurückstellen. Dies ist in Problemfamilien nur schwer vermittelbar, da ohnehin nichts vorhanden ist. So bestimmt der Kampf um materielle Güter und Geld Tag für Tag die Szene: Mutter gegen Vater, Bruder gegen Schwester, Eltern gegen Kinder …

Haushaltsführung und finanzielle Planung verlaufen chaotisch; jedes Familienmitglied ist auf seine persönlichen Interessen konzentriert. Natürlich bleiben Kleinkinder dabei auf der Strecke, fallen der Vernachlässigung oder Misshandlung anheim.

Können sich die Deutschen mit ihrer geringen Fortpflanzungsrate erlauben, die wenigen Kinder auch noch verderben zu lassen?

staatliche Vor- und Fürsorge

Der schützende Kokon der Großfamilie mit unmittelbarer Hilfe bei Überforderung gehört der Vergangenheit an. Heute bedarf es staatlicher Vor- und Fürsorge, aber auch der Kontrolle sozial randständiger Familien, um zu verhindern, dass Kinder zu Schaden kommen. In dieser Sache sind insbesondere wir alle gefordert.

❗ **Problemfamilien brauchen eine Umgebung, die nicht gleichgültig wegschaut.**

7.4 Vernachlässigung, Misshandlung, Missbrauch

Gesetzliche Grundlagen

Gesetz zur Ächtung der Gewalt in der Erziehung

Erst seit wenigen Jahren haben Kinder einen Anspruch darauf »gewaltfrei« erzogen zu werden [§ 1631 Abs. 2 Satz 1, Bürgerliches Gesetzbuch (BGB)].

Das Gesetz zur Ächtung der Gewalt in der Erziehung (§ 1631 BGB; http://www.jusline.de) lautet in seiner Neufassung vom 02.11.2000:

> (1) Die Personensorge umfasst insbesondere die Pflicht und das Recht, das Kind zu pflegen, zu erziehen, zu beaufsichtigen und seinen Aufenthalt zu bestimmen.
> (2) Kinder haben ein Recht auf gewaltfreie Erziehung. Körperliche Bestrafungen, seelische Verletzungen und andere entwürdigende Maßnahmen sind unzulässig.
> (3) Das Familiengericht hat die Eltern auf Antrag bei Ausübung der Personensorge in geeigneten Fällen zu unterstützen.

Begriff der elterlichen Sorge

Bis 1980 wurde der Begriff »elterliche Sorge« ganz unpassend als »elterliche Gewalt« im BGB geführt. Die elterliche Sorge ist aber ein Fürsorge- und Schutzverhältnis zu minderjährigen Kindern und kein Herrschaftsrecht der Eltern.

Mit dem »Gesetz zur Ächtung der Gewalt in der Erziehung« wurde ein neues Leitbild von Erziehung in der Gesellschaft festgeschrieben, das auf Förderung, Fürsorge und Respekt ausgerichtet ist. Gleichzeitig wurde den Eltern ein Anspruch auf Hilfe zugesagt.

Verbot von Körperstrafen in der Erziehung

In Schweden existiert bereits seit 1979 ein Verbot von Körperstrafen in der Erziehung. Mit viel Information ist es dort gelungen, die Bevölkerung mit dieser Regelung vertraut zu machen, sodass ganz Skandinavien heute in dieser Hinsicht als Vorbild gilt. Gewalt ist ein gesamtgesellschaftliches Problem. Kriminologen wissen längst, dass gewaltfreie Erziehung auch die Gewaltbereitschaft von Kindern und Jugendlichen zu senken vermag. Umgekehrt besteht statistisch ein eindeutiger Zusammenhang zwischen familiär erlittener Gewalt und von Gewalttaten, die Jugendliche verüben.

❗ **Kinder sind erst Opfer, dann Täter.**

In der BRD war es ein langer Weg bis zu dieser Erkenntnis. Über Jahrzehnte hinweg galt das »elterliche Züchtigungsrecht«, das besagte, man dürfe niemanden schlagen – nur die eigenen Kinder.

7.4 · Vernachlässigung, Misshandlung, Missbrauch

Noch am 25.11.1986 erging die »Wasserschlauchentscheidung« des Bundesgerichtshofes, in der das Schlagen eines 8-jährigen Mädchens mit einem Gummischlauch auf das Gesäß noch für statthaft erklärt worden war.

Dass hier ein gesellschaftlicher Bewusstseinswandel vollzogen wurde, dafür steht die heutige Rechtsprechung des Bundesgerichtshofes (BGH; Riemer 2006):

> Die körperliche Wirkung einer Ohrfeige, die eine üble, unangemessene Behandlung darstellt, ist, auch wenn sie nur kurz anhält, in der Regel mehr als eine bloß unerhebliche Beeinträchtigung des körperlichen Wohlbefindens.

Es kommt also nicht darauf an, was der Erzieher als Gewalt definiert, sondern wie das Kind dabei empfindet.

Erhält etwa ein 7-jähriges Kind eine Ohrfeige in der Öffentlichkeit, so hat diese den Charakter einer tätlichen Beleidigung, denn es handelt sich auch um eine Demütigung im Sinne psychischer Gewalt. Hier greift umfassend das Gewaltverbot aus § 1631 Abs. 2 BGB. Auf der Grundlage des Gesetzes ergingen in den letzten Jahren einige Urteile (▶ Beispiele).

»Wasserschlauchentscheidung«

Gewaltverbot

Beispiele

Eine 22-jährige Mutter, die ihrer 2-jährigen Tochter an einer Bushaltestelle mehrfach ins Gesicht geschlagen und sie heftig geschüttelt hatte, wurde wegen Körperverletzung zu einer Geldstrafe verurteilt. Passanten hatten die Mutter angezeigt.

Bei einer Feier hatte ein 2-jähriges Mädchen Limonade auf den Tisch gespuckt und erhielt daraufhin von seiner Mutter eine heftige Ohrfeige gegen die Wange, verlor das Gleichgewicht und prallte gegen die Tischkante. Auch in diesem Fall wurde die Mutter wegen Körperverletzung schuldig gesprochen.

Ein 47-jähriger US-Amerikaner wurde im Jahr 2004 wegen gefährlicher Körperverletzung zu einer Freiheitsstrafe von 6 Monaten unter Strafaussetzung zur Bewährung verurteilt. Der Mann hatte vom schlechten Benehmen seines Sohnes in der Schule erfahren. Daraufhin schlug er in der Wohnung mit einem Ledergürtel so heftig auf das Kind ein, dass am Oberkörper des Kindes diverse Blutergüsse und Abschürfungen zu sehen waren.

Ein 35-jähriger, mit einer Deutschen verheirateter Sudanese erhielt 2005 wegen Misshandlung und gefährlicher Körperverletzung eine Freiheitsstrafe von 2 Jahren unter Strafaussetzung zur Bewährung. Er hatte 2 seiner 4 Söhne über ca. 1,5 Jahre nahezu täglich verprügelt. Die beiden 8- und 10-jährigen Jungen trugen während der Bestrafungen Stoffknebel im Mund, damit ihre Schreie nicht außerhalb der Wohnung zu hören waren. Sie wurden aus banalen Gründen (z. B. Verstöße gegen religiöse Rituale) brutal geschlagen: auf den Kopf, die Füße, das unbekleidete Gesäß, die Oberschenkel und die Hände. Der Mann benutzte dazu abwechselnd Gürtel, Kabelschnüre, Gummibänder sowie Holzstöcke oder Bambusstangen. Die Strafkammer des Landgerichtes Berlin begründete das Urteil mit »dem Recht eines jeden Kindes auf eine uneingeschränkte gewaltfreie Erziehung.« (LG Berlin ZKJ 2006, 103 mit Anm. Riemer; s. Riemer 2003.)

Recht auf Schutz und Intimität der Familienbeziehungen

Nach Art. 6 Abs. 2 des Grundgesetzes (GG) haben Eltern ein Recht auf Schutz und Intimität ihrer Familienbeziehungen. Dieses Elterngrundrecht basiert jedoch in erster Linie auf der Pflicht, die Kinder zu behüten und ihre Entwicklung zu fördern.

❗ **Elternrecht definiert keinen Machtanspruch der Eltern im eigenen Interesse.**

Es wird durch das staatliche Wächteramt zum Schutz Minderjähriger begrenzt. Körperstrafen berühren nämlich das im GG verbriefte Recht des Kindes (Art. 1, Abs. 1, 2) auf würdevolle Behandlung und körperliche Unversehrtheit.

Begriffe und Defintionen

Kindesmisshandlung

Unter Kindesmisshandlung versteht man die gewaltsame psychische oder physische Beeinträchtigung von Kindern durch Eltern oder Erziehungsberechtigte. Der Begriff umfasst die körperliche Misshandlung, den sexuellen Missbrauch sowie die emotionale und die körperliche Vernachlässigung. Die körperliche Verletzung von Kindern stellt eine Misshandlung im engeren Sinne dar. Man versteht darunter Schläge oder sonstige Gewaltanwendung (Stöße, Schütteln, Verbrennungen, Stiche und anderes), die beim Kind zu Verletzungen führen. Bei Säuglingen beispielsweise kann heftiges Schütteln schon lebensgefährliche Hirnblutungen verursachen.

Psychische Misshandlung umfasst Einschüchterung und Bedrohung, soziale Isolierung und unzureichende gesundheitliche und medizinische Versorgung. Alle Formen der Gewalt haben auch eine psychische Dimension. Eltern verprügeln ihre Kinder nicht schweigend, sondern schreiend und fluchend.

Desinteresse am Wohl des Kindes Vernachlässigung

In der Vernachlässigung, ob psychisch oder körperlich, spiegelt sich das Desinteresse am Wohl des Kindes wider.

Vernachlässigung bedeutet, dass Kinder von ihren Betreuungspersonen nicht ausreichend ernährt, gepflegt, gefördert, gesundheitlich versorgt, beaufsichtigt und vor Gefahren geschützt werden. Besonders häufig kommen mangelnde Beaufsichtigung und Fehlernährung mit der Folge der Gedeihstörung vor. Vernachlässigung tritt im Zusammenhang mit Armut und sozialer Randständigkeit auf (Problemfamilien). Weiterhin sind psychische Erkrankungen, geistige Behinderung oder Alkohol- und Drogensucht der Eltern ausschlaggebend.

Auswirkungen der chronischen Vernachlässigung

Die unmittelbaren Auswirkungen der chronischen Vernachlässigung sind Retardierungen in der körperlichen, geistigen und motorischen Entwicklung bei Säuglingen und Kleinkindern. Da nicht selten zusätzlich noch körperliche Misshandlungen stattfinden, sind diese Entwicklungsschäden kaum reparabel.

Bei schweren Vernachlässigungen dieser Art sind therapeutische Interventionen oder Beratungen nicht mehr angezeigt. Vielmehr muss schnell und effizient von Jugendämtern und Familiengerichten gehandelt werden. Einschneidende Eingriffe in das elterliche Sorge- und Aufenthaltsbestim-

7.4 · Vernachlässigung, Misshandlung, Missbrauch

mungsrecht sind erforderlich, wenn vernachlässigte Kinder, um das Schlimmste abzuwenden, aus der Familie entfernt werden müssen. Diese Kinder kommen dann, oft nur vorübergehend, in ein Heim oder eine Pflegefamilie. Um einer drohenden Vernachlässigung vorzubeugen, ist es erforderlich, Risikofamilien zu identifizieren, frühzeitig intensiv und ausreichend lange zu betreuen. Im Idealfall sollten Präventivmaßnahmen schon während der Schwangerschaft beginnen und mindestens 2 Jahre lang durchgeführt werden (z. B. Familienhebamme). Solche Präventionsprogramme wurden bereits vor 30 Jahren aufgelegt, aber bis heute nicht flächendeckend umgesetzt.

Der Wert dieser Prophylaxe drückt sich nicht nur in der Vermeidung von Entwicklungsrückständen aus. Es geht auch vorausblickend um Schadensbegrenzung hinsichtlich schwerer Verhaltensstörungen der betroffenen Jugendlichen und Erwachsenen von morgen, die aus chronischer Vernachlässigung im Kleinkindalter resultieren (Suchtprobleme, Gewalt, Delinquenz).

> **!** Psychische Misshandlung und Vernachlässigung bestehen dann, wenn Betreuungspersonen die Kinder überfordern, ängstigen oder deren Selbstwertgefühl zerstören.

Dieses Phänomen ist keineswegs auf sozial randständige Familien beschränkt, sondern zieht sich durch alle Gesellschaftsschichten.

Es geht um fehlende emotionale Zuwendung, um Ignoranz, Gleichgültigkeit, Ablehnung und Abwertung des Kindes. Für Eltern mit dieser Einstellung ist das Kind überwiegend negativ besetzt (z. B. »böse Stiefmutter«). Ohne Zögern wird ihm diese Botschaft bei jeder Gelegenheit entweder verbal, mimisch oder durch Gesten und Handlungen überbracht. Ein so behandeltes Kind hat dann später, je nach Temperament, zwei Möglichkeiten: Über die Verinnerlichung einer tief empfundenen Wertlosigkeit kann der so Aufgewachsene zeitlebens depressiv werden, oder er tendiert zum Gegenteil. In diesem Fall baut der Mensch eine übersteigerte Selbstbewunderung und Eigenliebe (Narzissmus) auf und wehrt sich damit gegen die frühe Abwertung durch die Bezugspersonen. So bleibt dauerhaft ein Gefühl der Grandiosität erhalten, wobei die Umgebung aber immer mit heftigen Neid- und Racheimpulsen belegt wird. Hier handelt es sich um die sog. narzisstische Persönlichkeitsstörung, die mit problematischen Verhaltensweisen im täglichen Leben einhergeht und durch fehlendes Einfühlungsvermögen für andere charakterisiert ist.

René Spitz (1887–1974), Psychoanalytiker und Wegbereiter der Säuglingsforschung und Entwicklungspsychologie, schreibt dazu in seinem Buch über die Naturgeschichte der frühen Mutter-Kind-Beziehung:

> Aus Kindern ohne Liebe werden Erwachsene voller Hass. (Spitz 1974)

Psychische Misshandlung kann auch extreme Überbehütung und Einengung kindlicher Bedürfnisse nach Stimulation der Sinne und Entdeckung der Umgebung bedeuten. Das ist der Fall, wenn eine überängstliche Mutter ihr Kind einsperrt oder den Kontakt zu Gleichaltrigen verhindert (z. B. aus Furcht vor Infektionen oder Verletzungen).

fehlende emotionale Zuwendung

extreme Überbehütung und Einengung

Eltern schädigen ein Kind auch, wenn sie es nicht vor verwirrenden oder traumatisierenden Erfahrungen schützen (Sehen von Filmen, Miterleben von Gewalt). Dramatische Beispiele sind in dieser Hinsicht elterliche Suizidversuche in der Wohnung oder auch persönlichkeitsverändernde Auswirkungen von Alkoholexzessen, denen Kinder hilflos gegenüberstehen.

Wenn ein Elternteil versucht, das Kind zu instrumentalisieren und gegen den Partner im Rahmen von Ehekonflikten aufzubringen, fehlt es gegenüber dem Kind an Respekt als eigenständiger Persönlichkeit.

Wohlstandsverwahrlosung

Emotionale Armut findet sich durchaus auch in gehobenen Gesellschaftsschichten und kann den Grad der »Wohlstandsverwahrlosung« erreichen. Wohlstandsverwahrlosung bedeutet, dass das Kinderzimmer bereits im Vorschulalter mit modernster Medientechnik ausgestattet ist. Üppiges, selbst verwaltetes Taschengeld animiert im Grundschulalter zur täglichen Nahrungssuche bei Fast-food-Anbietern, weil zu Hause die Küche kalt bleibt. Schlüsselkinder kommen und gehen, wann sie wollen. Sind die Eltern daheim, bestimmt kühle Distanz die Atmosphäre. Jeder ist mit sich selbst beschäftigt. Durchorganisierte Terminplanung strukturiert die Woche. Spontanität, Improvisation und Situationskomik passen nicht in dieses sterile Konzept. In solchen Familien wird nicht gemeinsam gesprochen, gegessen, gestritten, gespielt und gelacht. Von außen betrachtet, sind das die »gut situierten Leute« mit blendender Fassade, gepflegtem Garten und einem Cabrio als Zweitwagen. Niemals würden diese Eltern ihren Nachwuchs in ein schlechtes Licht rücken oder Schwächen erkennen lassen. Alles ist »mega, super und easy«. Grundsätzlich begegnen sie uns gut gelaunt mit jenem sozial erwünschten Lächeln, das man obligatorisch in Volksmusiksendungen antrifft. Das geht so: Durch willkürliche Betätigung der Mundmuskulatur kann man die Mundwinkel anheben. So resultiert ein freundliches Gesicht, ohne dass eine wirkliche emotionale Regung dahinter steht. Probieren Sie es einmal vor dem Spiegel aus!

Dieses künstliche Lachen wird über die Großhirnrinde gesteuert und ist beliebig oft an- und abschaltbar. Das natürliche Lachen kommt hingegen tief von innen heraus, entsteht unbewusst über das limbische System (emotionales Gedächtnis) und entspricht immer einer echten emotionalen Beteiligung. Es wird spontan über die Augen vermittelt und nicht willkürlich situativ ausgelöst.

Kinder, die so aufwachsen, erleben sich zunächst als elitär, materiell überlegen, werden von Gleichaltrigen bewundert und können sich sogar Freunde kaufen. Auf den zweiten Blick sind sie jedoch einsam und selbstunsicher. Sie können sich nur daran orientieren, was im Elternhaus vorgelebt wird und versuchen dieses Verhalten zu imitieren. Die Kinder lernen schnell, dass Designerkleidung sie von anderen abhebt. Es braucht nur einen Knopfdruck, um über die Medienvielfalt stundenlang in eine virtuelle Welt einzutauchen, die man selbst über die Fernbedienung oder die Maus kontrollieren kann. Egal ob Handy, Internet oder Frühstücksfernsehen – wir sind immer angeschaltet.

Mängel in der Entwicklung

Die Entwicklung der Kinder, die in diesem Milieu aufwachsen, weist große Mängel auf. Es fehlt oft an Kreativität, Allgemeinbildung, Einfühlungsvermögen und Hilfsbereitschaft. Diese Kinder entwickeln sich, natürlich ohne eigenes Verschulden, zu einsamen Egoisten, die ständig darauf warten, von anderen verwöhnt und bestätigt zu werden. Da das im realen Leben utopisch ist, reagieren sie verletzt, enttäuscht oder auch wütend. Mit Kritik können sie nicht umgehen. Schnell werden sie zu Außenseitern und ziehen Ablehnung auf sich. Sie haben nicht gelernt, adäquat zu kommunizieren, wirken oberflächlich. Im schlimmsten Fall sind sie als Erwachsene so wenig authentisch, so unreif und unsicher, dass sie sich vor der täglichen Begegnung mit sich selbst fürchten. Viele entwickeln Suchtkrankheiten, um ihre Defizite zu verdecken.

Der frühe, folgenschwere und irreführende Lernprozess wohlstandsverwahrloster Kinder besteht darin, dass fehlende Nestwärme und Bindung durch leblose Materie (Prestigeobjekte) ersetzbar ist. So bleiben schon frühzeitig die Beziehungsfähigkeit und das Einfühlungsvermögen für andere im sozialen Miteinander auf der Strecke.

Wenn Eltern selbst schwach und unfähig sind, ihren Kindern einen Wunsch abzulehnen, verschwimmen materielle und emotionale Zuwendung. Diese Eltern setzen keine Grenzen und erfüllen alle Wünsche, weil sie von Verlustängsten geplagt sind. Das bedeutet, sie möchten sich um jeden Preis die Liebe des Kindes bis in alle Ewigkeit erkaufen und denken mit Schrecken daran, irgendwann mal allein zurückzubleiben. Ein Leben lang klammern sie sich an ihre Kinder, weil sie mit sich selbst und ihrer Autonomie ein Problem haben. Die so behandelten Kinder definieren dann natürlich Freundschaften und Beziehungen immer über materielle Werte. Sie denken: »Nur derjenige meint es gut mit mir, der mir etwas schenkt. Und wenn ich Wertsachen weitergebe, werde ich automatisch geliebt.« Solche Kinder stumpfen ab, werden immun gegenüber schöngeistigen Werten, kreativen Ideen und moralischen Bedenken. Ganz realitätsfern leben sie mit der Überzeugung, immer alles bekommen zu können. Kriminalpsychologen sehen in der Wohlstandsverwahrlosung einen der Gründe für die Delinquenz von Kindern und Jugendlichen.

materielle vs. emotionale Zuwendung

Erklärungsansätze

Obwohl es seit den 60er Jahren in deutschen Familien zunehmend liberaler zugeht und nach einer neueren Erhebung 85% der Eltern das Leitbild einer gewaltfreien Erziehung für wichtig halten, zeigte sich in anderen sozialwissenschaftlichen Studien, dass die Hälfte bis zwei Drittel der deutschen Eltern ihre Kinder auf irgendeine Weise körperlich bestrafen (z. B. Ohrfeige). Die Rate von Misshandlungen im engeren Sinne liegt seit Jahren unverändert bei ca. 10%.

> ❗ Bei den meisten Eltern scheint eine Diskrepanz zwischen theoretischem Wollen (Gewaltfreiheit) und praktischem Können (»Handausrutschen«) in der Erziehung zu bestehen, die vermutlich durch vielfältige Lebensumstände und Stressfaktoren des Alltags begründbar ist.

These der mehrgenerationalen Weitergabe

Misshandelnde Eltern haben häufig selbst Erfahrungen mit harten Strafen und eigener Ablehnung in ihrer Kindheit gemacht. Genau wie bei der Weitergabe von Bindungsmustern (▶ Kap. 5) gilt auch für gewaltsame Handlungen die zentrale These der mehrgenerationalen Weitergabe. Menschen, die ihre Kinder misshandeln, haben von ihren Eltern häufig ebenfalls Schläge erhalten und damit die Gewalt als probates Mittel der Problemlösung verinnerlicht. Auch die so erzogenen Kinder werden sich ihrerseits, sofern sie dann wieder selbst Eltern sind, nur schwer von diesem Nachahmungsprozess lösen können. Zu stark sind die Erfahrungen im biographischen Gedächtnis eingraviert. Denn schließlich hatte das grobe Agieren des Vaters, etwa mit dem Stock, auf der Handlungsebene Erfolg: Zumindest kurzfristig konnte er durch Verbreitung von Angst seine Interessen ohne große Diskussion durchsetzen. Gewalt artikuliert also unmissverständlich eine bestimmte Sichtweise, ohne dass Symbole (z. B. Sprache oder Schrift) bemüht werden müssen, und führt schnell zum Ziel. Diese Konditionierung ist in Problemfamilien weit verbreitet und pflanzt sich von Generation zu Generation fort.

psychische Erkrankungen der Eltern

Eine weitere Erklärung für Kindesmisshandlung liegt in der psychischen Labilität, erhöhten Irritierbarkeit und verminderten Belastbarkeit von Elternteilen durch psychische Erkrankungen (Sucht, Depression, Persönlichkeitsstörungen). In diesen Fällen ist ein gelassener und geduldiger Umgang mit Kindern erschwert, weil die Bezugsperson erheblich mit eigenen Problemen überfrachtet ist. So kommt es zu explosiven Impulsdurchbrüchen, die Ausdruck einer massiven Überforderung oder Symptom der Erkrankung selbst sein können.

Partnerschaftskonflikte
Probleme allein erziehender Mütter
eskalierende Streitigkeiten

Partnerschaftskonflikte und Probleme allein erziehender Mütter sind zudem Belastungen, die nachweislich mit einem erhöhten Risiko der Misshandlung einhergehen.

Oft sind es eskalierende Streitigkeiten zwischen den Eltern oder zwischen Eltern und Kindern, die dazu führen, dass geschlagen wird. Wenn alternative pädagogische Maßnahmen nicht erfolgreich waren, Aggression und Ungehorsam des Kindes andauern, bringen Ärger und Ohnmacht der Bezugspersonen unter Umständen harte Körperstrafen mit sich.

Im ersten Lebensjahr besteht zwischen Säugling und Mutter im Idealfall eine Beziehung »positiver Gegenseitigkeit«. Während sich das Kind durch Anschmiegen an den Körper der Mutter schnell beruhigen lässt, stellen sich auch bei ihr durch diese Erfahrung entspannte Zufriedenheit und Selbstvertrauen ein.

? Leitfragen
Aber was geschieht, wenn das Baby keine Ruhe gibt, wenn es sich in einen Schreikrampf hineinsteigert und die Mutter zudem noch durch andere Belastungsfaktoren destabilisiert ist?

»negative Gegenseitigkeit«

Dann stellt sich möglicherweise ein Teufelskreis »negativer Gegenseitigkeit« ein. Die Erregung des Kindes infiziert gleichsam die Mutter, mit jeder Sekunde verstärken sich bei ihr Gefühle des Versagens und der Hilflosigkeit. Sie schreit den Säugling an, schüttelt ihn und schlägt unter Umständen zu oder wirft das Kind zu Boden.

Selbstverständlich ist die Rolle der Mutter durch den Vater oder jede andere Bezugsperson, die sich in dieser Situation nicht mehr ausreichend unter Kontrolle hat, austauschbar. Die Misshandlung aufgrund negativer Gegenseitigkeit hat in der Regel einen längeren Vorlauf. Ungewollte Schwangerschaft, räumliche Enge, Armut, jugendliche Elternschaft und Suchtprobleme machen eine solche dramatische Zuspitzung wahrscheinlich.

> **!** Nach derzeitiger Studienlage besteht für geistig und/oder körperlich behinderte Kinder ein dreifach erhöhtes Risiko für Misshandlungen.

Auswirkungen

In vielen empirischen Untersuchungen und Nachbeobachtungen fand man die in der ▶ Übersicht zusammengefassten Auswirkungen nach körperlichen Misshandlungen in der Kindheit.

> **Auswirkungen nach körperlichen Misshandlungen**
> - Gewaltbereitschaft gegenüber Eltern und Geschwistern, aber auch später in der Elternrolle gegenüber den eigenen Kindern
> - Allgemeine Aggressionsbereitschaft und Schuldzuweisungen an die Umgebung
> - Depressionen und Selbstzweifel
> - Fehlende soziale Kompetenz, Mangel an Anpassungsbereitschaft, Außenseiterrolle
> - Delinquenz, Alkohol- und Drogenmissbrauch

Misshandelte Kinder haben erhebliche Schwierigkeiten im Kontakt mit Gleichaltrigen. Alltägliche Situationen und Beziehungsangebote anderer Kinder sind für sie so bedrohlich, dass sie sich in Abwehrposition begeben. Hinter jeder Kontaktanbahnung vermuten sie primär einen Hinterhalt.

Kontaktschwierigkeiten

Diese schweren Verhaltensstörungen misshandelter Kinder wirken sich dermaßen auf ihr soziales Umfeld aus, dass die Integration in Pflegefamilien oft scheitert. So kommt es wieder zu Beziehungsabbrüchen, und das Misstrauen wächst weiter. Im schlimmsten Fall sind diese Kinder und Jugendlichen gar nicht mehr vermittelbar und durchlaufen mehrere Heimeinrichtungen.

schwere Verhaltensstörungen

Im Erwachsenenalter verarbeiten Männer frühkindliche Misshandlungen überwiegend mit Aggressionsbereitschaft, Alkohol- und Drogenmissbrauch. Frauen reagieren eher mit Depressionen, Suizidalität und Autoaggression. Bei beiden Geschlechtern finden sich unterschiedlichste, organisch nichterklärbare Schmerzsyndrome und psychosomatische Beschwerden (▶ Fallbeispiel).

> **Fallbeispiel**
>
> Der 30-jährige Marco ist heroinabhängig. Mit 14 Jahren hatte er begonnen, Haschisch zu rauchen und oft in der Schule gefehlt. Mit Mühe war ihm der Hauptschulabschluss gelungen, dann hatte er mit 18 erstmals Heroin konsumiert und im Wechsel auch Kokain und Alkohol zu sich genommen. Wegen Drogenbesitzes war er auch ein Jahr in Haft. Sporadisch hat er als Küchenhelfer und in der Gastronomie gearbeitet, ist aber seit Jahren von der Sozialhilfe abhängig. Er lebt in Scheidung und hat eine 3-jährige Tochter, die er sehr liebt. Seine Exfrau erlaubt ihm, das Kind regelmäßig zu sehen. Um der Tochter ein guter Vater zu sein, möchte er einen erneuten Anlauf zum Drogenentzug unternehmen. Als gläubiger Christ sucht er Halt bei der Kirche und wendet sich manchmal an einen Seelsorger.
>
> Wie alle Drogenabhängigen versucht auch Marco etwas in seinem Leben zu überdecken, zu verdrängen, ungeschehen zu machen. Der Substanzmissbrauch verhilft ihm dazu, sich zu manipulieren und die traumatische Vergangenheit kurzfristig zu vergessen.
>
> Marco datiert die Scheidung seiner leiblichen Eltern auf sein fünftes Lebensjahr. Irgendwann kam er aus dem Kindergarten, und die Mutter erzählte ihm unter Tränen, dass sein Vater ausgezogen ist. Überhaupt sei seine Mutter oft traurig gewesen und habe immer Schlaftabletten genommen. Marco erinnert seinen leiblichen Vater als großen, kräftigen Mann mit tiefer Stimme, den er sehr bewundert hat. Er ist Lkw-Fahrer gewesen; manchmal durfte Marco hinter dem großen Lenkrad sitzen und der Vater erzählte von seinen Reisen quer durch Europa. Marco berichtet, er wisse bis heute nicht, warum sein Vater damals die Familie verlassen habe. Der Kontakt ist abrupt abgerissen. An seinem achten Geburtstag ist ihm von der Mutter der Versicherungsvertreter Karl als zukünftiger Stiefvater vorgestellt worden: ein Mann von schlanker Gestalt, mit Stirnglatze, die restlichen Haare streng zurückgekämmt, gepflegt gekleidet, mit Krawatte und blank geputzten Schuhen. Noch heute hat er das billige Parfüm dieses »feinen Herrn« in der Nase. Ein halbes Jahr später heiraten die beiden, und Karl zieht bei ihnen ein. Die folgenden 5 Jahre bis zu seinem 14. Lebensjahr schildert Marco so: Karl habe häufig mit der Mutter gestritten, da er der Meinung gewesen sei, Kinder bräuchten eine strenge Hand. Sei Marco z. B. zu spät nach Hause gekommen, habe der Stiefvater ihn mit dem Ledergürtel ausgepeitscht. Die Anzahl der Hiebe korrelierte dabei mit der Zeit der Verspätung. Die jeweilige Strafe wurde mit Datum in einer Art Tagebuch notiert. Irgendwann sei Marco mit dem Stiefvater in der Garage gewesen, um ihm beim Reifenwechsel zu helfen. Plötzlich habe Karl eine Pistole in der Hand gehabt und sie ihm mit den Worten an den Kopf gehalten: »Wenn Du mir blöd kommst, drück ich ab.«
>
> Zu dieser Zeit hat Marcos Mutter auch tagsüber schon Schlaftabletten genommen, an manchen Tagen bis zu 10 Stück. Marco beschreibt eine Mischung aus Wut und Angst in diesen Jahren und das Gefühl, an einem tiefen Abgrund zu stehen. Im Alter von 12 Jahren hat er sich erstmals gewehrt und dem Stiefvater ans Schienbein getreten. Daraufhin ist dieser mit einer Schere auf ihn losgegangen. Schließlich ist Karl irgendwann mit einem großen Hund nach Hause gekommen und hat angekündigt, er wolle das Tier abrichten. Drei Monate später, nach einem heftigen Streit, hat er den Hund auf Marco gehetzt. Das Tier biss ihm in den Oberschenkel. Dieser Vorfall ist zur Anzeige gekommen, und die Mutter hat sich endlich von Karl getrennt. Nach mehreren erfolglosen Entzugsbehandlungen wegen Medikamentenabhängigkeit hat sich Marcos Mutter das Leben genommen. Ihren Abschiedsbrief fand er mit 17 auf dem Küchentisch.

7.4 · Vernachlässigung, Misshandlung, Missbrauch

Man darf nicht vergessen, dass die körperliche Misshandlung von Kindern kein isoliertes oder einmaliges Ereignis darstellt. Vielmehr handelt es sich um ein jahrelanges Märtyrium im Kontext einer extrem belasteten Lebenssituation. Diese Kinder werden nicht nur geschlagen, sondern permanent kritisiert, überfordert und abgewertet. Liebe, Geduld, Förderung und Toleranz vonseiten der Eltern sind für sie nicht wahrnehmbar. Vor ihren Augen laufen heftige Ehekonflikte ab. Die Erziehungsunfähigkeit der Eltern verlangt den Kindern ein Übermaß an Selbstständigkeit und Reife zur Überlebenssicherung ab. Aufgrund der Überforderung kann es zu schulischen Misserfolgen sowie Ablehnung durch Gleichaltrige und Lehrer kommen.

jahrelanges Märtyrium

Am Modell der »erlernten Hilflosigkeit« lässt sich zeigen, dass Misshandlungen und Ablehnung über längere Zeit zu Depressionen, Ohnmachtsgefühlen, Resignation und Apathie führen. Vor allem die Unberechenbarkeit des elterlichen Verhaltens ist dazu angetan, lebenslang eine tief verwurzelte Selbstunsicherheit zu begründen (▶ Abschn. 8.1).

Modell der »erlernten Hilflosigkeit«

Sexueller Missbrauch wird in der internationalen Literatur nach unterschiedlichen Schweregraden eingeteilt. Dabei gilt die Intensität des Körperkontaktes zwischen Täter und Opfer als Hauptkriterium:

sexueller Missbrauch

- Exhibitionismus, Anstarren des entkleideten Kindes oder die Konfrontation mit Pornographie gelten als leichtere Formen des sexuellen Missbrauchs, da kein Körperkontakt stattfindet.
- Das Berühren der kindlichen Genitalien oder intime Küsse sind höhergradige Missbrauchshandlungen.
- Schwerer Missbrauch liegt vor, wenn der Täter vor dem Opfer masturbiert und bei versuchter oder vollzogener oraler, analer bzw. vaginaler Vergewaltigung.

Kinder aller Altersgruppen sind vom sexuellen Missbrauch betroffen, jedoch findet sich eine eindeutige Häufung mit über 70% bei den 5- bis 14-Jährigen. Die über 14-Jährigen stellen mit 20% die zweitgrößte Gruppe der Missbrauchsopfer dar.

Missbrauchsopfer

Sehr häufig offenbaren sich Missbrauchsopfer erst im jungen Erwachsenenalter, sodass entsprechende Erfahrungen vor dem fünften Lebensjahr kaum erinnert werden und deshalb auch nicht in die Studien eingehen können. Besonders missbrauchsgefährdet sind Kinder aus Problemfamilien (Sucht, Partnerkonflikte, Gewalt, Vernachlässigung).

Täterbefragungen haben ergeben, dass desolate Familienverhältnisse Sexualdelikte begünstigen. Da solche Kinder in ihren Familien wenig Schutz und Beachtung finden, sind sie für Zuwendung von außen empfänglich. Täter nutzen dieses Bedürfnis für ihre Zwecke aus und erschleichen sich das Vertrauen der Kinder.

Täter

Vielerorts verbindet man mit sexuellem Missbrauch den Vater-Tochter-Inzest. Allerdings werden nach den Ergebnissen internationaler Studien nur 2–3% der Mädchen von ihren leiblichen Vätern missbraucht. Vielmehr sind es die Stief- oder Pflegeväter, die hier in Erscheinung treten. Letztlich finden sich die Täter ganz überwiegend im Kreis der Bekannten und Verwandten und nur ca. 20% unter Fremden.

Versuchter oder vollzogener Geschlechtsverkehr ist eher die Seltenheit. Häufiger kommt es zu exhibitionistischen Handlungen gegenüber Jungen und sexuellen Berührungen bei Mädchen.

Entferntere Bekannte und Fremde drohen häufiger mit Gewalt, während enge Familienangehörige den Missbrauch in einen emotionalen, verführerischen Zusammenhang stellen. Das Kind kann im letzteren Fall kaum noch zwischen liebevoller Zuwendung und sexuellem Übergriff unterscheiden. Aus diesem Grund denunzieren Kinder die nahen Angehörigen sehr lange nicht. Sie bleiben mit ihren Erfahrungen allein zurück, weil sie den kompletten Verlust der Bezugsperson bei Offenbarung der Missbrauchserlebnisse befürchten.

liebevolle Zuwendung vs. sexueller Übergriff

Wenn Kinder Scham und Furcht überwinden und ihr Schweigen brechen, sind ihre Berichte aus erster Hand die zuverlässigste Quelle zur Überführung der Täter. Deren Motive zum sexuellen Missbrauch von Kindern sind vielfältig. Männer mit gestörter Sexualentwicklung fühlen sich zu Kindern hingezogen und betrachten sie als Liebesobjekte (Pädophilie). Sexuelle Erregung ist für sie mit Fantasiebildern von Kindern verknüpft; diese Neigung wird u. a. durch Kinderpornographie gefördert. Nähert sich ein Kind diesen Menschen zärtlich, vertrauensvoll und unbefangen, interpretieren sie dieses Entgegenkommen als Aufforderung zu sexuellen Handlungen.

Tatmotive

> **❶ Die sexuellen Fantasien der Pubertät sind bestimmend für das ganze Leben.**

Sie prägen die sexuelle Orientierung, z. B. Geschlecht und Alter des potenziellen Partners sowie die Art der sexuellen Beziehung, d. h. Zärtlichkeit, Gewalttätigkeit, Unterwerfung etc. Über die Entstehungsbedingungen dieser Fantasien ist wenig bekannt. Sie bleiben lebenslang bestehen und können insbesondere bei der Pädophilie weder durch Medikamente noch durch eine Psychotherapie verändert werden. Das ist ernüchternd für die Betroffenen, die nach Hilfe suchen, und absolut wissenswert für die Behandler.

Das verhaltenstherapeutische Behandlungsziel (mit medikamentöser Unterstützung) besteht darin, die abweichenden sexuellen Fantasien beherrschbar zu machen und ein Gefühl für die Opfer entstehen zu lassen.

Im Unterschied zur Pädophilie im engeren Sinne werden Kinder recht willkürlich als Ersatz für erwachsene Sexualpartner benutzt. Hat der Täter zur eigenen Triebabfuhr gerade keine passende Frau verfügbar oder erscheint ihm diese nicht attraktiv genug, bedient er sich z. B. bei der Stieftochter als leicht zugänglichem Sexualobjekt.

Enthemmung des Täters

Ähnlich verhält es sich bei der Enthemmung des Täters. Der Sexualtrieb kann dann aufgrund geistiger Behinderung oder durch Alkoholeinfluss nicht mehr kontrolliert werden.

eigene Missbrauchserfahrungen

Viele Täter hatten zudem in ihrer Kindheit eigene Missbrauchserfahrungen, die in der Beziehung zu Kindern wieder zutage treten und oftmals Hass und Sadismus auslösen.

7.4 · Vernachlässigung, Misshandlung, Missbrauch

❗ **So unterschiedlich die Motive für den sexuellen Missbrauch aufseiten der Täter auch sein mögen, so schwerwiegend sind die lebenslangen Folgen für die Opfer.**

Missbrauchte Vorschulkinder zeigen Ängste, Albträume und Entwicklungsrückstände. Bei Schulkindern findet sich zusätzlich unreifes, hyperaktives oder aggressives Verhalten. Im Jugendalter (13–18 Jahre) manifestieren sich besonders schwerwiegende Störungen: Depressionen, soziale Isolation, Suizidtendenzen, Somatisierungen, Weglaufen, Promiskuität, Alkohol- oder Drogenmissbrauch.

Studienergebnisse deuten darauf hin, dass sich schwere psychische Probleme erst mit jahrelanger Verzögerung entwickeln. Wenn also ein 12-jähriges Mädchen sexuell missbraucht wurde, kann es sein, dass die entsprechenden Symptome erst im Alter von 17 Jahren auftreten. Eine Erklärung dafür wäre, dass eine Reflexion der Missbrauchserfahrungen erst mit zunehmender geistiger Reife erfolgt und ein Abgleich mit aufwühlenden, neuen sexuellen Partnerschaftserlebnissen erst in der Pubertät möglich ist. Dementsprechend wird die Erinnerungsspur wieder aktiviert. In Längsschnittuntersuchungen wurden die Beschwerden von zunächst symptomfrei erscheinenden Kindern zu späteren Messzeitpunkten als »Sleeper-Effekte« bezeichnet. Im Erwachsenenalter können sich daraus schwere Persönlichkeitsstörungen entwickeln.

Sleeper-Effekt

Andererseits bleibt festzuhalten, dass nicht jeder sexuelle Missbrauch zu bleibenden Schäden führen muss. Die durch Exhibitionismus oder einmalige sexuelle Berührungen ausgelösten Ängste scheinen mit der Zeit wieder zu verschwinden. Das höchste Risiko für eine dauerhafte Symptombildung tragen Kinder, die über längere Zeit schwer von Familienangehörigen missbraucht wurden und denen von der restlichen Familie keine Hilfe zuteil wurde. Diese Kinder tragen eine Doppelbelastung, die nicht zu bewältigen ist. Einerseits geht es um das konkrete Erleben der sexuellen Gewalt, andererseits um die jahrelange Prägung in einem schwer gestörten Familienmilieu mit den entsprechenden Sozialisationsdefiziten.

dauerhafte Symptombildung

❗ **In einer liebevollen, unterstützenden Familie ist der Umgang mit Körperlichkeit offen und natürlich. Schamgefühle, Intimität und Individualität zwischen den Generationen werden respektiert. Kinder erhalten sexuelle Aufklärung und sachliche Antwort auf ihre Fragen.**

Bei Enthüllung eines sexuellen Missbrauchs kommt es v. a. darauf an, dass sich das missbrauchte Kind keine Mitschuld an dem Ereignis gibt, die Verantwortung dafür nur dem Täter zuschreibt und den sexuellen Übergriff ablehnt und verurteilt. Sofern diese eindeutige aversive Haltung aufseiten des Kindes nicht vorliegt, d. h. wenn irgendeine emotionale und positiv besetzte Bindung zum Täter besteht, ist die Verarbeitung des Missbrauchs erschwert. Diese Konstellation der ambivalenten Gefühle trotz Missbrauchs ist bei Übergriffen durch nahe Angehörige typisch und daher besonders traumatisierend.

Enthüllung eines sexuellen Missbrauchs

7.5 Heimerziehung

sekundärer Nesthocker

Der Mensch wird von Entwicklungspsychologen gern als »sekundärer Nesthocker« bezeichnet. Dieser Begriff wird der Tatsache gerecht, dass kein anderes Lebewesen länger zur vollständigen Reifung und Differenzierung benötigt. Selbst mit der Volljährigkeit ab dem 18. Lebensjahr kann in der Regel immer noch nicht vom fertigen Erwachsenen gesprochen werden, da die Reifung des Frontalhirns auch dann noch nicht abgeschlossen ist. Sogenannte Adoleszente, also Grenzgänger zwischen Spätpubertät und erwachsener Persönlichkeit, geraten oft in ernste Krisen, die durch mangelndes Urteils- und Kritikvermögen sowie die Unfähigkeit zur Problemlösung und effektiven Handlungsplanung ausgelöst werden. Kein anderes Lebewesen muss von Geburt an über mindestens 20 Jahre hinweg so viel lernen und ist so lange Zeit und in höchstem Maß auf die wohlwollende sowie adäquate Unterstützung seiner Artgenossen, insbesondere seiner Mutter, angewiesen.

Historische Entwicklung

Schon im 18. Jh. wusste der Arzt und Pädagoge Jean Itard »dass der Mensch nur im Schoße der Gesellschaft den hervorragenden Platz finden kann, der ihm von der Natur zugedacht ist und ohne Zivilisation eines der schwächsten und unverständigsten Tiere wäre« (zit. nach Malson 1972, S. 164–220).

Kaspar-Hauser-Syndrom

In Medizin und Psychologie kennt man dies das Kaspar-Hauser-Syndrom. Es tritt bei Kindern auf, die lange Zeit ohne persönlichen Kontakt und ohne liebevolle Zuwendung oder Nestwärme aufwuchsen und daher kaum soziale bzw. geistige Anregung erhielten.

Wolfskinder, Findelkinder

In diesem Zusammenhang spricht man auch von »Wolfskindern« oder »Findelkindern«, die in den ersten Jahren isoliert von Menschen aufwuchsen und sich deshalb in ihrem erlernten Verhalten von normal sozialisierten Kindern unterscheiden. Es existieren zahlreiche Geschichten und Legenden über Wolfskinder, die immer vom Mantel des Geheimnisvollen und Rätselhaften umgeben waren.

Bereits in der mythischen Vorgeschichte Roms wurden Romulus und Remus angeblich von einer Wölfin gesäugt. Auch der Gründer des altpersischen Reiches, Kyros, soll von Wölfen aufgezogen worden sein. In der germanischen Mythologie wird vom Sagenheld Dietrich von Bern berichtet, er habe unter Wölfinnen gelebt. Das berühmteste Findelkind war Kaspar Hauser (◯ Abb. 7.2). Er soll angeblich am 30.04.1812 geboren worden sein und starb am 17.12.1833 in Ansbach an den Folgen einer Stichwunde, die er sich wissenschaftlichen Untersuchungen zufolge sehr wahrscheinlich selbst beigebracht hat. Hauser tauchte 1828 in Nürnberg als ca. 16-jähriger verwahrloster und stummer Junge auf. Sein geistiger Zustand erregte das Interesse von Ärzten, Juristen, Theologen und Pädagogen. Sie erforschten seine Psyche, beobachteten seine körperliche Entwicklung und erteilten ihm Unterricht in Sprechen, Lesen, Schreiben, Rechnen, Latein, Religion und Musik. Er lernte schnell und wurde abwechselnd von Profes-

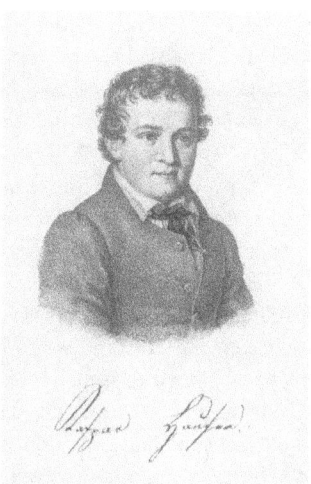

◘ Abb. 7.2. Kaspar Hauser

soren, Philosophen, Aristrokraten und anderen angesehenen Familien betreut. Oftmals trat er durch pseudologische und fantastische Schilderungen in Erscheinung und machte durch dramatische Ereignisse (z. B. als Opfer von Mordanschlägen) Schlagzeilen.

Kaspar Hauser wurde am 20.12.1833 unter starker Anteilnahme der Bevölkerung auf dem Ansbacher Stadtfriedhof beigesetzt. Sein Grabstein trägt folgende Schrift in lateinischer Sprache: »Hier liegt Kaspar Hauser, Rätsel seiner Zeit, unbekannt die Herkunft, geheimnisvoll der Tod 1833.«

Das Kaspar-Hauser-Syndrom ist gleichbedeutend mit dem Begriff Deprivation. Dieser bezeichnet den Zustand der Entbehrung und des Verlustes. Bezogen auf das Findelkind geht es um die Entbehrung der Mutter oder des Vaters, um soziale Ausgrenzung, um den Mangel an Außenreizen (Farben, Töne, Geräusche, Kontakte, Ansprache), um fehlende Fürsorge sowie Nestwärme und letztlich um die grundlegende Vernachlässigung von Babys und Kleinkindern.

Dauert die Deprivation länger an, kommt es zum Hospitalismus, d. h. einem dem Autismus ähnlichen Verhalten mit Verschlossenheit, Sprachstörungen und geistiger Retardierung. Das Phänomen des Hospitalismus ist aus Krankenhäusern und Heimen bekannt. Um die ganze Tragweite der Heimerziehung zu begreifen, ist es erforderlich, etwas genauer die Historie, insbesondere der Nachkriegszeit, zu betrachten.

Die Heimerziehung in Deutschland entstand aus der Armenfürsorge im Mittelalter. In Armenhäusern wurden Kinder, Alte und Kranke und geistig Verwirrte versorgt. Später gründete man Waisenhäuser, die den Erziehungsaspekt verwahrloster Kinder und Jugendlicher herausstellten. Anfang des 20. Jh.s entwickelten sich Fürsorgeerziehungsheime, in denen einige hundert Zöglinge unter strafvollzugsähnlichen Bedingungen getrennt nach Geschlechtern lebten. Hier wurden Straffällige, sozial Auffällige, geistig und körperlich Behinderte oder psychisch kranke Kinder und Jugendliche diszipliniert und aus dem öffentlichen Leben verbannt.

In der Zeit des Nationalsozialismus benötigte man die Erziehungsanstalten zur Selektion. Sogenannte schwer Erziehbare oder Asoziale wurden

Deprivation

Hospitalismus

Heimerziehung in Deutschland

Erziehungsanstalten

isoliert und als unbrauchbar definiert. Insbesondere geistig sowie körperlich behinderte Kinder und Jugendliche konnten als »lebensunwert« sterilisiert oder ermordet werden.

In der Nachkriegszeit wurden die obrigkeitsstaatlichen Konzepte der Heimerziehung, ebenso wie das Personal, nahtlos übernommen.

Kriegs- und Nachkriegszeit

Im Jahr 1945 flohen 14 Mio. Deutsche aus Ostpreußen und anderen Gebieten des Baltikums vor der Roten Armee, weitere Hunderttausende Deutsche wurden von 1945–1947 aus den nun polnischen oder litauischen Gebieten zwangsumgesiedelt. Die russische Armee nahm zudem wahllos Erschießungen als Racheakte an der deutschen Zivilbevölkerung vor. Etwa 300.000 Kinder hatten ihre Eltern verloren und irrten ziel-, bindungs- und heimatlos durch Deutschland. Auf der Suche nach Nahrung und Arbeit wurden manche von russischen Bauern aufgenommen, dort jedoch als Arbeitssklaven ausgebeutet. Viele Kinder vergaßen ihren Namen und ihre Herkunft, waren also von den Mythen der Wolfskinder gar nicht so weit entfernt. Tausende Familien wurden zerrissen, weil die Väter erst nach Jahren aus der Kriegsgefangenschaft heimkehrten. Die Väter von mehr als 1,5 Mio. Kindern waren im Krieg gefallen. Soziologische Studien kommen zu dem Ergebnis, dass nur 10% der Familien Ende der 1940er Jahre intakt waren.

Beengter Wohnraum, Hunger und Armut führten nicht selten zu der Entscheidung, ein Kind ins Heim abzugeben. Doch auch das politische Klima, der Moralbegriff und die konservativen Werte in der Zeit zwischen 1949–1967 trugen zu massenhaften Heimeinweisungen bei. Die uneheliche Geburt galt als Schande, das Aufbegehren gegen obrigkeitsstaatliche Tradition als »Verwahrlosung«, Schuleschwänzen als Streunerei. Denunziation von Kindern, Jugendlichen und allein erziehenden Müttern, die nicht den Konventionen entsprachen, war allgegenwärtig. Wer es wagte, der elterlichen Wohnung fernzubleiben, um sich eigene Freiräume zu erobern, geriet schnell ins Visier der Jugendfürsorge. »Wer unanständig war«, legten eifrige Nachbarn oder Lehrer fest. »Was sich nicht gehörte«, bestimmten Behörden, Gerichte und v. a. die einflussreiche Kirche.

»die Frau vom Amt«

Lehrer riefen beim Jugendamt an, um auf Schulversäumnisse und häufiges Zuspätkommen hinzuweisen. Nachbarn mischten sich ein, wenn ein 15-jähriges Mädchen einen Freund hatte und mit engen Hosen zum Tanzen ging. Das galt als unsittlich und konnte leicht dazu führen, dass am nächsten Morgen »die Frau vom Amt« vor der Tür stand. Die Fürsorgerin mit Hornbrille, Haarknoten und schwerer Aktentasche nahm nach einigen Ermahnungen und unangemeldeten Besuchen Kontakt mit dem Vormundschaftsrichter auf, der in der Regel ohne Ansehen der Person nur nach Aktenlage entschied. Dem Antrag auf Fürsorgeerziehung folgte umgehend der Gerichtsbeschluss ohne weitere kritische Überprüfung als Grundlage für die Heimeinweisung. Dahinter stand die »gute Absicht« einer im Wiederaufbau befindlichen Gesellschaft, die drohende Verwahrlosung der nächsten Generation durch Wegsperren und Ausgrenzen zu verhindern. Die Menschen im Nachkriegsdeutschland waren intensiv damit beschäftigt, rechtschaffen, sauber und ordentlich auf die neue Wohnzimmergarnitur hinzuarbeiten und die Nazizeit zu verdrängen.

7.5 · Heimerziehung

In den Gründerjahren der Bundesrepublik wurden Kinder und Jugendliche in rund 3000 Heimen mit über 200.000 Plätzen gehalten und eingesperrt. Etwa die Hälfte der Kinder verblieb 2–4 Jahre in solchen Einrichtungen. Viele verbrachten ihre ganze Kindheit und Jugend hinter den teilweise hermetisch verschlossenen Mauern. Etwa 80% der Heime standen unter konfessioneller Leitung. Über Jahrzehnte hinweg waren es besonders die katholischen Frauen- und Männerorden, die in den Erziehungsanstalten den Ton angaben. In den nach Ordensgründern benannten Heimen (z. B. St. Vincenz, Don Bosco, St. Hedwig) herrschte ein Geist strenger Rituale und unerbittlicher Straf- und Besserungspädagogik. Ganz egal ob Nonnen, Mönche oder Diakonissen – nirgendwo wurde Unterbringung und Erziehung kritisch hinterfragt, nirgends wurden Daten zur Erfolgskontrolle erhoben.

unerbittliche Straf- und Besserungspädagogik

Junge Menschen waren einem System unreflektierter Willkür ausgesetzt. Bis in die 1970er Jahre hinein interessierte es kaum jemanden, was hinter diesen dicken Mauern geschah.

System unreflektierter Willkür

Heute leben noch eine halbe bis eine Million Menschen in unserer Mitte, die zwischen 1945 und 1975 in den westdeutschen Heimen aufwuchsen. Sie sind jetzt im Alter zwischen 40 und 65 Jahren. Die meisten von ihnen möchten über diese Zeit nicht sprechen. Zu tief sitzen die Wunden, die durch die Erinnerung wieder aufgerissen würden.

Bürde Heimkind

Doch nicht nur das. Auch die Scham, in der heutigen tabulosen Spaßgesellschaft mit dem diskriminierenden Etikett »Heimkind« in den Wettbewerb treten zu müssen, wiegt schwer (▶ Fallbeispiel).

Fallbeispiel

Helmut, 57 Jahre alt, ledig, ist ein schweigsamer Mensch. Er verlässt nur selten seine Wohnung. Der Fernseher ist seine Verbindung zur Außenwelt. Seinen Vater, einen amerikanischen Soldaten, hat er nie kennen gelernt. Die Mutter erkrankte schwer an Tuberkulose, sodass Helmut mit 7 Jahren von seiner Tante aufgenommen wurde. Nach dem Tod der Mutter brachte die Tante, selbst Mutter von 3 Kindern, ihn im Alter von 10 Jahren in ein katholisches Heim. Helmut erwarb dort den Hauptschulabschluss und absolvierte eine Ausbildung als Tischler. Er erinnert sich an häufige Hiebe mit dem Besenstiel wegen unerlaubten Sprechens. Heute äußert sich Helmut kaum noch spontan. Auf intensives Nachfragen reagiert der unsichere und schmächtige Mann mit heftigem Stottern und ist nicht in der Lage, Blickkontakt zu halten. Mit gebeugtem Kopf schaut er nach unten, zieht nur gelegentlich die Augenbrauen nach oben wie ein scheuer, trauriger Hund. Noch nie hatte er eine Freundin. Mit 20 kam er aus dem Heim, wohnte nochmals kurz bei seiner Tante und fand dann Anstellung in einem Sägewerk. Wohl aufgrund seiner schlichten und anspruchslosen Art stellte ihm sein Arbeitgeber ein Zimmer auf dem Betriebsgelände zur Verfügung, in dem er heute noch wohnt.
Helmuts Leben weist keine Höhepunkte auf. Vor Jahren hatte ihn sein Chef zur Mitgliedschaft in der freiwilligen Feuerwehr überredet. Aber auch im Rahmen der dortigen Versammlungen und Feste ist er eher der stille Beobachter als der aktive Teilnehmer. Es scheint so, als ob Helmut die Kunst

▼

> des menschlichen Miteinanders nie erlernt hätte und ein soziales Neutrum geblieben wäre. Über seine Zeit im Heim spricht er nicht gern. Er erinnert v. a. einen dunklen Bunker, den die Pater »Besinnungsraum« nannten. Dieser ca. 4 m lange, 2 m breite und 3 m hohe Kellerraum war nur spärlich durch ein Gitterfenster in der Tür beleuchtet und mit einem Klappbett, einem Wandtisch und einem Hocker ausgestattet. In der Ecke stand ein Eimer mit Deckel für die Notdurft. Helmut berichtet stockend, dass er häufig aus nichtigen Anlässen tagelang in dieser Zelle habe einsitzen müssen. Wenn er nicht abends das vorgegebene Arbeitspensum geschafft oder wenn er zu laut gelacht habe, sei der Pater ans Bett gekommen, habe ihn gepackt und über den Fußboden bis zum Bunker geschleift. Noch heute klingt ihm immer wieder die gleiche Litanei in den Ohren: »Du bist nutzlos, ungezogen und faul.«
>
> Helmut besitzt kein einziges Foto aus seiner Jugend. Heute ist er ein schüchterner und selbstunsicherer Mann, zögerlich, geduckt und passiv abwartend, aber auch zuverlässig und fleißig. Obgleich er große Defizite auf dem Gebiet der sozialen Kompetenz zeigt, hat er doch im Arbeitsbereich immer gut »funktioniert«. Deshalb ist ihm wohl das völlige Abgleiten in die Niederungen der Gesellschaft erspart geblieben.
>
> Das Gefühl von Ausgrenzung, Demütigung und Erniedrigung hat Helmut bis heute nicht verlassen. Seine Kindheit und Jugend, die »verlorenen Jahre«, hat er tief in seinem Inneren begraben.

Noch viel schlimmer erging es in dieser Zeit den Mädchen und jungen Frauen, die den Versuch unternahmen, aus den verkrusteten Gesellschaftsstrukturen auszubrechen. Kurzerhand fanden sie sich in einem geschlossenen Heim der »Barmherzigen Schwestern« oder einer sonstigen von Nonnen geführten Einrichtung wieder. Unter dem Leitbild »bete und arbeite« wurden Tausende von Heimkindern als billige Arbeitskräfte ausgenutzt. In einem perfiden System der Unterdrückung waren sie zum Schweigen verdammt. Ein- und ausgehende Post wurde von den Nonnen gelesen und zensiert, Telefonieren war streng verboten, Besuch war nur einmal im Monat unter Aufsicht möglich. 15-Jährige leisteten Akkordarbeit in Großküche, Wäscherei oder Werkstatt. Die Nonnen weckten um 6.00 Uhr zum Morgengebet. Dann erfolgte nach einem hastigen Frühstück die Einteilung zur Arbeit: nähen, stopfen, waschen, mangeln, bügeln. Nach 5 Stunden gab es die erste Pause. Bis zu 10 Stunden täglich verrichteten damals Minderjährige harte körperliche Arbeit ohne Bezahlung. Dabei herrschte Sprechverbot; nur fromme Lieder wurden von den Nonnen angestimmt. Am Abend trottete die Kolonne erschöpft und schweigend durch die trostlosen Gänge zurück in die Schlafsäle. Ursprünglich aufgeweckte, lernhungrige und fröhliche Kinder verkümmerten in dem stupiden, ausbeuterischen System. Abgeschottet von der Außenwelt, ohne Radio, Zeitung oder sonstigen sozialen Ausgleich waren sie der permanenten Willkür des Heimpersonals ausgeliefert.

Leitbild »bete und arbeite«

Schuldgefühle der Kinder

Uneheliche Kinder bezeichneten die Nonnen und Ordensbrüder als »verlorene Seelen und wertlose Geschöpfe, als Schande für die Gemeinschaft.«

7.5 · Heimerziehung

Die so gesetzten tiefen Schuldgefühle mussten Jahrzehnte später zu Angst, Depression, Tabletten- oder Alkoholabhängigkeit, Essstörungen oder chronischen Schmerzsyndromen führen. Ohne Selbstvertrauen war es vielen ehemaligen Heimkindern auch nicht möglich, einem anderen Menschen zu vertrauen, also eine dauerhafte Beziehung einzugehen. Viele blieben allein und lernten nie das Gefühl kennen, eine Familie zu haben.

Insbesondere in den Mädchenheimen kam es häufiger zu Suizidversuchen durch Sprung aus den oberen Stockwerken oder ernsthaften Selbstverletzungen. In der Näherei schluckten sie Stecknadeln, um aus dem Heim in ein Krankenhaus verlegt zu werden. Die Antwort der Nonnen auf ein solches Verhalten bestand in einer Schüssel Sauerkraut, Abschneiden der Haare und Strafarrest im »Besinnungsraum«. *Suizidversuche*

Wenn Minderjährige schwanger aufgenommen werden mussten oder gar schon ein Baby mitbrachten, wurde diese schwere Verfehlung mit der Trennung von Mutter und Kind beantwortet. Die jugendliche Mutter durfte ihren Säugling nur sonntags für einige Stunden im Arm halten, ansonsten war das Kind der Fürsorge »barmherziger Schwestern« überlassen. *Trennung*

Bereits 1935 hatte der Wegbereiter der Entwicklungspsychologie René A. Spitz mit der systematischen, psychoanalytischen Erforschung der Psychologie des Säuglingsalters durch direkte Beobachtung begonnen. Er belegte den Zusammenhang zwischen Störungen der frühen Mutter-Kind-Beziehung und schweren Erkrankungen des Säuglings bis zum Hospitalismus. Im Jahr 1951 veröffentlichte John Bowlby die im Auftrag der WHO erstellte Studie über den Zusammenhang zwischen mütterlicher Pflege und seelischer Gesundheit. Sie bildet einen Beitrag für das Programm der UNO zum Wohle heimatloser Kinder. Im Jahr 1969 begründete John Bowlby mit seinem Buch *Bindung – eine Analyse der Mutter-Kind-Beziehung* die Bindungstheorie. *Beginn der Deprivationsforschung*

Eine Bereicherung für die Deprivationsforschung stellten auch die Untersuchungen des Verhaltensbiologen Bernhard Hassenstein, Freiburg, aus den 1960er und den 1970er Jahren dar. Auf dessen, bis heute gültige Ergebnisse sollte gerade im Hinblick auf die durch Heimpflege verursachten Schäden und Irrtümer erinnert werden.

So ist das Weinen des Säuglings nicht nur ein Hungersignal, sondern auch ein Kontaktruf. Das Weinen hört meist auf, wenn das Baby die Anwesenheit einer Bezugsperson wahrnimmt, z. B. wenn es auf den Arm genommen wird. Unterbleibt diese Reaktion, kann das Kontaktruf-Weinen lange Zeit andauern. Ein weiteres soziales Signal ist das Lächeln des Kindes. Anfangs wird das Lächeln des Säuglings durch den Schlüsselreiz »Gesicht – zwei Augen, Nase, Mund« ausgelöst. Es besteht eine angeborene Tendenz des Säuglings, alle Gesichter, auch unbekannte, zu fixieren. *Bedeutung sozialer Signale*

Das Lächeln wird später zur Grundlage der individuellen Bindung an die Bezugsperson. Dies ist der früheste Lernprozess des Babys. Vom dritten Lebensmonat an, besonders aber im sechsten bis zwölften Monat, werden bekannte Gesichter bevorzugt angelächelt. Unbekannte Gesichter lösen gar keine Reaktion bzw. Ablehnung oder Angst aus. Man spricht von der Achtmonatsangst oder dem »Fremdeln«. *Bedeutung der individuellen Bindung*

Die einmal vom Säugling angenommene Bezugsperson erfüllt für diesen eine nicht zu ersetzende Funktion: Nur in ihrer Nähe fühlt er sich angstfrei und geborgen.

Der Lernprozess, der diese Bindung zwischen dem Baby und seiner Bezugsperson (oder mehreren Personen, Herkunftsfamilie) knüpft, ist von ganz besonderer Art: Er konzentriert sich auf das erste Lebensjahr und kann, falls er aus äußeren Gründen unterbleibt, später nur sehr bedingt nachgeholt werden. Umgekehrt hat die individuelle Bindung, wenn sie erst einmal hergestellt ist, so festen Bestand, dass sie auch durch gegensätzliche Lernprozesse kaum wieder aufzulösen ist. Selbst Kinder, die später wiederholt körperlich misshandelt wurden, wollen ihre Eltern nicht verlassen – obwohl die neuen Erfahrungen dafür sprechen müssten.

Kindern, die kurz nach der Geburt ins Heim kommen, steht mit hoher Wahrscheinlichkeit eine folgenschwere Störung ihrer Verhaltensentwicklung bevor.

> **!** Deprivation heißt, dass der Säugling in seinem ersten und zweiten Lebensjahr keine individuelle Bindung herstellen konnte.

Bedeutung wechselnder Bezugspersonen

Diese Bindung kommt v. a. deshalb nicht zustande, weil das Kind immer wieder andere Gesichter im täglichen Wechsel zu sehen bekommt. Durch den Schichtwechsel des Heimpersonals oder Verlegungen in andere Abteilungen, also durch sich ändernde Bezugspersonen, lassen sich später beim 2- bis 4-jährigen Kind folgende Auffälligkeiten beobachten:

- Es ist ernst und lächelt nicht mehr.
- Es kann keine vertrauensvolle Beziehung herstellen.
- Es vermeidet den Blickkontakt mit anderen Menschen.

Gerade letzteres Verhalten ist charakteristisch für Heimkinder.

Die angeborene Tendenz, menschliche Gesichter anzuschauen, wird beim dauernden Wechsel der Bezugspersonen enttäuscht. Es erscheinen eben keine bekannten, sondern immer wieder fremde Gesichter, deren Anblick eher Furcht als den Wunsch nach Kontakt wachruft. Demzufolge wendet das Kind seinen Blick ab.

mangelnde Chancen einer gesunden Entwicklung

Die noch unbewusste Wahrnehmung des Kleinkinds keinen sicheren Platz auf der Welt zu haben, an dem es sich geborgen fühlen könnte, wirkt sich entscheidend auf die weitere Verhaltensentwicklung aus. Das für ein 2- bis 4-jähriges Kind so wichtige Erkunden und Spielen wird unterdrückt, wenn Angst vor dem Alleinsein besteht. Auch die Tendenz zur Blickabwendung bringt dem bindungslosen Kind Nachteile. Wichtige Lernschritte und Erfahrungen werden versäumt. Das betrifft die Mimik menschlicher Gesichter und besonders die Beobachtung der Mundbewegungen beim Sprechen, die als visuelle Hilfe für den Spracherwerb des Kindes wichtig ist.

Durch Deprivation geschädigte Kinder lassen die Nachahmung von Erwachsenen oder anderen Kindern vermissen und können sich auch kaum mit anderen Menschen identifizieren. So verwundert es nicht, dass etwa Heimkinder, die diese Auffälligkeiten zeigen, bei der Einschulung entwicklungsrückständig sind. In logischer Konsequenz zu diesen Befunden resultieren im Erwachsenenalter große Schwierigkeiten bei der Gefühlsregulation. Misstrauen, Angst und Defizite im zwischenmenschlichen Bereich sind zu beobachten. Gefühle der Selbstwirksamkeit und des sozialen Erfolgs bleiben aus, wenn dafür die innere Ausgeglichenheit, Kraft und Ausdauer fehlen.

So zieht sich ein roter Faden der Deprivation – übrigens nicht nur bei Heimkindern – schicksalhaft von der Geburt bis ins hohe Alter.

Die Zustände in konfessionellen und staatlichen Heimen wurden über Jahrzehnte bis in die 1970er Jahre hinein von den Verantwortlichen gut geheißen. Man habe die sog. Fürsorgezöglinge vor einer Notlage in Freiheit geschützt und wertvolle Beschäftigungsmöglichkeiten angeboten.

Abgeschobenen und unbequemen Pfleglingen habe man ein Heim gegeben. Besinnung und innere Einkehr, Stillschweigen bei der Arbeit, das alles sei von Nutzen gewesen. Auch im Speisesaal und in den Schlafsälen war das Sprechen untersagt.

Sämtliche Schamgrenzen wurden verletzt, wenn Nonnen, Mönche und Diakonissen die Kinder während des Entkleidens im Schlafsaal, beim Waschen oder Toilettengang bewachten.

Reformen in der Heimerziehung

Dieses immer noch wenig bekannte Kapitel deutscher Nachkriegsgeschichte wurde ausgerechnet von den späteren Terroristen Meinhof, Baader und Ensslin aufgegriffen. Die Journalistin Ulrike Meinhof kritisierte 1968 scharf die damalige Familienpolitik und machte sie für die massenhaften Heimeinweisungen verantwortlich.

Die Außerparlamentarische Opposition (APO, 68er-Bewegung) wies zu Beginn der 70er Jahre dezidiert auf die Missstände in den Heimen hin und rüttelte weite Kreise der Gesellschaft wach. Im Jahr 1969 führten Andreas Baader und Gudrun Ensslin öffentlichkeitswirksam »Befreiungen« von Heimkindern durch und leiteten damit Reformen im Heimwesen ein. Sie besetzten das Büro des Frankfurter Jugendamtleiters und erzwangen Wohnraum für die befreiten Heimkinder. In 4 Wohnungen wurden Wohnkollektive gegründet, nach deren Vorbild die heute noch üblichen »betreuten Jugendwohngemeinschaften« entstanden.

erste Wohnkollektive

Initiiert durch die Heimkampagne der 1970er Jahre setzten Reformen in der Heimerziehung ein. Im Einzelnen kam es zu einer Dezentralisierung der Einrichtungen, einer Reduzierung der Gruppengröße, einer Ächtung von Körperstrafen und qualifizierter Weiterbildung des Personals. Viele Heime bildeten Außenwohngruppen in Ein- bis Zweifamilienhäusern, die ein selbstständiges Leben in normaler Nachbarschaft ermöglichten. Immer mehr Jugendwohngemeinschaften wurden gegründet; die ambulante Familienhilfe wurde ausgebaut.

In den 80er Jahren verstärkte sich die systemische Sichtweise in Psychiatrie und Sozialpädagogik. Der Kern dieses Paradigmas besteht darin, Gründe für das auffällige Verhalten eines Kindes nicht in dessen Person, sondern in seiner Familie zu suchen. Nach diesem Verständnis ist das auffällige Kind lediglich Symptomträger für seine Familie, die als System von

systemische Ansätze in Psychiatrie und Sozialpädagogik

personellen Beziehungen im Ganzen betrachtet werden muss. Demzufolge kann Heimerziehung nur erfolgreich sein, wenn sie von Anfang an die ganze Familie des Kindes einbezieht.

gezielte Eltern- und Familienarbeit

Viele Einrichtungen der Erziehungshilfe begannen deshalb in den 1980er Jahren mit einer gezielten Eltern- und Familienarbeit; hierbei wurden familientherapeutisch ausgebildete Fachkräfte eingesetzt.

> **❗** Die Familientherapie hat das Ziel, die familiären Beziehungen so zu verändern, dass die Symptome des Kindes verschwinden.

Reformen der Gesetzgebung

Reformen der Gesetzgebung fanden schließlich in den 1990er Jahren statt. Im Wesentlichen wurde das Jugendwohlfahrtsgesetz (JWG) durch das Kinder- und Jugendhilfegesetz [KJHG nach Sozialgesetzbuch (SGB) VIII] abgelöst. Diese Neuerung garantierte den Erziehungsberechtigten einen Rechtsanspruch auf »geeignete und notwendige« Hilfen zur Erziehung, ferner auch ein Mitspracherecht bei den zu treffenden Maßnahmen. Dieser Herangehensweise liegt die Erfahrung zugrunde, dass jede Form von Erziehungshilfe, also auch die Heimunterbringung, am erfolgreichsten ist, wenn das betroffene Kind und die Eltern aktiv an der Maßnahme mitwirken können.

Familienorientierung

Familienorientierung stellt heute also die Grundlage der Heimerziehung dar. Wer daraus folgert, dass es oberstes Ziel der Heimerziehung sein muss, die Rückkehr des Kindes in die Familie zu erreichen, hat Recht. Immer wieder geht es darum, die Bedingungen in der Herkunftsfamilie so weitreichend zu verbessern, dass die Eltern ihr Kind wieder selbst erziehen können.

Situation in rumänischen Waisenhäusern

In das vielversprechende bundesdeutsche Reformwerk platzten nach der politischen Wende 1989 die ernüchternden Bilder rumänischer Kinderheime. Man sah schwer vom Hospitalismus gezeichnete Kinder, die, versunken in einer eigenen Welt, stereotyp stundenlang hin und her wippten, in ihrem eigenen Kot auf verrotteten Matratzen saßen, spärlich bekleidet waren und denen Kartoffelbrei mit langen Löffeln aus einem Eimer in den Mund geschoben wurde. Erst 1990, nach dem blutigen Putsch gegen Diktator Nicolae Ceaușescu, bekam die Öffentlichkeit Einblick in die düstere Welt der rumänischen Waisenhäuser. Um Herrscher über ein großes Volk zu werden, verbot Rumäniens Führer Ceaușescu den Menschen jede Form der Empfängnisverhütung und die Abtreibung. In der Folge wurden die massenweise ungewollt geborenen Kinder von ihren mittellosen Eltern noch in der Geburtsklinik zurückgelassen und später in staatlichen Krippen sowie Heimen großgezogen. Was aus Kindern wird, die in völliger Isolation, Verwahrlosung und ohne sensorische oder intellektuelle Reize aufwachsen, schockierte 1990 die Welt. Die Nachbeobachtung dieser Kinder bestätigte frühere Ergebnisse der Deprivationsforschung.

> **❗** Während die motorischen Fähigkeiten, also die Bewegungsabläufe, aufholbar und trainierbar sind, bleiben die sozialen Kompetenzen und die Sprache lebenslang unterentwickelt.

Ein Großteil der Bevölkerung hat diese Bilder oder die der Nachkriegszeit geistig vor Augen, wenn von Heimerziehung die Rede ist. Unter anderem deshalb haben viele ehemalige Heimkinder in unserer Gesellschaft große Hemmungen, sich zu ihrer Biographie zu bekennen. Sie fühlen sich stigmatisiert und ausgegrenzt.

Moderne Jugendhilfe

Heutige Kinderheime sind jedoch nicht mit einstigen Waisenhäusern und Erziehungsanstalten staatlicher und konfessioneller Prägung vergleichbar. Moderne Jugendhilfe versucht, mit den betroffenen jungen Menschen selbst und ihren Sorgeberechtigten in solchen Situationen gemeinsame Lösungen zu finden, in denen der Verbleib im Elternhaus vorübergehend oder dauerhaft nicht mehr möglich ist.

> *gemeinsame Lösungen*

❗ Als Hilfe zur Erziehung nach § 34 SGB VIII soll Heimerziehung Kinder und Jugendliche in ihrer Entwicklung fördern.

Das Heim bietet ein Ersatzmilieu zur Herkunftsfamilie. Dort leben etwa 7–10 Kinder in kleinen, überschaubaren Gruppen zusammen, die von mehreren pädagogischen Fachkräften betreut werden. Alters- und Geschlechtsstruktur sowie der gesamte Tagesablauf werden, soweit möglich, familienähnlich gestaltet. Die Kinder kochen, essen, spielen und lernen zusammen. Sie wohnen in Einzel- oder Zweitbettzimmern. Viele Heime haben Außenwohngruppen gegründet. Fünf bis acht Jugendliche leben dann in einem Einfamilienhaus oder einer größeren Etagenwohnung zusammen. Sie werden auch dort pädagogisch betreut, haben aber größere Freiheitsgrade und sollen mehr Verantwortung für sich selbst übernehmen. Im betreuten Wohnen haben Volljährige dann schließlich in eigener Wohnung die Möglichkeit, sich weiter zu verselbstständigen, werden aber in Fragen der Ausbildung und der Lebensführung noch stundenweise unterstützt.

> *Ersatzmilieu*

Die Erziehungshilfe in einem Heim wird für mindestens ein Jahr, allerdings mit der Möglichkeit der Verlängerung gewährt. So verbleiben viele Kinder und Jugendliche für 2 oder mehr Jahre in einem Heim oder in einer Wohngruppe, möglicherweise auch bis zu ihrer Volljährigkeit. Tatsache ist trotz aller guten Vorsätze der Familienrückführung, dass ein Heim oft die einzige Alternative für die Betreuung von Kindern ist, die zu alt oder zu verhaltensauffällig sind, um in eine Pflegefamilie integriert werden zu können.

> *Erziehungshilfe*

In neueren Studien wird auf die Beziehungsarbeit als zentralem Bestandteil erfolgreicher Heimerziehung hingewiesen. Kinder und Jugendliche, die in Heimen leben, zeigen oft auffällige Verhaltensmuster, denen unbewusste Bindungswünsche zugrunde liegen.

> *Beziehungsarbeit*

❗ Charakteristisch für Heimkinder ist der Verlust ihrer primären Bindungspersonen.

Dies beeinträchtigt ihre Beziehungsfähigkeit, führt zu psychischer Verletzbarkeit und Unsicherheit. Deshalb zeigen sie häufig ein abweisendes und vermeidendes Verhalten. Erzieher benötigen ein fundiertes Wissen darüber, dass es sich dabei um eine Schutzfunktion der Kinder handelt. Sie haben oft schon im Kleinkindalter schlechte Erfahrungen mit Bindungen gemacht. Wenn sie nun Hilfsangebote zurückweisen, geschieht dies im Hinblick auf die Vermeidung weiterer möglicher Enttäuschungen. Dabei ist es nicht so, dass sie keine Bindungsbedürfnisse hätten. Im Gegenteil!

Sie wagen aber einfach nicht, ihre Bindungswünsche offen zu zeigen.

Das alles passiert unbewusst und ist gewissermaßen als Verhaltensschablone im Großhirn einprogrammiert. Erzieher sollten dennoch immer wieder versuchen, den Heimkindern positive Bindungserfahrungen zu vermitteln. Gerade im Heim kommt es darauf an, dass die Kinder Nähe erfahren und sich auf Bezugspersonen einlassen können. Dort erleben manche Kinder zum ersten Mal, dass sie geschätzt und gemocht werden, dass sie wertvoll sind und auch selbstständig etwas leisten können.

Vermittlung positiver Bindungserfahrungen

Wenn mittelfristig die Rückkehr in die Herkunftsfamilie ausgeschlossen ist, weil keine Aussicht auf Verbesserung der dortigen Erziehungsbedingungen besteht, kommt die Aufnahme in eine Pflegefamilie in Betracht. Hier unterscheidet man die Dauerpflegefamilie, die eine Erziehung des Kindes bis zur Volljährigkeit ermöglicht, von der Bereitschaftspflegefamilie, die für Kinder bis zu 7 Jahren, die sofort aus der Herkunftsfamilie geholt werden müssen, vorübergehend einen Platz vorhält.

Dauerpflege Bereitschaftspflege

Ein Blick in die Tagespresse verrät, dass einzelne Kinder die Aufmerksamkeit einer ganzen Nation genießen – leider erst nach ihrem Tod. Fast 26.000 Kinder wurden im Jahr 2006 nach Angaben des Statistischen Bundesamtes in Deutschland aus ihren Familien geholt, weil ihnen nach Ansicht der Behörden Gefahr drohte.

Grundsätzlich hat das Jugendamt die Aufgabe, eine geeignete Pflegefamilie zu finden und gleichzeitig zu prüfen, welche Chancen auf eine Rückführung zu den leiblichen Eltern bestehen. Wenn die leiblichen Eltern nicht freiwillig einen Antrag auf Hilfe zur Erziehung stellen, muss das Familiengericht entscheiden, ob ihnen das Sorgerecht entzogen und auf einen Vormund – häufig das Jugendamt – übertragen wird. Dieser Prozess kann sich über ein Jahr hinziehen. Vom Familiengericht werden oft Gutachten über die Erziehungsfähigkeit der leiblichen Eltern zur Entscheidungsfindung angefordert.

Vormundschaft

Nicht immer sind Misshandlung oder Vernachlässigung der Grund, warum Kinder nicht bei ihren Eltern aufwachsen können. Auch körperliche und psychische Erkrankungen, Arbeitslosigkeit und schwere Partnerschaftskonflikte können zu Situationen führen, in denen Eltern es nicht mehr schaffen, die Bedürfnisse ihrer Kinder zu erfüllen.

An dieser Stelle muss sich die Pflegefamilie ihrer schwierigen Aufgabe bewusst sein. Zunächst hat das Jugendamt bezüglich der Herkunftsfamilie eine Schweigepflicht und darf den Pflegeeltern nur das berichten, was als Information zur Erziehung des Kindes unbedingt notwendig ist. Weiterhin sind die Pflegeeltern immer in irgendeiner Weise mit traumatisierten, körperlich oder seelisch kranken Kindern konfrontiert. Nicht selten werden ihnen unterernährte, misshandelte oder bereits während der Schwangerschaft durch Alkohol, Tabletten und Nikotin geschädigte Kinder anver-

Empathie in der Pflegefamilie

traut. Sie geben ihnen Geborgenheit, pflegen sie gesund, holen sie geduldig und aufopferungsvoll ins Leben zurück. Wenn in dieser Situation wenig empathische Mitarbeiter des Jugendamtes den Pflegeeltern den Rat erteilen, sie sollen sich nicht zu stark an das Kind binden, da es möglicherweise in die Herkunftsfamilie zurückgeführt werde, dann sind heftige Emotionen im Spiel. Natürlich muss das Jugendamt bestrebt sein, die leiblichen Eltern immer einzubeziehen. Andererseits bindet sich jedes Kind, seinem biologischen Bedürfnis entsprechend, an die Pflegeeltern, wenn es dort behütet und versorgt wird.

❶ Von behördlicher Seite ist eine sehr sensible Vorgehensweise erforderlich, wenn nach langer Zeit in der Pflegefamilie wieder eine Rückführung in die Herkunftsfamilie erfolgen soll. Insbesondere sind die Wünsche des Kindes oder des Jugendlichen zu berücksichtigen.

Oft wird die »Pflegemama« der »Bauchmama« bzw. der Pflegevater dem »Erzeuger« von den Betroffenen vorgezogen.

In Verbindung mit spektakulären Straftaten Minderjähriger und mit Hinweis auf die Quote der Jugendkriminalität kommt von politischer Seite, insbesondere zu Wahlkampfzeiten, immer mal wieder die Forderung nach Ausweitung der geschlossenen Heimunterbringung.

Nach dem Jugendgerichtsgesetz kann ein Jugendrichter nach Anhörung des Jugendamts einen Jugendlichen verpflichten, Hilfe zur Erziehung in einem Heim im Sinne des § 34 SGB in Anspruch zu nehmen [§ 10 des Jugendgerichtsgesetzes (JGG)]. Als Alternative zur Untersuchungshaft gibt das JGG mit §§ 71, 72 dem Jugendrichter die Möglichkeit, als vorläufige Maßnahme die Unterbringung in einem geschlossenen Heim anzuordnen. Auch auf Antrag der Eltern oder eines Vormunds kann ein Jugendlicher in einem geschlossenen Heim untergebracht werden. Es handelt sich dann um eine »mit Freiheitsentziehung verbundene Unterbringung« nach § 1631b BGB. In solchen Einrichtungen sind Fenster und Türen gegen Flucht gesichert. Hintergrund für eine derartige Unterbringung sind in der Regel Straftaten oder ernste Situationen der Eigen- und Fremdgefährdung. In Ausnahmefällen können auch ständiges Weglaufen und mangelnde Erreichbarkeit durch andere Betreuungsformen die Ursache sein. Derzeit existiert bundesweit nur ein relativ geringer Anteil geschlossener Heimplätze.

Kritiker dieser Maßnahme stellen heraus, dass wirkliche Erziehung nur in Freiheit möglich sei und dass Bestrafung sowie bloßes Wegsperren die Kriminalität noch weiter provozieren würden. Im Übrigen sei Freiheitsentzug für Nichtstrafmündige moralisch verwerflich.

Dem werden die zahlreichen Opfer jugendlicher Gewalttaten in den Großstädten und sozialen Brennpunkten sicherlich nicht folgen können. Denn Tatsache ist auch, dass es sich bei den wenigen geschlossenen Heimeinrichtungen in der BRD um personalintensive und dichte Beziehungsnetze handelt, die am Ende einer langen Kette anderer Hilfen stehen. Erst wenn diese alternativen Angebote gescheitert sind, wird überhaupt die geschlossene Unterbringung in Betracht gezogen. Es geht also letztlich um

Ausweitung der geschlossenen Heimunterbringung

den Versuch der Jugendhilfe, dass endgültige Abgleiten eines Jugendlichen in die Kriminalität und/oder Drogenszene zu stoppen, notfalls auch mit Freiheitsentzug.

konfrontative Pädagogik

Aus den USA kommt die Idee der konfrontativen Pädagogik, z. B. in sog. Erziehungs- und Besserungs-Camps. Dort verbleiben straffällig gewordene Minderjährige mehrere Monate und unterziehen sich einem harten Training mit viel Sport und körperlichen Aktivitäten. Im Bezugssystem bieten die Gruppenleiter den Jugendlichen Identifikationsmöglichkeiten, Akzeptanz und Verständnis. Erfolge werden positiv verstärkt.

Ziele der Glen Mills Schools

Ihren Ursprung hat die konfrontative Pädagogik in den Glen Mills Schools, einer amerikanischen Jugendhilfeeinrichtung, die erfolgreich mit delinquenten und in Banden organisierten Jugendlichen arbeitet. Sehr dezidiert erfolgt hier die Konfrontation der Jugendlichen mit ihrem regelwidrigen Verhalten und zwar durch Gleichaltrige und Gleichgesinnte. So wird ein Höchstmaß an Gruppenkohäsion, Solidarität und Altruismus erzeugt. Das sind Erfahrungen, die die Betroffenen aus ihren Herkunftsfamilien nicht kennen. In den Camps lernen sie erstmals, ihr Agieren auf der Handlungsebene, in der Regel durch Gewalt, zu reflektieren und sich in das Gegenüber, also das Opfer hineinzuversetzen. Über diesen Schritt soll emotional und geistig ein Entwicklungssprung erzielt werden, denn diese Jugendlichen haben im bisherigen Leben wichtige Phasen der Sozialisation versäumt.

Um in den Genuss von Status und Privilegien zu gelangen, müssen die in Glen Mills Schools betreuten Jugendlichen nicht nur selbst regelkonformes Verhalten zeigen, sondern darüber hinaus andere Jugendliche, die sich über geltende Prinzipien hinwegsetzen, mit ihrem Fehlverhalten konfrontieren. Jeder kontrolliert jeden und ist sein eigener Wächter über Recht und Gesetz. So wird die vorgegebene Ordnung von den Betroffenen verinnerlicht, und derjenige, der die Regeln missachtet, gerät zum Außenseiter. Während in Deutschland noch stark die Individualpädagogik mit Blick auf den Einzelnen, selbst bei gravierendem antisozialen Verhalten, favorisiert wird, gilt in den Glen Mills Schools das Gruppenprinzip.

Die konfrontative Pädagogik setzt konsequent auf den Druck durch die Gleichaltrigen und damit auf Selbsterziehung sowie Selbsterkenntnis. Die Betreuer, im Wesentlichen keine Sozialpädagogen, sondern Handwerker und Leistungssportler, erhalten die notwendige Tagesstruktur und überwachen die Einhaltung des Reglements. Das Erziehungsprinzip fördert Loyalität, Teamgeist und die Identifikation mit der Einrichtung, v. a. Stolz auf die eigene Leistung und das Gefühl der Selbstwirksamkeit. Die qualifizierte Schul- und Berufsausbildung gehört ebenso zum Konzept von Glen Mills Schools wie sportliche Spitzenleistungen. Alle Maßnahmen dienen dem Ziel, den meist aus der Unterschicht stammenden Absolventen der Einrichtung eine sichere Lebensperspektive zu bieten und der Gesellschaft eine Reihe von Straftaten zu ersparen.

Folgen frühkindlicher Störungen beim Erwachsenen

8.1 Entwicklung und Verlauf psychiatrischer
Erkrankungen – 186

8.2 **Angst und Depression** – 187
»Gesunde« Angst – 187
Angststörungen – 190
Depression – 193

8.3 **Borderline-Persönlichkeitsstörung** – 195

8.4 **Multiple Persönlichkeitsstörung/
dissoziative Identitätsstörung** – 198

8.5 **Dissoziale Persönlichkeitsstörung** – 204

8.1 Entwicklung und Verlauf psychiatrischer Erkrankungen

> Der Arzt muss sagen, was früher war, was heute ist und was morgen sein wird.

Anamnese, Diagnose, Therapie und Prognose

So umschrieb der berühmte griechische Arzt Hippokrates (460–377 v. Chr., zit. nach Diller 1994) die grundsätzlichen Aufgaben seiner Zunft: Anamnese, Diagnose, Therapie und Prognose.

Der Erwachsenenpsychiater widmet sich rückblickend der Lebensgeschichte seiner Patienten, denn nur so erschließen sich Ursprung und Verlauf psychischer Erkrankungen. Die aktuelle Symptomatik hat oft etwas mit Vergangenheitsbewältigung zu tun.

Wichtige Lebensereignisse markieren Fortschritt, Rückschritt, Stillstand oder Blockade der Persönlichkeitsentwicklung von der frühen Kindheit bis ins hohe Alter. In vielen Fällen kann der Psychiater auf eigene Angaben des Patienten oder Informationen seiner Angehörigen vertrauen. Er sollte auch, wann immer möglich, auf Befunde zurückgreifen, die im Kindes- und Jugendalter erhoben wurden.

Der Verlauf psychiatrischer Erkrankungen unterliegt ganz unterschiedlichen Einflüssen. Dazu gehören die in der ▶ Übersicht aufgeführten Faktoren.

Faktoren, die psychiatrische Erkrankungen beeinflussen
- Genetische Faktoren
- Eigengesetzlichkeit der Erkrankung
- Wachstum des Patienten
- Reifung des Patienten
- Differenzierung des Patienten
- Prägung des Patienten
- Lernen des Patienten
- Alter des Patienten
- Geschlecht des Patienten
- Therapie oder andere Hilfen
- Lebensereignisse
- Zufälle
- Umweltfaktoren
- Risikofaktoren
- Schutzfaktoren

Zusammenhang zwischen früher Kindheit und Störungen im Erwachsenenalter

Betrachtet man diese vielen Variablen, ist der Zusammenhang zwischen früher Kindheit und Störungen im Erwachsenenalter erst einmal schwer vorstellbar.

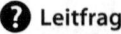 **Leitfragen**

Welche Parallelen bestehen zwischen kindlichen Bindungsverhaltensweisen und klinischen Symptomen im Erwachsenenalter?

Eine unsichere Bindung allein stellt noch nicht den Beginn einer psychopathologischen Entwicklung dar. Bindungsverhalten, wie es auch immer erscheinen mag, ist zunächst ein normalpsychologisches Phänomen und nichts Krankhaftes.

Naturgemäß liegen Jahrzehnte zwischen kindlichen Verhaltensweisen im Vorschulalter und psychischen Störungen beim Erwachsenen. Und dennoch – die Analogie ist notwendig und aufgrund vieler empirischer Befunde aus Längsschnittuntersuchungen auch gerechtfertigt.

Sorgfältige und langfristig durchgeführte prospektive (vorausblickende) Verlaufsstudien konnten besonders im Rahmen der Bindungsforschung und der Entwicklungspsychologie signifikante und gesetzmäßige Verflechtungen zwischen früher Kindheit und klinischer Symptome im Erwachsenenalter nachweisen.

Das deckt sich mit der Annahme der Psychoanalytiker, dass frühe Erfahrungen unser ganzes Leben erheblich beeinflussen. Nach der Lehre Sigmund Freuds werden unlösbare Konflikte zwischen dem Trieb (von Freud als »Es« benannt) und den moralischen Anforderungen (»Über-Ich«) ins Unbewusste verdrängt. Von hier aus können sie dann psychische Störungen auslösen. Damit ein Patient von seiner Krankheit geheilt werden kann, muss er sich in der Therapie an die frühkindliche Konfliktsituation erinnern, sich diese bewusst machen und sie durcharbeiten – so die Hypothese.

Verdrängung ins Unbewusste

Die Erkenntnisse von Bindungsforschung, Entwicklungspsychologie und Tiefenpsychologie werden durch die aktuelle neurowissenschaftliche Forschung und funktionelle Bildgebung eindrucksvoll bestätigt.

hirnorganische Veränderungen/Stressnarben

❗ Frühe Traumatisierung führt im Erwachsenenalter zu strukturellen, hirnorganischen Veränderungen, insbesondere der Gedächtnisregion.

Diese Auffälligkeiten im Gehirn sind als Stressnarben zu deuten. Traumatisierte Patienten, die solche Befunde zeigen, weisen erstaunliche Parallelen in ihrer Biographie auf und sind sich auch psychopathologisch sehr ähnlich.

8.2 Angst und Depression

»Gesunde« Angst

Angst ist ein ständiger und sehr treuer Begleiter des Menschen. Eigentlich mit der Funktion einer Alarmsirene bedacht, die unser Leben beschützen soll, kann sie aus den Fugen geraten und somit selbst zu einer Belastung werden.

Schutzfunktion der Angst

Gefühle, Gedanken und daraus ableitbares Verhalten machen den Kern des Menschseins aus. Gefühle wie Angst, Ekel oder Wut entstehen im Mandelkern (Amygdala; ▶ Abschn. 2.1), während sich Denken und Handeln in der Großhirnrinde abspielen. Angst kann und soll unser Verhalten direkt steuern. Bei konkreter Gefahr werden die komplexen und zeitaufwendigen Abwägungen der Großhirnrinde (v. a. Frontalhirn) einfach umgangen.

Kommt ein Tiger aus dem Wald, ist dieser »Kurzschluss« lebensrettend. Die Angst lenkt die gesamte Aufmerksamkeit auf die Situation und ermöglicht eine schnelle und effektive Reaktion: »fight or flight«, Kampf oder Flucht. Hierbei fördert Angst eher die Vermeidung der Auseinandersetzung. Überhaupt lösen alle Gefühle ganz automatisch eines von zwei gegensätzlichen Verhaltensmustern aus: Annäherung oder Vermeidung. Während auf positive Emotionen wie Liebe die Annäherung folgt, disponieren negative Affekte wie Ekel zur Vermeidung. Die Emotionsforschung geht davon aus, dass die Ereignisse, die in unserer persönlichen und auch stammesgeschichtlichen Vergangenheit bedeutsam waren, unmittelbar Gefühle auslösen können. Daraus ergibt sich eine »Urhandlungsanweisung« zur Arterhaltung. Hierzu zählen Elternrolle und Fortpflanzung, soziales Bindungsbedürfnis, Gefahrenabwehr und Nahrungssuche.

Urhandlungsanweisung zur Arterhaltung

Spinnen, Reptilien oder Raubtiere stellten vor langer Zeit eine Bedrohung dar, die jetzt, zumindest in Mitteleuropa, keine Rolle mehr spielt.

> **Leitfragen**
> Was ist mit der Spinne auf der Bettdecke oder mit der Schlange, die den Spazierweg kreuzt?

»Preparedness«-Hypothese

Die Neigung, auf diese stammesgeschichtlich bedeutsamen Reize mit Angst zu reagieren, haben wir heute immer noch. Nach der »Preparedness«-Hypothese werden Furchtreaktionen auf solche Reize besonders schwer wieder verlernt, weil sie so tief im Menschen verwurzelt sind. Reagiert die Mutter beim Anblick einer Spinne panisch, reicht diese Reaktion schon aus, um bei dem anwesenden Kleinkind ebenfalls die Furcht zu konditionieren.

> **Lernen am Modell ist der Schlüssel dafür, dass sich bei uns Menschen bestimmte Urängste über viele Generationen hartnäckig halten.**

Niemand käme wohl auf die Idee, Angst vor einem Schmetterling zu haben. Warum? Der Anblick des Schmetterlings ruft angenehme Assoziationen wie Sommer, Blumen, Wärme hervor, und noch nie wurde ein Mensch ernsthaft von Schmetterlingen bedroht. So ist es nahe liegend, dass sich die hirnbiologische Verarbeitung der Information »Spinne« von der Information »Schmetterling« unterscheidet, dass je nach Reiz also andere Nervenbahnen benutzt werden.

spezifische Reizverarbeitung

Beim Schmetterling, wie bei Tausenden anderer neutraler Reize, die täglich auf die Sinnesorgane einströmen, wird vom Auge aus der Thalamus (»Tor zum Bewusstsein«; ▶ Abschn. 2.1) aktiviert. Diese wichtige Hirnregion übernimmt an vorderster Front die Grobeinteilung der visuellen Information in bedeutend-unbedeutend bzw. gefährlich-harmlos. Die Weiterleitung erfolgt dann vom Thalamus in die Sehrinde; hier wird im Fall des Schmetterlings zunächst ein unscharfes, bewegliches, eher nebensächliches Objekt wahrgenommen. Erst die Bahnung der Information von der Sehrinde an weitere Bereiche der Großhirnrinde, die u. a. das Langzeitgedächtnis repräsentieren, ermöglicht das genaue Erkennen und das Zuordnen des Schmetterlings. Hier setzt das eigentliche Denken, Erinnern, Abwägen und

Thalamusaktivierung

Planen ein. Wie der Schmetterling im Einzelfall kategorisiert wird, hängt davon ab, was der Betrachter bereits darüber gelernt hat und welches Interesse er dafür aufbringt.

Eher technisch orientierte Zeitgenossen, die keinen Sinn für die Natur haben, würden einen Schmetterling wohl gar nicht bemerken. Fasziniert von diesem Anblick und inspiriert durch einen warmen Frühlingstag könnte der Poet sofort ein Gedicht schreiben. Anders der Schmetterlingsforscher: Er würde die Spezies mit dem Fachbegriff bezeichnen, Häufigkeit und Verbreitung dieser Art angeben sowie Anatomie und Physiologie des Falters wissenschaftlich erklären. So unterschiedlich die Sichtweise auch ist, immer läuft eine relativ langsame und besonnene Verarbeitung der visuellen Information in der Großhirnrinde ab, und zwar völlig angstfrei und entspannt. Der Denkvorgang an sich und die sprachliche Formulierung der Gedanken verlaufen flüssig und werden nicht durch unangenehme Gefühle gestört. Was passiert nun im Angesicht einer fetten Hausspinne, die über die Bettdecke krabbelt?

Wieder erreicht das Gesehene den Thalamus, wird jetzt aber von den meisten Menschen als gefährlich und Ekel erregend klassifiziert. Damit nimmt die Information einen anderen Weg, und es erfolgt eine Kurzschlussverbindung zwischen Thalamus und Amygdala. Der direkte Nervenimpuls zur Amygdala, der als entscheidender »Alarmgeber« arbeitet, führt dazu, dass Angst entsteht. Schwitzen, Zittern und Herzrasen sind körperliche Begleiter der Angst, die infolge einer Ausschüttung der Stresshormone Kortisol und Adrenalin auftreten. Jeder kennt diese Alarmreaktion des Organismus als klassisch psychosomatisches Phänomen aus vielen Situationen des täglichen Lebens. Das Interessante dabei ist die Geschwindigkeit des Vorgangs.

> direkter Nervenimpuls zur Amygdala

❗ **Die Angst ist bereits da, bevor die Situation erfasst oder das Objekt, hier die Spinne, erkannt wird.**

Unmittelbar darauf folgt die Flucht oder die Abwehr der Gefahr, und erst dann wird das Ereignis über die vordere Großhirnrinde konkretisiert und analysiert. Ein wahrhaft lebenserhaltender Vorgang.

Wahrscheinlich ist der neuronale Kurzschluss auch dafür verantwortlich, dass es in der Weltliteratur sehr viel mehr Gedichte über Schmetterlinge als über Spinnen gibt, denn auch Poeten sind stammesgeschichtlich geprägt.

Der Schriftsteller Erich Kästner (http://www.zit.at/personen/kastner.html) sagte einmal:

> Wenn einer keine Angst hat, hat er keine Fantasie.

Der Satz hebt auf die gewaltige menschliche Vorstellungs- und Einbildungskraft ab, die mit der Verselbstständigung von Angstzuständen verknüpft ist. Wenn Kinder im Vorschulalter Furcht vor Gewitter, Geistern oder Einbrechern äußern, setzt dies bereits die Entwicklung der kindlichen Fantasie voraus. Die sehr komplexe Vorstellungskraft des Erwachsenen kann dazu führen, dass die beschleunigte Pulsfrequenz als Herzinfarkt, das nächtliche Geräusch als Einbruch, der Schatten in der Dämmerung als Stra-

> menschliche Vorstellungs- und Einbildungskraft

ßenräuber oder der Klingelton des Telefons als schlimme Unfallnachricht gedeutet wird. Je intensiver man sich gedanklich darauf einlässt und der negativen Auslegung seiner Wahrnehmungen Raum lässt, desto beherrschender wird die Angst.

> So sind es nicht die Dinge selbst, die uns Angst machen, sondern es ist immer die Vorstellung von den Dingen und die individuelle Interpretation bestimmter Signale.

Angststörungen

Das Gefühl der Angst ist zunächst eine normale Reaktion auf Bedrohung oder Gefahr. Krankheitswertige Angststörungen liegen vor, wenn sich die Angstreaktion ohne tatsächliche objektive Gefahr immer und immer wieder einstellt und letztlich zu einem ausgeprägten Vermeidungsverhalten führt. Der Betroffene entzieht sich allen Situationen, die Angst auslösen könnten, und beschneidet damit zusehends seinen Aktionsradius.

Lebenszeitprävalenz

Angsterkrankungen zählen zu den häufigsten psychischen Leiden überhaupt. Etwa 20% aller Menschen leiden mindestens einmal im Leben unter einer Angststörung. Die Betroffenen, häufiger Frauen als Männer, sind meist im Alter zwischen 20 und 45 Jahren; danach nimmt die Erkrankungshäufigkeit deutlich ab. Im Allgemeinen sind es geistig und körperlich vollkommen gesunde Menschen, die scheinbar plötzlich eine unkontrollierbare Angst z. B. vor Tieren, Krankheiten oder anderen Menschen entwickeln.

Klassifizierung der Angststörungen

Im internationalen Diagnosekatalog psychiatrischer Erkrankungen [International Statistical Classification of Diseases and Related Health Problems- (ICD-)10] werden die Angststörungen in 5 Gruppen eingeteilt:
- Phobien:
  - soziale Phobie,
  - spezifische Phobie,
  - Agoraphobie,
- Panikstörung,
- generalisierte Angststörung.

Phobien

> Bei den Phobien entsteht Angst durch eindeutig definierte, in der Regel ungefährliche Situationen oder Objekte, die dann typischerweise gemieden werden.

Phobos

Phobos, Sohn des Kriegsgottes Ares und der Aphrodite, war zu seiner Zeit ein Begriff für Angst und Schrecken. Er soll, halb Löwe, halb Mensch, ein so hässliches Aussehen gehabt haben, dass ihn selbst seine Mutter verstieß. Er wurde auf den Schilden der Krieger abgebildet, um die Feinde in die Flucht zu schlagen.

Agoraphobie

Menschen mit Agoraphobie können keine Geschäfte betreten, nicht mit dem Bus fahren oder keine Konzerte besuchen. Schlüsselsymptom ist die Angst, sich aus solchen Situationen nicht sofort in Sicherheit bringen zu können. Oft haben sie die Vorstellung, in der Menschenmenge zu kollabieren und völlig hilflos liegen zu bleiben. Im Extremfall verlassen sie ihre Wohnung gar nicht mehr.

Während es bei der Agoraphobie um das Ausgeliefertsein in der anonymen Masse geht, zentriert sich die Angst bei der sozialen Phobie auf kleinere überschaubare Gruppen und deren prüfende Betrachtung. Selbstunsicher und kontaktscheu hat der Sozialphobiker dauernd das Gefühl, sich zu blamieren und meidet daher die Öffentlichkeit. Er fühlt sich schwach und ungeschickt in Gesellschaft, vermeidet Blickkontakt und errötet, wenn er angesprochen wird. Um dieser unangenehmen Konfrontation zu entgehen, ziehen sich diese Menschen ganz zurück, und es droht die komplette soziale Isolation.

soziale Phobie

Bei den spezifischen Phobien konzentriert sich die Angst auf einzelne Objekte oder Situationen wie z. B. Tiere, Höhe, Dunkelheit, Fliegen, geschlossene Räume etc.

spezifische Phobien

Die Panikstörung ist durch wiederholte und unvorhersehbare Panikattacken gekennzeichnet. Panikattacken sind Episoden intensivster Angst mit heftiger körperlicher Begleitsymptomatik in Form von Herzrasen, Schwitzen, Mundtrockenheit, Erstickungsgefühl, beschleunigter Atmung, Brustschmerz, Beklemmungsgefühl, Übelkeit, Schwindel, Todesangst u. a. Die akute Symptomatik führt in der Regel zu fluchtartigem Ausbrechen aus der Situation und Verlassen des Aufenthaltsorts. Um weiteren Panikattacken vorzubeugen, wird diese Situation künftig gemieden.

Panikstörung

Der Begriff Panik leitet sich vom altgriechischen Hirtengott Pan ab, der durch sein hässliches Aussehen nicht nur seine Mutter in die Flucht jagte, sondern, wenn er wütend war, Reisende heftig erschrecken konnte. Er half aber auch den Athenern, indem er durch seinen Anblick, halb Geißbock, halb Mensch, den angreifenden Persern eine panische Angst gemacht und sie so vertrieben haben soll.

Pan

Die generalisierte Angststörung bezieht sich nicht auf eine Situation oder ein Objekt. Ihr Leitsymptom ist eine frei flottierende Angst, die anlässlich banaler Ereignisse hochkocht. Die Verspätung des Sohnes, der ausbleibende Anruf der Mutter, der Brief vom Arbeitgeber – sofort erscheinen diese und viele andere Alltäglichkeiten den Betroffenen als Vorboten einer Katastrophe. Mit vegetativ aufpeitschenden Symptomen einhergehend, sind es übertriebene Sorgen, die die Betroffenen über weite Strecken lahm legen. Während sie sich in ihre Befürchtungen und Unglücksfantasien hineinsteigern, sind sie gedanklich blockiert und treten auf der Stelle.

generalisierte Angststörung

Ein ursächlicher Faktor der Angsterkrankungen ist das Temperament.

Temperament

> ❗ **Sensible, schüchtern-gehemmte Kinder tendieren im frühen Erwachsenenalter besonders häufig zu Angststörungen.**

Nach einer Studie der Harvard-Universität Boston reagieren Menschen, die schon als Zweijährige eher scheu waren, auf neue Situationen auch fast 2 Jahrzehnte später sehr verunsichert. Die Unterschiede im Temperament liegen offenbar in der Amygdala begründet. Diese »Alarmsirene« ist bei Schüchternen deutlich aktiver als bei risikofreudigen Naturen. Insoweit neurobiologisch verankert, kann Schüchternheit, wie die Untersuchung zeigt, nur schwer abgelegt werden.

Grundsätzlich teilt sich die Angstsensibilität in angeborene und erworbene Komponenten auf, wobei belastende Lebensereignisse und eine negative Grundeinstellung tonangebend sind.

angeborene und erworbene Komponenten

Nach der Bindungstheorie von Bowlby sind Kinder für Fehlentwicklungen anfälliger, wenn sie zu ihrer primären Bezugsperson keine sichere Bindung aufbauen können. Trennung, Schmerz und Hilflosigkeit sind die typischen Auslöser des Bindungsverhaltens beim Kleinkind. Erfährt es Trost und Zuwendung, stellt sich Entspannung ein. Wird das Bindungsverhalten nicht beantwortet, entsteht Angst.

keine sichere Bindung

Aus Sicht der Bindungstheorie kann die Angststörung des Erwachsenen als ein ständig aktiviertes Bindungssystem, eine Suche nach Schutz und Nähe, verstanden werden. Dieses Bindungsverhalten findet jedoch kein Ende, wird nicht adäquat beantwortet – die Angst bleibt. So erklärt sich auch, warum der Angstpatient sich leicht von anderen abhängig macht, sich anklammert und unterwirft, um Trennungen zu vermeiden.

ständig aktiviertes Bindungssystem

unsicher-ambivalenter Bindungsstil

> **❶ Der unsicher-ambivalente Bindungsstil, d. h. der stetige Wechsel zwischen Überfürsorglichkeit und Zurückweisung des Kindes durch die Mutter, weist das höchste Risiko für eine Angststörung im Erwachsenenalter auf.**

Bedingt durch die Unberechenbarkeit der Bezugsperson, suchen diese Kinder ständig nach Nähe und leiden unter Trennungsangst. In einer Längsschnittstudie untersuchte man den Zusammenhang zwischen Bindungsstatus im Kindesalter und dem Auftreten von Angststörungen im Alter von 17,5 Jahren. Dabei zeigte sich, dass Kinder mit unsicher-ambivalenter Bindung im »Fremde-Situation-Test« (▶ Abschn. 6.1) die höchste Wahrscheinlichkeit hatten, in der Adoleszenz eine Angststörung zu entwickeln.

frühe Traumatisierung

Der Bezug zwischen früher Traumatisierung und der Entstehung von Angsterkrankungen gilt als gesichert. Auslösende Lebensereignisse sind der Verlust eines Elternteils, frühe Trennung von der Bezugsperson, Misshandlung, Missbrauch und Alkoholabusus der Eltern.

sexueller Missbrauch

Im Fall des sexuellen Missbrauchs verschärft sich die Angst insbesondere dann, wenn der Täter aus dem direkten familiären Umfeld kommt und damit ein existenzielles Abhängigkeitsverhältnis besteht. Das Kind kann sich nicht vom Täter befreien, indem es einfach den Kontakt abbricht. Nein, es ist in der tabuisierten Beziehung zu seinem Peiniger gefangen. Sich anderen anzuvertrauen, wird durch Schuld-, Schamgefühle und die Angst, aus der Familie ausgestoßen zu werden, verhindert. In dieser Situation hat das Kind keine Möglichkeit seine Gefühle zu äußern und ist unendlich allein. Diese schwerste Form der Traumatisierung prädisponiert zu allen denkbaren Angstsyndromen über Jahrzehnte hinweg. Im Zuge solcher Traumatisierungen ist die Angst oft die erste Reaktion im Sinne eines noch lebhaften Fluchtmechanismus. Werden die belastenden Lebensereignisse als unkontrollierbar und ausweglos empfunden, gesellt sich mit großer Häufigkeit zur Angststörung eine Depression hinzu, die den resignativen Rückzug markiert.

Depression

Zumindest einmal im Leben erkranken ca. 17% aller Menschen an einer schweren Depression.

    Lebenszeitprävalenz

> **❶ Das moderne Krankheitskonzept der Depression geht von einer primären genetischen Belastung (mehrere Dispositionsgene) aus, die Grundlage für eine individuelle Empfindlichkeit (Vulnerabilität) ist. Kommen frühkindliche Traumata oder weitere belastende Lebensereignisse dazu, kann die Depression ausbrechen.**

    Krankheitskonzept

Kritische Lebensbedingungen nehmen in erheblichem Maß Einfluss auf die Durchsetzungskraft der Erbanlagen. Wird ein Kind im Vorschulalter misshandelt, d. h. über längere Zeit traumatisiert, zirkuliert vermehrt das Stresshormon Kortisol in seinem Kreislauf. Die Andockstellen (Rezeptoren) für Kortisol sitzen vorwiegend in der Amygdala und im Hippocampus (Gedächtnisregion). Das ist die Erklärung dafür, dass ein schwer traumatisiertes Kind zusätzlich zu seiner seelischen Qual auch noch Defizite der Gehirnreifung hinnehmen muss. Unter dem Einfluss von Stresshormonen werden das Wachstum und die Vernetzung von Hirnzellen verzögert. Für den Hippocampus, das Zentrum für das biographische Gedächtnis, ist nachgewiesen, dass maximaler Stress in der frühen Kindheit zu anhaltendem Nervenzelluntergang führt. Die Veränderung der Hirnstruktur ist noch beim Erwachsenen erkennbar.

    physiolgische Prozesse

Klassische Symptome einer Depression sind:
- Niedergeschlagenheit,
- Interessenverlust,
- Antriebsmangel,
- Selbstzweifel,
- Schlafstörungen und
- Erschöpfung.

    Symptome

Ein verbindendes Element aller depressiven Störungen ist die Anhedonie, die Unfähigkeit, Genuss und Zufriedenheit zu empfinden. Ebenso scheint der Zugang nach innen, zum eigenen Gefühlsleben versperrt zu sein. Patienten schildern ein »Gefühl der Gefühllosigkeit«, erleben sich als fremd und leer. Oft verfallen sie in ein fruchtloses Grübeln über eigene Schuld oder Versagen und können sich nicht mehr von diesen Gedanken lösen.

    Anhedonie/Gefühllosigkeit

Sigmund Freud erarbeitete in seiner heute noch gültigen Analyse von »Trauer und Melancholie« den Unterschied zwischen Traurigkeit und Depression. So sei das Selbstwertgefühl bei der Depression massiv gestört (Ich-Verarmung), bei der Trauer dagegen nicht. Der Trauernde stelle sich selbst nicht infrage, während der Depressive permanent an sich zweifle.

    Ich-Verarmung

Die Selbstentwertung sowie Gefühle der Minderwertigkeit und der Verfehlung nehmen einen so breiten Raum ein, dass manche Patienten darunter suizidal werden.

    Suizidalität

Als chronisch depressiv gilt, wer mindestens 2 Jahre durchgängig unter dem Gefühl der Hoffnungslosigkeit leidet, niedergeschlagen und antriebslos ist. Heute gibt es keinen Zweifel mehr daran, dass dauerhafte Vernach-

    chronische Depression

lässigung, sexueller Missbrauch und körperliche Misshandlung in der Kindheit häufig zum frühen Beginn einer chronisch verlaufenden Depression führen. Derart traumatisierte Kinder, die gedemütigt und bestraft wurden, lernen, dass sie ohnmächtig und wehrlos sind. Sie gelangen zu der festen Überzeugung, negative Einflüsse aus eigener Kraft nicht abwenden zu können.

Nach der aus der Verhaltenstherapie stammenden Theorie der »erlernten Hilflosigkeit« entwickelt jemand, der mit unkontrollierbaren Erlebnissen konfrontiert ist, aus dem subjektiven Gefühl der Hilflosigkeit heraus ein entsprechendes Denken und Verhalten. Eine solche Person erlebt sich als machtlos und erwartet auch für die Zukunft ein entsprechend unterlegenes Ausgeliefertsein. So chronifizieren depressives Denken, negative Selbsteinschätzung und pessimistische Weltsicht.

Verlusterlebnisse

Seine Studien zusammenfassend kommt Bowlby (1980) zu dem Ergebnis, dass Menschen, die im Kindesalter einen Elternteil durch Tod verloren haben, als Erwachsene vermehrt Depressionen entwickeln.

Die Trennung der Eltern gilt als Verlusterlebnis für das Kind; hierbei ist die familiäre Atmosphäre vor und nach der Trennung für die Prognose der kindlichen Entwicklung von Bedeutung. Beispielsweise weisen junge Erwachsene, deren Mütter schwer depressiv erkrankt sind, in 20% der Fälle ebenfalls eine depressive Störung auf. Neben den genetischen Belastungen, denen Kinder depressiver Eltern ausgesetzt sind, spielen auch familiendynamische Kriterien eine Rolle. In vielen Längsschnittstudien konnte übereinstimmend gezeigt werden, dass die kindliche Entwicklung unter der fehlenden emotionalen Übereinstimmung mit einem psychisch kranken Elternteil leidet. Das Kind macht die grundlegende Erfahrung, dass ein Elternteil in bestimmten Bereichen des täglichen Zusammenlebens und der gemeinsamen Beziehung beeinträchtigt ist. Das drückt sich nicht zuletzt in einem unberechenbaren Erziehungsverhalten aus, das wieder Einfluss auf die Gestaltung der Bindung hat.

familiendynamische Kriterien

Unter den Missbrauchsopfern sind es ganz überwiegend Frauen, die eine Depression entwickeln. Das scheint u. a. daran zu liegen, dass Frauen eher als Männer sich selbst für das Geschehene verantwortlich machen. Weiter weisen Frauen einen autoaggressiven Stil ihrer Emotionsverarbeitung auf, der Depressionen im Allgemeinen begünstigt. Sie »fressen« Konflikte in sich hinein, zehren sich innerlich auf und bestrafen sich selbst. Männer hingegen richten ihre Wut eher nach außen und neigen zu Alkohol- oder Drogenkonsum.

autoaggressive Emotionsverarbeitung

Im Rahmen der prospektiven britischen National Child Development Studie wurden über 9000 im Jahr 1958 in Großbritannien geborene Kinder bis zu ihrem 33. Lebensjahr beobachtet. Gegenstand der Untersuchung war der Zusammenhang zwischen belastenden Kindheitserfahrungen und depressiver Symptomatik im Erwachsenenalter. Folgende Faktoren liegen demnach signifikant häufig bei Depressionen zugrunde:

prädisponierende Faktoren

- Armut,
- familiäre Streitigkeiten,
- Scheidung der Eltern,
- monatelange Trennung der Eltern vor dem siebten Lebensjahr.

Einer repräsentativen Stichprobe von 8000 Personen in den USA zufolge waren für die Entwicklung einer Depression folgende Faktoren ausschlaggebend:
- Tod des Vaters,
- Trennung der Eltern,
- sexueller Missbrauch,
- psychisch kranke Mutter.

❶ Es sind im Wesentlichen Verlusterlebnisse, zerrüttete Familienverhältnisse und fehlende elterliche Wärme in der Kindheit, die das Risiko erhöhen, an einer Depression zu erkranken.

An dem Zusammenhang zwischen traumatischen Lebensereignissen und der Entstehung von Depressionen besteht kein Zweifel. Dennoch muss auch erwähnt werden, dass 30% aller Patienten mit einer schweren und länger dauernden Depression in ihrer Biographie keine besonders belastenden Lebensereignisse hatten.

8.3 Borderline-Persönlichkeitsstörung

Die Borderline-Persönlichkeitsstörung ist ein schwerwiegendes psychiatrisches Krankheitsbild, das etwa 1,5% der Bevölkerung betrifft. Das Störungsbild beginnt im jungen Erwachsenenalter (Adoleszenz) und betrifft zu zwei Drittel Frauen. Bei der Erstdiagnose stehen Essstörungen, Selbstverletzungen, Suizidalität, Drogenabusus oder sonstige Verhaltensauffälligkeiten im Vordergrund.

Prävalenz
Symptome

❓ Leitfragen
Worum geht es bei der Borderline-Persönlichkeitsstörung wirklich?

Im Zentrum stehen Probleme der Gefühlsregulation, der Beziehungsgestaltung und des Selbstwertgefühls. Kleinste Ereignisse, die Gesunde als alltäglich ansehen, rufen bei Borderline-Patienten schon heftige Emotionen hervor, da sie sich permanent auf einem erhöhten Erregungsniveau befinden. Die unterschiedlichen Gefühle werden von den Betroffenen oft nicht differenziert wahrgenommen, sondern als äußerst quälende, diffuse Spannungszustände erlebt. Im Zuge dieser Anspannung ist auch die Körperwahrnehmung gestört. Oft wird von einer Schmerzunempfindlichkeit oder von Veränderungen des Sehens, Hörens oder Riechens berichtet. In 80% der Fälle tritt selbstschädigendes Verhalten in Form von Schneiden, Brennen oder Strangulieren auf. Da es darunter zu einer Verminderung der Spannungszustände kommt, wird dieses die Umwelt stark belastende Verhalten häufig wiederholt. Man spricht von einer Konditionierung im Sinne der negativen Verstärkung, d. h. die Selbstverletzung wird eingesetzt, um ein unangenehmes Gefühl zu beseitigen. Darüber hinaus neigen viele Patienten zu einem Hochrisikoverhalten, balancieren auf Brückengeländern und Hochhausdächern, rasen auf Autobahnen oder legen sich auf Bahngleise.

Im zwischenmenschlichen Bereich pendelt sich keine verträgliche Mischung zwischen Nähe und Distanz ein. Das liegt v. a. daran, dass diese Menschen in der frühen Kindheit keine verlässlichen Bezugspersonen (z. B. Eltern) zur Verfügung hatten, die ihnen als »Sicherheitsgurt« für das ganze weitere Leben Halt gaben. Diese innere Repräsentanz wichtiger Bezugspersonen, die bei Borderline-Patienten fehlt, ist ein überdauernder und notwendiger Schlüssel zur Beziehungsfähigkeit eines Menschen. Die Personen des Vertrauens aus Kindheitstagen haben lebenslang ihren festen Platz im Herzen eines Menschen. Meist sind es die Eltern oder die Großeltern. Nicht so bei der Borderline-Persönlichkeitsstörung. Beherrscht von einer intensiven Verlassenheitsangst versuchen Borderline-Patienten aktuelle Bezugspersonen intensiv an sich zu binden. Gleichzeitig ruft die Wahrnehmung von Nähe und Zuwendung ein hohes Maß an Angst, Schuld oder Scham hervor.

fehlende innere Repräsentanz

Typisch für die Borderline-Persönlichkeitsstörung ist die zeitgleiche Aktivierung ganz gegensätzlicher Gefühle, zwischen denen die Patienten hin- und hergerissen sind. Neben dem Bedürfnis nach Geborgenheit existiert die Lust auf Gewalt und Zerstörung. Das Bedürfnis nach Autonomie und Unabhängigkeit ist gleich mit dem Wunsch nach Liebe und Zuwendung verbunden. Kommt ein Gefühl von Stolz oder die Überzeugung von Selbstwirksamkeit auf, steht wieder Scham dahinter mit der Befürchtung, selbst doch nichts leisten zu können.

Aktivierung gegensätzlicher Gefühle

Gegenüber Therapeuten tragen die Patienten Hilflosigkeit und Leid sehr demonstrativ vor, finden auf diesem Weg Kontakt und Unterstützung. Oft gehen sie jedoch mit völlig überzogenen Erwartungen in die therapeutische Beziehung hinein und sind dann erneut enttäuscht.

überzogene Erwartungen

> **❗ Ursächlich spielen bei der Borderline-Persönlichkeitsstörung sowohl schwere kindliche Traumatisierungen als auch neurobiologische und genetische Faktoren eine wichtige Rolle.**

In der Gesamtschau der vorliegenden Studien liegen bei ca. 70% der Betroffenen sexuelle Missbrauchserfahrungen vor, bei ca. 60% finden sich körperliche Gewalterfahrungen und bei ca. 40% ist von Vernachlässigung in der frühen Kindheit auszugehen (▶ Fallbeispiel).

prädisponierende Faktoren

Fallbeispiel

Bei der Klinikaufnahme gibt die 21-jährige Esther an, sie wolle nicht mehr leben. Ihren ersten Suizidversuch hat sie mit 14 unternommen. Sie ist damals von einer Brücke gesprungen und hat sich beide Beine gebrochen. Nach einer Behandlung in der Jugendpsychiatrie ist sie 2 Jahre lang in einem Kinderheim gewesen und hat dort eine Ausbildung als Schneiderin begonnen. Wegen Drogenkonsums ist sie aus dem Heim entlassen worden und in eine Wohngemeinschaft gezogen.

Esther ist ganz in schwarz gekleidet, wirkt misstrauisch und zurückhaltend. Sie gibt an, sie spüre eine große Wut in sich. Oft hat sie sich schon absichtlich mit Rasierklingen an den Armen verletzt. Wenn dann Blut fließt, sei sie zufrieden, weil sie sich spüren würde. Das Gleiche erreicht sie

▼

8.3 · Borderline-Persönlichkeitsstörung

auch durch Ausdrücken von Zigaretten auf der Haut. Sie bestraft sich gerne selbst, weil sie sich schmutzig und minderwertig fühlt. Morgens wacht sie auf und spürt überhaupt nichts. Sie empfindet keine Freude, ist wie eine leere Hülle. Manchmal stopft sie pfundweise Schokolade in sich hinein, schaut dann in den Spiegel und will sich am liebsten das Gesicht zerschneiden. Sie hasst sich. In ihr ist etwas Zerstörerisches. Wenn sie in der Stadt unterwegs ist und irgendein Passant sie zufällig im Gedränge berührt, dann könnte sie ihn dafür umbringen.

Esther spricht monoton und leise, scheint sich hinter ihren schwarzen Hüllen zu verbergen. Sie sitzt in sich versunken mit gebeugtem Kopf auf dem Stuhl. Die langen, schwarz gefärbten, strähnigen Haare bedecken größtenteils das blasse Gesicht. Ihre martialischen Gedanken, die sie mit regloser Mimik vorträgt, verbreiten Kälte im Raum. Ihr Gesicht wirkt wie versteinert, kein Lächeln ist ihr zu entlocken.

Esther berichtet über ihre Beziehungslosigkeit und den abgerissenen Kontakt zu ihrer Mutter. Sie erzählt auch von den Vorbehandlungen bei Therapeuten und Psychiatern. Einmal ist sie während einer Therapiesitzung aus dem Fenster im ersten Stock gesprungen, hat sich aber nicht verletzt. In einer Klinik hat sie sich in Anwesenheit der Schwestern mit dem Feuerzeug die Haare angezündet. Dann ist sie ans Bett festgeschnallt worden und hat eine Spritze bekommen. Im Rückblick hat ihr das ganz gut gefallen, denn alle hätten sich intensiv um sie gekümmert.

Esther berichtet, sie werde fast jede Nacht vom gleichen Traum heimgesucht: Ein Mann habe ihre Lieblingspuppe gestohlen, und sie verfolge ihn über eine lange Treppe, die hoch hinauf zu einem Haus führe. Sie wolle die Puppe unbedingt zurückholen. Sie könne zunächst nur die Rückseite des Mannes sehen, bis er ganz oben am Ende der Treppe stehen bleibe. Wenn sie ihn eingeholt habe, drehe er sich um, werfe die Puppe weg, lache sie aus und gebe ihr einen Stoß, dass sie rückwärts die ganze Treppe hinunter stürze. Sie erkenne in diesem Mann ihren Stiefvater.

Esther erzählt, sie sei 5 Jahre alt gewesen, als ihre Eltern sich hätten scheiden lassen. Sie ist bei der Mutter geblieben, die nach einem Jahr wieder geheiratet hat. Aufgrund ihrer Schichtarbeit in einer Fabrik ist die Mutter im 14-tägigen Rhythmus erst spät abends nach Hause gekommen. Diese Gelegenheit hat der Stiefvater benutzt, um Esther vom siebten bis zum neunten Lebensjahr regelmäßig in ihrem Zimmer aufzusuchen und sexuell zu missbrauchen. Er hat gedroht, sie zu erwürgen, wenn sie jemanden etwas sagt. Erst nach über 2 Jahren hatte Esther den Mut gehabt, ihrer Mutter alles zu erzählen. Der Stiefvater wurde zu einer Haftstrafe verurteilt.

Während der klinischen Behandlung fügt sich Esther auf der akutpsychiatrischen Station mehrfach oberflächliche Schnittwunden zu, einmal versucht sie sich mit einem Gürtel zu strangulieren. Die Situation arrangiert sie aber so, dass Mitpatienten schnell aufmerksam werden. So ist ihr Verhalten, bei aller Wut und Selbstzerstörung, immer wieder darauf ausgerichtet, Aufmerksamkeit und Zuwendung zu erhalten. Um ihre starke innere Spannung zu reduzieren, erhält sie 4 verschiedene Psychopharmaka, u. a. zur Stimmungsstabilisierung.

Es wird noch ein langer therapeutischer Weg sein, diesen seelischen Schaden in Esthers Leben zu beheben, den ein triebhafter und gewalttätiger Mann angerichtet hat.

Scheinbar haben sie das Unglück mit der Muttermilch aufgesaugt und leben unter dem Diktat ihrer Albträume – die Menschen mit der Borderline-Persönlichkeitsstörung.

8.4 Multiple Persönlichkeitsstörung/dissoziative Identitätsstörung

Erstbeschreibung

Der französische Psychiater Pierre Janet (1859–1947) beobachtete bei einigen seiner Patientinnen, die belastende Lebensereignisse hinter sich hatten, etwas Aufregendes: Bestimmte Verhaltensweisen oder Erinnerungen der Betroffenen schienen sich ihrer bewussten Kontrolle zu entziehen. So kam es zu Trancezuständen, Verkennung der eigenen Person oder der jeweiligen Situation, Entfremdung des Sprechens, Denkens und Fühlens, zum Hören von Kinderstimmen und v. a. zu massiven Gedächtnislücken.

Janet folgerte, dass sich die verschiedenen Bewusstseinsinhalte als Reaktion auf ein traumatisches Ereignis voneinander trennen und dann nebeneinander in der gleichen Person ein Eigenleben führen können. Diesen

bewusstseinsspaltende Prozesse/Dissoziation

bewusstseinsspaltenden Prozess bezeichnete Janet im Jahr 1889 als Dissoziation.

Durch die bahnbrechenden Arbeiten Sigmund Freuds über die Psychoanalyse und Eugen Bleulers zur Schizophrenie geriet Janets Konzept wieder in Vergessenheit. Dennoch wurden bis 1944 über 70 Fälle von multiplen Persönlichkeiten beschrieben.

Das Krankheitsbild fand erstmals 1980 Eingang in das amerikanische psychiatrische Diagnosehandbuch [damals Diagnostic and Statistical Manual of Mental Disorders (DSM) III] und im Jahr 1991 auch in die ICD-10

Klassifizierung

(europäische Klassifikation). Der ursprüngliche Begriff der multiplen Persönlichkeit wurde in dissoziative Identitätsstörung umbenannt.

Prävalenz

Internationale Studien gehen von einer Häufigkeit von 0,5–1% in der Gesamtbevölkerung aus. Frauen sind mit einem Verhältnis von 9:1 sehr viel häufiger betroffen als Männer.

Faszination der multiplen Persönlichkeit

Der amerikanische Spielfilm *Psycho* von Alfred Hitchcock aus dem Jahr 1960 kommt mit der Figur des Motelbesitzers Norman Bates der Darstellung einer multiplen Persönlichkeit sehr nahe.

Zugegeben, eine etwas reißerische Aufmachung dessen, was man unter Persönlichkeitsspaltung verstehen kann, aber dennoch lässt der Film ahnen, was Dissoziation bedeutet.

❓ Leitfragen
Was bedeutet Dissoziation denn nun wirklich?

Selbstheilungsversuch der Psyche

Vereinfachend kann die dissoziative Identitätsstörung als eine Art Selbstheilungsversuch der Psyche auf extrem belastende Lebensereignisse aus der Kindheit verstanden werden. Bei rund 90% der Patientinnen handelt es sich um sexuellen Missbrauch. Es gibt aber auch andere Fälle emotionaler Grausamkeit, extremer Vernachlässigung oder des Miterlebens eines gewaltsamen Todes. Zweifellos handelt es sich dabei um außergewöhnliche Stresszustände, die irgendwie aus dem Bewusstsein verbannt werden sollen. In starker emotionaler Bedrängnis zieht sich das Bewusstsein zurück,

8.4 · Multiple Persönlichkeitsstörung/dissoziative Identitätsstörung

> **Beispiel**
>
> **Filmische Darstellung einer multiplen Persönlichkeit**
>
> In einem abgelegenen Motel geschehen grausame Morde. Norman Bates, der sich als Täter entpuppt, betritt gegen Ende des Films mit Perücke und in Kleider seiner Mutter gehüllt einen dunklen Kellerraum und versucht, eine Besucherin zu erstechen. Im Polizeirevier erfährt der Zuschauer von Normans gespaltener Persönlichkeit. Er glaubt, seine Mutter habe die Morde in dem Motel begangen. In Wahrheit sitzt seine Mutter seit Jahren mumifiziert in einem Schaukelstuhl im Keller. Sie führt in Normans Bewusstsein als abgespaltenes Persönlichkeitsfragment ein Eigenleben. Einerseits imponiert Norman als schüchterner, unauffälliger junger Mann, andererseits verkörpert ein Teil in ihm seine autoritäre Mutter. An einer Stelle sagt er: »Der beste Freund eines Mannes ist seine Mutter«. Norman Bates lebt jahrelang mit seiner verstorbenen Mutter zusammen und lässt sie zu sich sprechen, indem er ihre Stimme imitiert. In der Rolle der eifersüchtigen Mutter ermordet er in Frauenkleidern und mit Perücke gerade die jungen Frauen, an denen Norman als Mann interessiert ist. Nach jedem Mord schimpft er mit seiner »kranken« Mutter und beseitigt die Spuren »ihres« Verbrechens. In der letzten Szene des Films sieht man ihn in einer Zelle sitzen und hört seinen inneren Monolog. Bis zum Ende ist Norman von seiner eigenen Unschuld überzeugt.

schottet sich ab, um einströmenden Erinnerungen und überwältigenden Emotionen zu entkommen. Wenn das nicht komplett gelingt, kommt es zu drängenden, panikverursachenden Erinnerungsbildern (»flashbacks«), die mit emotionaler Taubheit und Trancezuständen wechseln.

Die Betroffenen flüchten in die Vorstellung, die Missbrauchserfahrung hätten gar nicht sie selbst, sondern ein anderer gemacht. So entstehen fantasievolle Projektionsfiguren, die den unterschiedlichen Gemütsverfassungen der Patienten entsprechen. Das sind aber keine vollwertigen Persönlichkeiten im gleichen Körper, sondern vielmehr abgespaltene Fragmente der Grundpersönlichkeit, die nur wie eigenständige Personen erlebt werden. Den Wechsel in eine andere Person können die Patienten in der Regel nicht steuern, oft merken sie gar nichts davon. Ihr Verhalten kann sich in gewissen Situationen so plötzlich ändern, dass sie wie eine ganz andere Person wirken. So geht z. B. die Wandlung vom Erwachsenen in ein Kind auch mit der Veränderung der Stimmlage und der Bewegungsabläufe einher.

fantasievolle Projektionen

Bei multiplen Persönlichkeiten lässt sich ein bestimmtes Grundmuster nachweisen: Ausgehend von einer eher nüchtern-kühlen »Alltagsperson« agieren eine oder mehrere Alternativpersonen im Sinne von Persönlichkeitsfragmenten, die unterschiedliche Namen tragen und emotional gegensätzlich sind. In der Mehrzahl der Fälle finden sich pro Patient 8–10 verschiedene Persönlichkeitszustände; die Zahl kann aber auch nach oben oder unten abweichen. Die Koexistenz dieser Persönlichkeiten stellt man sich folgendermaßen vor: Neben einigen sozial angepassten, weitgehend unauffälligen und alltagstauglichen Figuren, die auch traumatische Erin-

Persönlichkeitszustände

nerungen vermeiden, gibt es hoch emotional aufgeladene Persönlichkeitszustände. Letztere können für Minuten bis Stunden die Kontrolle über das Individuum gewinnen und spektakuläre Verhaltensweisen zutage fördern. Für die Handlungen und die Eigenschaften der Persönlichkeitsfragmente liegt eine nahezu vollkommene Amnesie (Erinnerungslücke) vor, aber auch ein schattenhaftes oder traumähnliches Wahrnehmen bis hin zu einem deutlichen Parallelbewusstsein ist möglich.

parallel existierende Persönlichkeitsfragmente

Die verschiedenen Persönlichkeitsanteile verfügen über eigene Namen und werden als vollkommen autonome Individuen erlebt. Die Patienten sprechen oft spontan in der »Wir-Form«, wenn sie von sich reden wollen. Oder sie bezeichnen die parallel existierenden Persönlichkeitsfragmente als »die Anderen«.

Die Persönlichkeiten innerhalb eines Systems unterscheiden sich oft sehr. Sie stellen sich z. B. in unterschiedlichem Lebens- und Entwicklungsalter dar. Meistens gibt es Anteile, die genau dem Lebensalter des Patienten entsprechen, fast immer existieren Kinderanteile und häufig auch Teilpersönlichkeiten, die wesentlich älter als die Patienten sind. Oft lassen sich auch gegengeschlechtliche Persönlichkeitsanteile finden, die manchmal Beschützerfunktion haben. Es gibt u. a. »die Opfer«, »die Täter«, »die Beobachter« oder »das unbeschwerte Kind« und die »Gastgeberinnenpersönlichkeit«.

Abgrenzung zur Schizophrenie

Sofern es zum Stimmenhören kommt, sind sich die Patienten, in Abgrenzung zur Schizophrenie, ihrer Trugwahrnehmung durchaus bewusst. Es fehlen auch, im Gegensatz zur Schizophrenie, formale sowie inhaltliche Denkstörungen und Wahn. Die Schizophrenie hingegen weist keine Amnesie auf, die für die Dissoziation charakteristisch ist.

Problem der inneren Wirklichkeit

Der Schutzmechanismus der Dissoziation besteht darin, eine innere Wirklichkeit herzustellen, die ein emotionales Überleben nach schwersten Traumata ermöglicht. Das Problem: Bei erneuten Krisensituationen und Konflikten der Gegenwart wird die dissoziative Strategie auch genutzt, und es kommt zu einem Automatismus, der im täglichen Leben zum Hindernis wird. Ist zwar die dissoziative Identitätsstörung ein probates Mittel, sexuellen Missbrauch in der Kindheit zu bewältigen, können die Betroffenen jedoch nicht auf Verständnis hoffen, wenn sie sich am Arbeitsplatz, als Ehepartner oder in anderen sozialen Rollen mithilfe der »Persönlichkeitsspaltung« der Situation entziehen. Darin besteht der eigentliche Krankheitswert dieser schweren Störung, die mit Depressionen, starken, schnellen Stimmungsschwankungen, Suizidalität, selbstverletzendem Verhalten und Angststörungen in hohem Maß einhergeht.

inzestuöser sexueller Missbrauch

Wesentlichste Ursache pathologischer Dissoziation ist der inzestuöse sexuelle Missbrauch. Das Kind befindet sich in diesen Familien in einer ausweglosen Situation. Es darf die Widersprüchlichkeit im Verhalten des Missbrauchers nicht offenbaren. Es spürt das Tabu dieser Situation. Die Umgebung verlangt von ihm als Opfer Anpassung nach allen Seiten. Das Kind ist verwirrt, hat kein Gefühl für die Wirklichkeit mehr. Besonders der Verlust der missbrauchenden Elternfigur, der empfundene Verrat, Hilflosigkeit und Ohnmacht müssen tiefe Verzweiflung auslösen. Die traumatische Sexualisierung und Reizüberflutung überfordern alle Bewältigungsmöglichkeiten und bahnen schwere psychische Störungen.

8.4 · Multiple Persönlichkeitsstörung/dissoziative Identitätsstörung

> ❗ Ein wichtiger kindlicher Entwicklungsschritt, nämlich die Formung eines zentralen Bewusstseins mit Gedächtnis, Wahrnehmung von sich selbst und der Umwelt sowie Identitätserleben wird durch chronische Traumatisierung erschwert.

Normalerweise helfen die Funktionen des Bewusstseins, erlebte Erfahrungen in einen persönlichen Gesamtzusammenhang zu stellen.

Heute weiß man, dass etwa 90% der Prozesse im Gehirn unbewusst ablaufen. Hat z. B. ein 3-jähriges Kind einen Wohnungsbrand überlebt, wird es als Erwachsener möglicherweise offenes Feuer unerträglich finden. Dieser Mensch würde bei Kerzenlicht massiv Stresshormone ausschütten. Zielort dieser Stresshormone sind Rezeptoren in der Amygdala und im Hippocampus, also jenen Regionen, die für das Gedächtnis sowie die Kopplung von Emotion und Kognition (z. B. Denken) verantwortlich sind. So können bereits kleinere Stresssituationen das Trauma reaktivieren und zur Spaltung von Emotion und Kognition (Dissoziation) führen.

physiologische Prozesse

> ❗ Bei der Dissoziation handelt es sich um einen Schutzmechanismus, der durch traumatische Erfahrung bedingte bedrohliche Affekte und Erinnerungen unterdrückt, aber andererseits ein ganzes Spektrum an Psychopathologie (Symptomen) produziert. Dazu gehört v. a. die Gedächtnisblockade.

Die Entwicklung unterschiedlicher Persönlichkeitszustände (multiple Persönlichkeit) kann als Notfallprogramm der Psyche verstanden werden, das noch schlimmere Schädigungen verhindert.

Neurobiologische Studien zur Dissoziation konzentrieren sich auf Hippocampus und Amygdala, die entscheidenden Hirnstrukturen für die Speicherung von Erlebnissen.

Beteiligung von Hippocampus und Amygdala

Der Hippocampus entwickelt sich langsam, ist beim ca. 3-jährigen Kind myelinisiert (Ummantelung der Nervenfasern) und erst beim 5-jährigen Kind voll funktionsfähig. Er speichert biographische Erlebnisse in räumlicher sowie zeitlicher Abfolge und ist mit dem Großhirn, dem Thalamus und dem Sprachzentrum verbunden. Er schaltet sich während eines Traumas ab.

Die Amygdala ist schon bei der Geburt voll funktionsfähig und schaltet sich niemals ab. Sie arbeitet lebenslang und speichert Erinnerungen fragmentarisch ohne räumliche und zeitliche Einordnung und ohne sprachliche Symbole nur in Form von Sinneseindrücken, Empfindungen und starken Gefühlen. Da sich der Hippocampus während der Einwirkung eines Traumas ausschaltet, werden traumatische Erinnerungen somit zunächst als sensorische Empfindungen oder als affektive Zustände, aber nicht als persönliche autobiographische Geschichten gespeichert.

> ❗ Traumatische Erinnerungen existieren in Form von Einzelbildern, körperlichen Symptomen oder als intensive emotionale Zustände, können aber nicht geistig verarbeitet oder erzählt werden.

Wir integrieren sie nicht ins Bewusstsein.

Abspalten der Affekte

Bereits Bowlby (1984) beschrieb, wie missbrauchte Kinder gegenüber den missbrauchenden Eltern durch eine Überwachheit reagieren, wie sie ihre Affekte praktisch »einfrieren«, um ihre Aufmerksamkeit ganz auf neue Übergriffe oder potenzielle Gefahren richten zu können. Dieses Abspalten der Affekte ist schon der Beginn der Dissoziation.

Die Kinder sind unfassbarem Stress ausgesetzt. Bei Mädchen, die schwere Formen sexuellen Missbrauchs erlitten, wurden noch nach einem Jahr erhöhte Kortisolspiegel im Vergleich zu einer Kontrollgruppe gemessen.

Die Dissoziation kann als Überlebensstrategie betrachtet werden. Sie ermöglicht nach schwersten Traumata, dass das übrige Ich weiter funktioniert und nicht durch die unerträglichen Gefühle, die mit der Erinnerung an die traumatischen Lebensereignisse verbunden sind, bedroht ist. Auf der anderen Seite resultiert aber eine kontinuierliche Schwächung der eigenen Identität, weil es durch die dissoziativen Zustände immer wieder zu einem Bruch im Persönlichkeitsgefüge kommt.

Schwächung der eigenen Identität

Aus therapeutischer Sicht ist diesen Patienten irgendwann etwas Schlimmes passiert, das bereits Kindheit und Jugend belastet hat. Stück für Stück zerstören diese Bilder aus der Vergangenheit auch noch die Gegenwart. Behutsam muss versucht werden, den Bildern die Macht zu nehmen und quälende Flashbacks zu unterbrechen. Künftige Krisensituationen sollten nicht mehr durch Dissoziation gelöst werden, sondern durch neu einzuübende alternative Handlungsmuster, so ein möglicher Therapieansatz (▶ Fallbeispiel).

Therapieansätze

> **Fallbeispiel**
>
> Die 25-jährige Beate kommt notfallmäßig wegen Suizidgedanken in die Klinik. Sie wirkt verwirrt, benommen und verängstigt. Beate berichtet über mehrere dunkle Gestalten, die sich in ihr befänden und die sie kaum noch kontrollieren könne. Die Existenz mehrerer Personen in ihrem Inneren kenne sie schon, das sei normal, mal die Guten und mal die Bösen, aber jetzt sei sie verzweifelt. Vor einigen Tagen hat sie versucht, sich die Pulsader mit einem Teppichmesser aufzutrennen. Seit ca. 10 Jahren lebt sie in innerer Gemeinschaft mit 4 Personen im Sinne einer Absicherung nach außen. Es handelt sich um Mandy, eine unabhängige Geschäftsfrau, die das Leben im Griff hat, um Rex, einen älteren und starken Beschützer, um Tammy, ein unbeschwertes und gutgläubiges Kind, und um Simon, einen neutralen Beobachter. »Das ist unser Hilfsprogramm«, sagt Beate, »aber wenn die Täter zu stark werden, brechen wir zusammen.« Beate berichtet in der »Wir-Form«: »Wir sind mit früheren Erlebnissen stark beschäftigt. Wir werden von den Tätern direkt angesprochen oder sogar angegriffen. Die Bösen wollen uns das Leben nehmen.«
>
> Auf die Frage des Untersuchers an Beate, welche Person jetzt außen sei, antwortet sie »Mandy«. So traut sie sich zu, einige biographische Angaben zu machen. Sie lebt in einer kleinen Mietwohnung zusammen mit ihrem Kater und hat wenige Kontakte. Sie arbeitet in einem Großhandel für Bürobedarf. Mit ihrer 3 Jahre älteren Schwester ist sie im landwirtschaftlichen

▼

Betrieb der Eltern und Großeltern in Niedersachsen aufgewachsen. Über Jahre hinweg sind sie und ihre Schwester sowohl vom Vater als auch vom Großvater sexuell missbraucht worden, und die Mutter hat dazu geschwiegen. Vor 8 Jahren hat sie den Kontakt zu ihrer Familie abgebrochen. Ihre Anspannung und Verkrampfung, die sie stets quälen, kann sie durch regelmäßiges Ritzen mit Rasierklingen an Armen und Beinen lindern. Außerdem erhält sie von den Ärzten Beruhigungsmittel in hohen Dosen. Oft verspürt sie den Drang, v. a. nachts nach grauenhaften Albträumen, ihr Leben zu beenden. Dann hört sie aber die Stimme von Rex, ihrem Beschützer, der ihr Mut macht. Sie verspürt einen ständigen Kampf der guten und bösen Mächte in sich, und dementsprechend kann ihre Stimmung auch plötzlich nach der einen oder anderen Seite umschlagen.

Beate wirkt starr und unbeweglich, stark verkrampft, senkt den Kopf und nimmt kaum Blickkontakt auf. Von Psychiatern und Therapeuten, die ihr Krankheitsbild nicht kennen, hat sie schon viel Ablehnung und Ignoranz erfahren, wurde als komplett »verrückt« abgetan.

Dabei versucht sie unermüdlich und unbewusst über ihre verschiedenen Persönlichkeitsfragmente dem enormen Innendruck Stand zu halten, der seit der Traumatisierung in ihr herrscht. Das einzig Gute in ihrem Leben ist – nach eigenen Worten – ihr Kater Sultan.

Zwei Tage nach Aufnahme in der Klinik zeigt Beate frische Schnittwunden am linken Oberarm, im weiteren Verlauf auch mehrfach Brandwunden von Zigaretten im Gesicht. Sie erklärt dem Pflegepersonal kühl und unbeteiligt: »Das waren die anderen.« Sie bestätigt auch immer wieder ihre Suizidgedanken, z. B. Sprung vom Hochhaus oder Überschütten mit Benzin und »Abfackeln«.

Aus diesen martialischen Gedanken sprechen großer Hass und auch Verachtung sich selbst gegenüber. Nach einer Woche erhält Beate einen Brief von ihrer Mutter, den sie tagelang ungeöffnet liegen lässt. Sie ist entsetzt, fühlt sich von der Vergangenheit eingeholt und »switcht« häufiger als sonst zwischen ihren Persönlichkeitsanteilen hin und her. Als Tammy spricht sie mit hoher Stimme, hüpft auf einem Bein umher und findet alles ganz lustig. Von einer auf die andere Minute fällt sie vom Stuhl, liegt reglos am Boden, scheint abwesend zu sein und ist kaum ansprechbar, stammelt mit tiefer Stimme unverständliche Laute und starrt mit wildem Blick die Umgebung an. Das Ganze erinnert an einen epileptischen Anfall, doch wenn man Beates Geschichte kennt, weiß man, dass es sich um das Phänomen der Dissoziation handelt. Im schnellen Wechsel durchläuft sie wie in einem Film unterschiedliche Persönlichkeitsanteile, die mit Erinnerungsfragmenten (Flashbacks) durchsetzt sind und sich dem Bewusstsein entziehen.

Der äußere Betrachter ist über diese Form der »Besessenheit« schockiert. Beate wird ins Bett gebracht und kann sich eine Stunde später an nichts mehr erinnern. Sie ist wieder Mandy, die souveräne Gastgeberpersönlichkeit, und beschließt, den Brief der Mutter ungeöffnet zurückzuschicken. Sie kommentiert das mit den Worten: »Würde einer von uns mit den Eltern Kontakt aufnehmen, dann wären wir für immer verloren.« Die Eltern seien gefährlich und hätten große Macht.

Beate kann im Anschluss an die stationäre Behandlung in eine ambulante Traumatherapie vermittelt werden. Die therapeutische Begleitung (stationär und ambulant) wird mehrere Jahre dauern.

8.5 Dissoziale Persönlichkeitsstörung

Sollen Kinder und Jugendliche ein Gefühl für gesellschaftliche Ordnung und Moral entwickeln, sind die verlässliche Bindung an Bezugspersonen und Vorbilder die absolute Voraussetzung. Die Angst vor Bestrafung lässt ein Bewusstsein für soziale Regeln entstehen. Vielmehr aber trägt noch der Wunsch nach Beziehung, Harmonie, Zufriedenheit, Verständnis und Empathie zum sozialen Miteinander bei. Der Weg dahin wird von den Eltern durch liebevolle Zuwendung und Geborgenheit geebnet und ermöglicht dem Heranwachsenden die Ausbildung eines Gewissens als prosoziale Grundlage für gegenseitigen Respekt und Toleranz.

Gewissen als prosoziale Grundlage

Leitsymptome

Der dissozialen Persönlichkeitsstörung liegen folgende Leitsymptome zugrunde:
- Übermaß an Streitlust und tyrannisierenden Handlungen,
- häufige und schwere Wutausbrüche,
- Grausamkeit gegenüber Mensch und Tier,
- Zerstörungswut gegenüber Eigentum,
- Zündeln,
- Stehlen,
- Lügen und Betrügen sowie
- rücksichtsloses Ausnutzen von Überlegenheit zum eigenen Vorteil.

»early vs. late starter«

Die fundamentale Verletzung von Grenzen und Rechten anderer erfolgt hingegen auf physischer und psychischer Ebene zugleich. Ausübung von Gewalt gegen Personen und Sachen sowie vorsätzliches Lügen, Betrügen, Täuschen und Erpressen sind Beispiele für dissoziales Verhalten, das mit Beginn im Vorschulalter (»early starter) eine äußerst ungünstige Prognose aufweist. Dieser sogenannte frühe persistente Typ, der durch vermehrte körperliche Aggression mit Fortdauer bis ins Erwachsenenalter gekennzeichnet ist, wird vom späten episodenhaften Typ (»late starter«) unterschieden. Bei Letzterem beginnen oppositionelle und delinquente Probleme erst in der Pubertät und können im frühen Erwachsenenalter wieder verschwinden.

genetische Disposition

Durch umfangreiche Zwillingsstudien konnten für die dissoziale Persönlichkeitsstörung eindeutig genetische Faktoren nachgewiesen werden.

> **❗ Gene beeinflussen nicht nur direkt dissoziales Verhalten, sondern auch die besondere Empfindlichkeit (Vulnerabilität) gegenüber negativen Umwelteinflüssen.**

Diese sind in erster Linie durch Persönlichkeitsstörungen, Suchtverhalten, Delinquenz, Disharmonie und Gewaltpotenzial der Eltern begründet. Weiterhin finden sich Misshandlung, wiederholter Austausch der Elternfiguren, niedriger Sozialstatus und soziale Isolation der Familie sowie allein erziehende Elternteile als Risikofaktoren. Aus den familiären Schwierigkeiten resultieren Erziehungsmerkmale, die eine erfolgreiche Sozialisation verhindern:
- inkonsequente Handhabung von Regeln,
- Absprachen und Aufgaben,

8.5 · Dissoziale Persönlichkeitsstörung

- fehlendes Lob bei Erfolg,
- Körperstrafen,
- fehlende direkte Beaufsichtigung des Kindes und
- kein Interesse für seine Freunde und Aktivitäten,
- Eltern als Modell für aggressives Verhalten.

Ein inkonsequenter Erziehungsstil führt u. a. dazu, dass schwache Eltern eine dem Kind erteilte Aufgabe wieder zurückziehen, wenn das Kind Widerstand leistet. So lernt das Kind, wie es sich durch Ungehorsam durchsetzen kann. Widerstrebendes Verhalten wird von den Eltern verstärkt. Das Kind verhält sich weiterhin so, um seine Ziele zu erreichen – auch in der Schule und unter Gleichaltrigen. Das Verhaltensmuster besteht darin, Druck auszuüben, zu drohen, andere zu beherrschen und zu manipulieren. Dazu gehört auch, Angst zu verbreiten, um eigene Wünsche zu erzwingen. Wenn Fünfjährige mit diesem Interaktionsstil den Eltern gegenüber Erfolg haben, gerät ihr Wertesystem in Schieflage.

inkonsequenter Erziehungsstil

Misshandlungen während der ersten Lebensjahre, das zeigten Längsschnittstudien, führen zu aggressivem Verhalten im Alter von 8 und 9 Jahren. Die Kinder haben am Modell der gewalttätigen Eltern gelernt, dass Probleme mit Aggression gelöst werden können. Weiterhin verhalten sie sich egozentrisch und haben große Schwierigkeiten, sich in andere hineinzuversetzen. Hier liegt also ein Entwicklungsdefizit bei der Ausbildung der sozialen Perspektivenübernahme vor. Normalerweise ist das Kind im Grundschulalter in der Lage abzuschätzen, was Gleichaltrige oder Erwachsene mit ihren Äußerungen oder ihrem Verhalten bezwecken, auch wenn es nicht den eigenen Interessen entspricht.

Misshandlungen

Untersuchungen zum Bindungsverhalten erbrachten einen Zusammenhang zwischen unsicheren Bindungsstilen und dissozialem Verhalten. Es ist v. a. die unsicher-vermeidende Bindung, also die durch emotionale Kälte geprägte Mutter-Kind-Beziehung, die zu aggressiven Störungen bereits im Vorschulalter führt. Die Grenzüberschreitungen betreffen überwiegend Gleichaltrige im Kindergarten; hierbei fällt ein erpresserisch-expansives Verhalten auf.

Zusammenhang zwischen unsicheren Bindungsstilen und dissozialem Verhalten

> ❗ Etabliert sich im frühen Erwachsenenalter ein oppositionelles und aggressives Verhalten, das durchgängig in allen Lebensbereichen auftritt und gesellschaftlich abgelehnt sowie sanktioniert wird, weil es mit der sozialen Gemeinschaft unvereinbar ist, handelt es sich um eine dissoziale Persönlichkeitsstörung.

Dissoziale Persönlichkeiten zeigen im Gespräch typische Verhaltensmuster. Sie gestikulieren heftig mit den Händen, um sprachliche Defizite zu überspielen. Wenn sie dem Untersucher am Tisch gegenübersitzen, zeigen sie die Tendenz, sich vorzulehnen und in den persönlichen Nahraum des Gesprächspartners einzudringen. Es ist ein offensives Überschreiten natürlicher, territorialer Grenzen. Zudem nehmen sie prolongierten Blickkontakt auf, was gerade in gespannten Situationen leicht als Drohstarren interpretiert werden kann und auch so gemeint ist. Vonseiten der Gesprächsinhalte fällt auf, dass die Richtung des Gesagten auffallend schnell wechseln

typische Verhaltensmuster

kann. Dissoziale Menschen springen oft von einem Thema zum anderen und sind weitschweifig; die Fragen des Untersuchers bleiben häufig unberücksichtigt. Es geht ihnen also nur um die Übermittlung eigener Interessen. Auch der Gegensatz zwischen den Gesprächsinhalten und der effektiven Handlungsebene ist offensichtlich, d. h. großspurige Darstellungen entbehren real jeder Grundlage.

»sensation seeking«

Dissoziale Menschen zeigen neben geringer sozialer Verträglichkeit eine ausgeprägte Suche nach neuen Reizen (»sensation seeking«). Dazu gehören Enthemmung und vermindertes Angstempfinden sowie Gleichgültigkeit, Gefühllosigkeit und Selbstbezogenheit. Der reduzierten Angstreaktion ist es zu verdanken, dass diese Personen nur schwer aus Bestrafung lernen. Sie besitzen auch kein Schuldbewusstsein und machen andere für ihr eigenes Handeln verantwortlich.

Prävalenz

Bezogen auf die Gesamtbevölkerung finden sich dissoziale Persönlichkeitsstörungen bei 3% der Männer und 1% der Frauen. Aggressionsdelikte sind eindeutig häufiger bei Männern zu finden, während sich die Dissozialität von Frauen überwiegend auf Vernachlässigung von Kindern oder Ausbeutung von Beziehungen konzentriert.

In Suchtbehandlungszentren, Haftanstalten und forensischen Kliniken haben bis zu 70% der Menschen eine dissoziale Persönlichkeitsstörung (▶ Fallbeispiel).

Fallbeispiel

Der 24-jährige Frank kommt in Begleitung von Sanitätern und Polizei mit Zwangseinweisung in die geschlossene akutpsychiatrische Abteilung. Er ist mit 2,9‰ alkoholisiert. Laut Polizeibericht sei er im Zuge einer Auseinandersetzung mit einem Hammer auf einen Gleichaltrigen losgegangen, habe diesem mehrfach ins Gesicht getreten und die Polizeibeamten bespuckt. Auch bei der Klinikaufnahme leistet er heftige Gegenwehr und muss mit 6 Männern am Bett fixiert werden. Erst nach 3 Stunden schläft er ein. Am nächsten Tag, nach Ausnüchterung, begründet Frank seinen Erregungszustand so: Er habe mit einem Freund in der Kneipe Karten gespielt und reichlich Bier sowie Schnaps getrunken. Da ihn der Freund um 5 EUR betrogen habe, sei er »ausgerastet«. Er lasse sich nichts wegnehmen.

Frank berichtet, er sei in Leipzig als Sohn eines Kellners und einer Verkäuferin geboren und habe keine Geschwister. Früher hätten die Eltern immer gestritten, der Vater sei Alkoholiker gewesen. Irgendwann habe »das Schwein« mit einer Pistole in der Wohnung auf ihn und seine Mutter geschossen. Beide seien unverletzt zu Nachbarn geflüchtet. Zu diesem Zeitpunkt ist er ca. 6 Jahre alt gewesen. Danach hat er seinen »Erzeuger« nicht mehr gesehen, weiß aber, dass er »in den Knast eingerückt« sei. Seine Mutter hat ihn dann immer häufiger zur Großmutter gebracht und sich »diverse Typen angelacht«. Schließlich ist sie 1989 nach Frankfurt am Main abgehauen und hat ihn einfach bei der Großmutter sitzen lassen. Zwar ist die Oma ganz in Ordnung gewesen und hat gut gekocht, sonst aber »überhaupt keinen Durchblick gehabt«. Er ist nie regelmäßig zur Schule gegangen; die Mitschüler haben ihn aggressiv gemacht. Er hat ihnen die Hefte zerrissen, Geld geklaut und die Autos der Lehrer zerkratzt. Es ist so viel Wut in ihm gewesen. Bei der Großmutter hat er es oft nicht ausgehal-

▼

ten, ist nächtelang weggeblieben, hat sich mit Straßenkindern herumgetrieben oder in Gartenlauben übernachtet. Irgendwann, so mit 8 Jahren, wurde er abgeholt und in ein geschlossenes Heim gesteckt. Zweimal ist er dort aus einem Fenster abgehauen, und einmal hat er einem »Aufseher« die Gürtelschnalle »durchs Gesicht gezogen«. Er ist stolz darauf. Bis zum zwölften Lebensjahr ist er in 3 verschiedenen Heimen gewesen. Schließlich ist er zur Mutter und zu seinem Stiefvater nach Frankfurt gezogen. Der hat eine Gärtnerei, eine Baumschule und ein großes Haus gehabt. Der Stiefvater hat ihm das Angebot gemacht, er könne im Betrieb mitarbeiten und eine Ausbildung machen. Das ist auch ein Jahr ganz gut gegangen. Dann hat er mit 2 Freunden Motorräder geklaut und ist nachts herumgefahren. Nach einem schweren Unfall hat er ca. 6 Monate im Krankenhaus gelegen und ist dann wieder ins Heim gekommen. Mit 15 Jahren hat dann der Drogenkonsum begonnen, zuerst Cannabis, dann Kokain und Alkohol. In entsprechender Gesellschaft ist es zu vielen Diebstählen, Einbrüchen und Schlägereien gekommen. Mal hat er in der Zelle gesessen, dann wieder im speziell gesicherten Heim für schwer Erziehbare und straffällig gewordene Jugendliche. Eigentlich macht es für ihn keinen Unterschied mehr, ob er »drin oder draußen« sei. Als er 18 Jahre alt ist, gibt man ihm einen Platz in einer betreuten Wohngemeinschaft und weist ihm einen Bewährungshelfer namens Siggi zu. Der Siggi, ungefähr Mitte 40, ist so, wie er sich seinen Vater gewünscht hätte. Ein richtiger Kumpel eben, dem man hätte vertrauen können. Unter seinem Einfluss hat er auch wieder öfter seine Mutter und den Stiefvater in Frankfurt besucht, und alles ist ganz gut gegangen. Sogar ehrliches Geld hat er in der Gärtnerei verdient. Irgendwann ist Siggi aber versetzt worden, und er hat sich an den neuen, sehr viel jüngeren Bewährungshelfer gar nicht gewöhnen können. Daraufhin hat er sich in Frankfurt in großem Stil als Drogendealer betätigt und richtig viel Geld gemacht. Gewissensbisse kennt er nicht. Er hat schließlich nur den Bedarf gedeckt, und wer sich mit dem Stoff umbringe, sei selbst schuld. Natürlich ist er erwischt und erst vor 10 Monaten aus dem Knast entlassen worden. Jetzt wohnt er bei seiner Freundin. Sie arbeitet in einer Imbissbude und ist im vierten Monat schwanger. Er freut sich darauf, bald eine eigene Familie zu haben. Die Übernahme der Imbissbude kann er sich mittelfristig gut vorstellen und hofft in dieser Sache auf einen Kredit von seinem Stiefvater.
Vor 4 Wochen hat er sich einen Bullterrier aus dem Tierheim besorgt. Er sieht das Tier weniger als Kampfhund, sondern mehr als Wegbegleiter und Kamerad. Da der Hund einen Maulkorb tragen muss, geht eine gewisse Signalwirkung von ihm aus, die er als positiv bewertet. Frank gibt an, es gefalle ihm, dass Leute die Straßenseite wechseln, wenn er sich mit dem Terrier nähert.
Seit einigen Wochen verspürt er wieder verstärkt Stimmungsschwankungen, da er mit den Drogen aufgehört hat. Manchmal kommt die Wut wieder hoch, und er hat nachts schlimme Träume. Er sieht dann seinen leiblichen Vater, umgeben von Ninja-Kriegern. »Die schlagen ihm den Kopf ab oder zünden ihn mit Fackeln an.« Frank berichtet weiter, er könne keine Kritik aushalten. Kürzlich hat ihn im Bus ein älterer Mann ermahnt, er solle seinen Sitzplatz freigeben. In diesem Moment ist der starke Impuls bei ihm da gewesen, dem alten Mann das Genick zu brechen. Nur mit Mühe hat er die Situation beherrschen können, indem er beim nächsten Halt ausgestiegen ist. Zu Hause hat er seinen Kopf gegen die Wand geschlagen, sich die Hundeleine um den Hals gelegt und so fest zugezogen,

dass er fast das Bewusstsein verloren hat. Erst nach einer halben Flasche Wodka ist es ihm wieder besser gegangen.

Frank ist an beiden Armen und im vorderen Bereich der Brust tätowiert. Ohrmuscheln, Nasenflügel und Oberlippe weisen Piercings auf. Dazu äußert er, sich bewusst von dem »angepassten Volk« unterscheiden zu wollen. Er fühlt sich nicht als Normalbürger. Deshalb testet er auch immer wieder seine Grenzen aus. Vor wenigen Wochen ist er nachts über ein Baugerüst auf einen Kirchturm geklettert und hat den Blick über die Stadt genossen. Früher hat er es darauf angelegt, mit der Polizei »Räuber und Gendarm« zu spielen und »denen gut eingeheizt«. Es gefällt ihm, andere zu provozieren.

Frank ist gut kontaktierbar und gesprächsbereit. Gemessen an der fragmentierten Schulbildung zeigt er eine durchschnittliche Intelligenz. Auffassungsgabe, Aufmerksamkeit, Konzentration und Gedächtnis sind im Gesprächsverlauf ebenso intakt wie der formale Gedankengang. Entzugserscheinungen durch Alkohol oder Drogen sind nicht ersichtlich. Emotional imponiert er kalt und unbeteiligt trotz drastischer Schilderung seiner Biographie, manchmal latent reizbar und angespannt. Sein Sprachstil ist durch Aggressivität und Gewaltfantasien geprägt. Immer wieder dominieren auch Hass- und Racheimpulse, die er gern offenbart, v. a. auch, um sich selbst als bedrohlich darzustellen. Ständig scheint er sich an der Schwelle zum gewaltsamen Übergriff zu bewegen. Auch sein eigenes Leben setzt er bewusst erheblichen Risiken aus. Angst ist bei ihm genauso wenig spürbar wie Empathie für die Umgebung. Seine eigenen Möglichkeiten überschätzt er, neigt zu Größenfantasien und beurteilt seine Stärke rein körperlich auf der Handlungsebene. Intellektuelle Begabung, Ausbildungsaspekte oder abstrakte Übersicht sowie Kritik- und Organisationsvermögen als Maßstab für Erfolg werden völlig ausgeblendet. So beurteilt Frank z. B. die Beziehung zu seiner schwangeren Freundin, seine berufliche und finanzielle Zukunft durch eine rosarote Brille, ohne seine gravierenden Persönlichkeitsdefizite und seinen bisherigen Werdegang wahrzunehmen oder selbstkritisch einzubeziehen.

Eine mögliche Therapie, etwa wegen der Suchtproblematik, oder die Verordnung von Psychopharmaka zur Dämpfung der Aggressionsbereitschaft lehnt Frank vehement ab. Es besteht kein Leidensdruck, also auch keine Behandlungsmotivation.

Die Entwicklung der schweren Persönlichkeitsstörung war durch eine klassische »Broken-home«-Situation vorgegeben. Die extrem negative Repräsentanz der Vaterfigur und die verantwortungslose Mutter führten zur weitgehenden Bindungslosigkeit von Frank, dem auch die Großmutter als Ersatzbezugsperson nicht gerecht werden konnte. Die Sozialisation musste scheitern; Normen und Werte wurden nicht vermittelt. Die enorme Wut des kleinen Jungen entlud sich bereits im Grundschulalter auf dissoziale Weise, wobei sich wohl niemand wirklich für die Ursachen dieser Wut interessierte. Bewertet wurden nur die äußeren sozialen Verhaltensauffälligkeiten.

Im Zuge der vielen Heimaufenthalte und Beziehungsabbrüche blieb Gewalt als einziges und probates Mittel übrig, sich Anerkennung zu verschaffen und sich im sozialen Umfeld durchzusetzen.

Seine Hemmschwelle, die ohnehin stark reduziert ist, wird durch Alkoholkonsum nahezu aufgehoben, sodass es dann zu extremen Gefährdungssituationen von Unbeteiligten kommt. Diesem Gefahrenpotenzial liegen aber auch, unabhängig vom Alkohol oder den Drogen, erhebliche Gewalt-

▼

8.5 · Dissoziale Persönlichkeitsstörung

> fantasien und Racheimpulse zugrunde. Zu stark war die von den primären Bezugspersonen in der frühen Kindheit gesetzte Kränkung, und zu nachhaltig war das enttäuschte Bindungsbedürfnis. Frank hatte nie die Chance zu einer gesunden Entwicklung. Heute leidet die Gesellschaft unter ihm. Der etwa 4-wöchige Aufenthalt in einer geschlossenen psychiatrischen Abteilung wird angesichts der bisherigen Biographie keine Therapievorteile erbringen, da Frank zudem sämtliche Behandlungsangebote ablehnt.

Aus therapeutischer Sicht dringt sprachliche Information nicht genügend in die Tiefe, um einen Lerneffekt oder eine Verhaltensänderung zu bewirken. Darin dürfte wohl die auffallende Resistenz dissozialer Persönlichkeiten gegenüber psychotherapeutischen Bemühungen begründet sein. Am Grundproblem der schweren dissozialen Persönlichkeitsstörung, die ihre Wurzeln in der Kindheit hat, lässt sich kaum etwas ändern.

Resistenz gegenüber psychotherapeutischen Bemühungen

Psychotherapeutische Grundlagen

9.1 **Psychotherapiebedarf** – 212

9.2 **Grundregeln therapeutischen Vorgehens** – 213
Therapiemethode – 213
Therapeutische Beziehung – 214
Therapeutisches Fehlverhalten – 216
Perspektiven der allgemeinen Psychotherapie – 220

9.3 **Entwicklung der Tiefenpsychologie** – 221
Hypnose – 221
Freud und die Psychoanalyse – 221
Tiefenpsychologisch fundierte Psychotherapie – 224

9.4 **Zusammenhang zwischen Psychotherapie und Neurobiologie** – 224
Organische Korrelate der Reizverarbeitung – 224
Organische Korrelate des Unbewussten und des Bewussten – 226
Organische Korrelate der Träume und der Erinnerungen – 228
Neuronale Plastizität – 230

9.5 **Konsequenzen für die psychotherapeutische Heilbehandlung** – 232

9.1 Psychotherapiebedarf

In Weimar, gegenüber dem Hotel Elephant, kann man an einer Hauswand folgendes Goethe-Zitat lesen:

> Was ist herrlicher als Gold? – Das Licht!
> Was ist erquickender als Licht? – Das Gespräch!

subjektives Empfinden des Patienten

Es gibt zwei Gruppen von Menschen, die einen Therapeuten aufsuchen: Die einen schildern ihre Symptome, die erhebliches Leid und Beunruhigung verursachen, z. B. Angstsyndrome, Depressionen oder Schmerzen. Die anderen suchen Hilfe bei Beziehungsproblemen, insbesondere in der Partnerschaft, aber auch in der Familie oder am Arbeitsplatz. Viele meiden den Kontakt mit einem Psychiater aus Angst, von diesem als psychisch gestört erklärt und in eine bestimmte Schublade gesteckt oder gar durchschaut zu werden. Sie geben zwar zu, Probleme zu haben, nicht aber psychisch krank zu sein. Besonders empfindlich reagieren Menschen mit Persönlichkeitsstörungen an dieser Stelle. Zweifellos hat es Rückwirkungen auf das Selbstwertgefühl, wenn ein Experte die Diagnose »gestörte Persönlichkeit« festschreibt. Andererseits kann eine wirksame Therapie nur aufgrund einer sicheren Diagnose erfolgen, die dem Patienten auch bekannt sein muss.

Ärzte und Therapeuten scheuen oft den entscheidenden Schritt, ehrlich Auskunft darüber zu geben, was sie sehen. Sie haben Angst, den Patienten zu verlieren, möchten ihn schonen und meiden die Konfrontation.

? Leitfragen
Was unterscheidet die »gestörte« von der »gesunden« Persönlichkeit?

Konflikt-/Krisenentwicklung

Von außen sieht man nichts; beide gestalten ihr Leben selbstständig und strahlen auch auf den ersten Blick keinen besonderen Leidensdruck aus. Bei genauerer Betrachtung jedoch gerät der Persönlichkeitsgestörte immer wieder in erhebliche Beziehungsprobleme, entweder am Arbeitsplatz (häufiger Stellenwechsel) oder in privaten Beziehungen (häufiger Partnerwechsel). Im Zuge dieser Beziehungsprobleme treten gehäuft Krisensituationen auf, die auch Klinikeinweisungen nach sich ziehen. Oft gibt es den Versuch, eine Selbstheilung durch Drogen, Alkohol oder unkontrollierte Medikation herbeizuführen und das subjektive Versagensgefühl zu mildern. Prinzipiell kann jeder noch so gesunde und stabile Mensch von Ängsten und Depressionen heimgesucht werden, wenn eine ungünstige Verkettung von Lebensereignissen zustande kommt. Jederzeit können Situationen eintreten, mit denen man nie gerechnet hätte. Unlösbar erscheinende Konflikte im beruflichen oder privaten Bereich erzeugen Leid oder Körpersymptome, sodass der Psychotherapeut oder Psychiater über verschiedene Umwege aufgesucht wird (▶ Übersicht).

Psychotherapiebedarf

- Jede Therapie beginnt beim subjektiven Erleben von Angst, Schmerz oder Depression.
- Menschen leiden und produzieren Symptome, wenn sie in ihrer Entwicklung blockiert sind.
- Am Anfang steht die persönliche Problemsicht des Patienten.

9.2 Grundregeln therapeutischen Vorgehens

Es gibt allgemeingültige und hochwirksame Grundregeln therapeutischen Vorgehens, von denen im Folgenden die Rede sein soll.

Therapiemethode

Zunächst sollte die Therapie entwicklungsorientiert und konfliktverarbeitend sein. Scheinbar unlösbare Konflikte treten nämlich dann auf, wenn eine Person den anstehenden, bisher vermiedenen Entwicklungsschritt nicht vollzieht, weil sie davor zurückschreckt. Angst ist hier ein schlechter Ratgeber, denn sie führt zur Entwicklungsblockade. Der Konflikt entsteht, wenn sich die äußeren Umstände so verändern, dass der Entwicklungsschritt unausweichlich ist (▶ Fallbeispiel).

entwicklungsorientiert und konfliktverarbeitend

> **Fallbeispiel**
>
> Ein verwöhnter junger Mann, der immer gut und gerne im Elternhaus gelebt hat, soll nun seine erste Arbeitsstelle 500 km entfernt antreten. Er steht vor der Wahl, die Ablösung von den Eltern zu vollziehen und gleich mehrere Reifungsschritte zu durchlaufen (eigene Wohnung, eigenes Geld, Bewährung am Arbeitsplatz) oder die Stelle abzulehnen. Zu bedenken ist in dieser Situation auch die Haltung der Eltern, die ihren Sohn zur Autonomie ermutigen können oder umgekehrt das Abhängigkeitsverhältnis verstärken werden, weil sie ihren eigenen Trennungsschmerz fürchten. Der junge Mann muss sich, so oder so, entscheiden. Am ehesten wird er z. B. psychosomatische Symptome (Magenschmerzen, Durchfälle, Übelkeit und anderes) entwickeln, wenn seine Entscheidung sich nicht mit dem Rat der Eltern deckt, wenn er gegen sie aufbegehrt. Das ist ein klassischer Abhängigkeits-Autonomie-Konflikt, der oft im Jugend- und Adoleszenzalter anzutreffen ist und familiäre Probleme verursacht.

Angenommen, der junge Mann würde an seinem neuen Wohnort einen Psychotherapeuten aufsuchen, dann sollte dieser eine sog. supportive (unterstützende) Therapie beginnen. Dabei geht es um die Bewältigung von Alltagssituationen. Die Methode ist gegenwartsorientiert, auf konkrete Situationen bezogen. Der Therapeut verhält sich aktiv, stützend und oft auch beratend. Dabei ist zu beachten, dass sich jeder Mensch irgendwie »im Leben einrichtet«. Er versucht, sich an die jeweilige Lebenssituation anzupassen und sich eine »persönliche Nische« zu gestalten. Je gesünder und psychisch stabiler eine Person ist, desto kreativer und flexibler wird sie ihre Nische einrichten, um sich wohl zu fühlen. Auch in schwierigen Phasen kann sie sich dann aus eigener Kraft helfen oder besitzt ausreichend Beziehungen, um daraus Hilfe zu beziehen.

supportiv gegenwartsorientiert

> **!** Je gestörter eine Persönlichkeit ist, desto fragiler sind ihre Beziehungen und desto größer ihre Probleme, neue Kontakte herzustellen.

soziale Wechselwirkungen

Da der Mensch ein soziales Lebewesen ist, kommt es folgerichtig entweder zum Rückzug und zur Isolation oder zum undifferenzierten, kontraproduktiven Agieren. Im letzteren Fall neigen gestörte Persönlichkeiten dazu, sich negativ in Szene zu setzen, ohne dies selbst wahrzunehmen. Sie wundern sich dann, wenn sie von der Umgebung gemieden werden. Diese wichtigen Zusammenhänge müssen natürlich jedem Therapeuten, ganz gleich welcher Therapierichtung, bekannt sein.

Oft setzen Patienten völlig überzogene und unrealistische Erwartungen in die Psychotherapie. Wer seit Jahren keine feste Partnerbeziehung hatte und nun meint, er werde bald heiraten, oder wer kinderlos verheiratet ist und sich mithilfe der Therapie schon in der ersehnten Elternrolle sieht, der muss auf den Boden der Tatsachen zurückgeholt werden. Auch die erhoffte Berufskarriere bei fehlender Ausbildung oder das Idealbild des Patienten von sich selbst muss behutsam, ohne Verursachung weiterer Kränkungen korrigiert werden.

Therapie der kleinen Schritte

> ❶ Es ist ein zentrales Anliegen jeder Psychotherapie dem Hilfesuchenden zu zeigen, dass es besser ist, kleine Schritte zu machen, als in übergroßen Stiefeln immer wieder zu stolpern.

Andererseits begegnen uns viele Menschen, die sich gar nichts mehr zutrauen, die von Ängsten und Schuldgefühlen geplagt sind, sich als Versager, Verlierer und Opfer fühlen und keine Hoffnung mehr haben. Auch hier gilt die Therapie der kleinen Schritte, aber in umgekehrter Richtung. Oft hilft der Blick zurück in die Zeit, in der es noch gut ging, in der so etwas wie Glück greifbar war und der Patient sich als selbstwirksam und bedeutsam erlebte. Aufgabe des Therapeuten ist es, Hoffnung zu verbreiten und den Patienten aus der Sackgasse herauszuführen. Er zeigt ihm Umgehungswege und stellt an scheinbar unüberwindbaren Hindernissen eine »Leiter« auf.

Hoffnung verbreiten

Therapeutische Beziehung

Der erste Therapiekontakt ist von den gespannten Erwartungen des Patienten und den Möglichkeiten des Therapeuten, diesen Erwartungen zu entsprechen, geprägt. Manche Menschen brauchen zunächst einen Freiraum, in dem sie ihre Geschichte entwickeln können, andere erwarten eher eine Strukturierung des Gesprächs durch den Therapeuten. Die Schilderung von Schmerzen und körperlichen Beschwerden ist für die meisten Menschen ein legitimer Weg, von sich selbst zu berichten. Ob der Patient sich dann weiter öffnet und direkt oder indirekt auf sein eigentliches Problem zu sprechen kommt, hängt noch von anderen Faktoren ab. Der erste Eindruck des Hilfesuchenden wird durch das äußere Erscheinungsbild, Alter, Geschlecht, Mimik, Gestik und Kleidung des Behandlers bestimmt. Abweisend verschränkte Arme, skeptisch-kritischer Blick, geschäftige Eile, Verziehen der Mundwinkel, Vernachlässigung des Blickkontaktes, ein schlaffer oder zu fester Händedruck oder überbetonte Sachlichkeit – all das wird registriert und beeinflusst das Vertrauen des Patienten. Schließlich sind die Praxiseinrichtung, die Qualität der Sitzgelegenheiten und die Sitzanordnung für die therapeutische Atmosphäre wichtig.

erster Eindruck des Hilfesuchenden

9.2 · Grundregeln therapeutischen Vorgehens

> **!** Unabhängig von der spezifischen Therapiemethode und vom Krankheitsbild bestimmt das Menschenbild des Therapeuten die Richtung der Behandlung ganz wesentlich.

Sozialisation des Therapeuten

Geht es um Anpassung an das soziale Umfeld und um Einübung sozial verträglicher Verhaltensmuster? Oder sind die maximale Entfaltung, der gesunde Egoismus und die Kraft zur Autonomie das Ziel? Immer wird die eigene Sozialisation des Therapeuten seine Einstellung zu diesen Fragen beeinflussen. Wenn die Gegenübertragung sehr negativ ist, z. B. durch unüberbrückbare Gegensätze politischer oder religiöser Art, sollte der Behandler die Therapie aufgeben. Gleiches gilt bei starker persönlicher Aversion oder Befangenheit gegenüber dem Patienten.

In der Medizin kennt man den Placeboeffekt. Der Begriff besagt, dass es medizinische Maßnahmen gibt, bei denen die psychologischen Wirkungen wichtiger sind als physikalische oder chemische. So ist bewiesen, dass bereits die Art der Verabreichung eines Medikamentes Einfluss auf dessen Wirkung hat. Sehr kleine Tabletten deuten auf hohe Konzentration des Wirkstoffes hin. Die Injektion ist besonders schmerzlösend, und die Anwesenheit des Chefarztes fördert die Effizienz der Medikation um ein Vielfaches. Der Placeboeffekt ist in der somatischen Medizin bestens bekannt.

Placeboeffekt

Aber auch in der Psychotherapie sind Glaube und Hoffnung tragende Säulen des Erfolgs. »Das Wunder ist des Glaubens liebstes Kind« (Goethes Dr. Faust, Vers 766).

Glaube und Hoffnung

Michael Balint (britischer Psychoanalytiker ungarischer Herkunft, 1896–1970) sprach 1957 von der »Droge Arzt« und meinte damit die Bedeutung der Beziehung zwischen Arzt und Patient, die durch Vertrauen geprägt sein sollte. Paul Watzlawick (österreichischer Psychotherapeut, Philosoph und Psychoanalytiker, 1921–2007) beschrieb 1981 die »sich selbsterfüllende Prophezeiung« (»selffullfilling prophecy«) als Ergebnis der vom Therapeuten ausgehenden Suggestion. Gibt er eine positive Prognose ab, lassen sich Patienten stark von dieser Prognose leiten und schöpfen Hoffnung. So ist doch jeder Arzt, auch der Somatiker, irgendwie ein Psychotherapeut, da ihm vom Hilfesuchenden immer eine wiederherstellende, stützende und ordnende Funktion zugeschrieben wird.

Droge Arzt

Der therapeutischen Beziehung kommt eine außerordentlich große Bedeutung als Wirkfaktor des Heilprozesses zu. Sie kann als Sonderform aller hilfreichen sozialen Beziehungen, die im Verlauf des Lebens entstehen, betrachtet werden.

hilfreiche soziale Beziehung

Wenn die »Chemie stimmt«, verfügt der Behandler über einen Vorschuss an therapeutischer Wirksamkeit, noch lange bevor eine spezifische Heilmethode zur Anwendung kommt. Er ist gut beraten, diese wertvolle Ressource zu nutzen und bewusst einzusetzen.

> **!** Psychotherapie ist als Behandlung von psychischen und körperlichen Erkrankungen durch gezielte seelische Einflussnahme, v. a. durch bewusste Nutzung der Beziehung zwischen Therapeut und Patient, definiert.

»helping alliance«   Im Zentrum der Arzt-Patienten-Beziehung stellt das ärztliche Gespräch, insbesondere beim Erstkontakt, die Grundlage für die helfende Beziehung (»helping alliance«) dar. Sofern es sich um eine supportive Psychotherapie handelt, kommt es darauf an, immer wieder Hoffnung zu vermitteln (z. B. »Sie sehen, wir sind ein Stück vorangekommen«). Der Therapeut gibt Struktur, indem er zusammenfasst, was bereits erreicht wurde, wie der gegenwärtige Stand ist und wie es weitergeht. Etappenziele sind zu formulieren und v. a. die Stärken (Ressourcen) des Patienten hervorzuheben. Jeder Mensch, gehe es ihm noch so schlecht, hat irgendwelche Ressourcen. Es sind Merkmale, die eine Person sympathisch, interessant und anziehend machen.

Offenheit   Die Art, wie man einem Menschen begegnet, beeinflusst auch sein Verhalten. Diese einfache und wahre Erkenntnis ist Kern aller wirksamen Psychotherapieverfahren. Es geht um Offenheit gegenüber der persönlichen Problemsicht des Patienten und Respekt vor seiner Geschichte.

Stagnation   Trotz aller Bemühungen konfrontieren Patienten ihre Therapeuten oft mit der Überzeugung, ihnen sei nicht mehr zu helfen. Manche Therapeuten reagieren verunsichert darauf und sind erschüttert im Vertrauen in die eigene eingeschlagene Therapiemethode. Ihnen soll gesagt sein, dass die Besserung durch Psychotherapie nie geradlinig, sondern eher sprunghaft verläuft und dass auch Rückfälle durchaus einkalkuliert werden müssen. Dennoch ist es wichtig, Selbstkritik walten zu lassen.

Rückfälle

Wird die Ursache für die ausbleibende Besserung während der Therapie gefunden, kommt es darauf an, die »Gemeinsamkeit« zwischen Patient und Therapeut zu betonen. Beide entwickeln sich von Stunde zu Stunde weiter, arbeiten am gleichen Ziel und möchten den Erfolg. So ist es keinesfalls der alleinige Verdienst des Therapeuten, wenn der Patient Fortschritte macht. Beide sind Mitgestalter in einem kreativen Prozess, sind zuverlässige Verbündete. Die therapeutische Beziehung lebt vom »Wir-Gefühl«: »Mit diesem Problem sind wir schon vertraut. Eine ähnliche Krise haben wir schon einmal gemeinsam bewältigt.«

»Wir-Gefühl«

Supervision   **❶ Im Fall anhaltender Stagnation darf und muss sich auch der Therapeut Rat suchen.**

Das kann ein erfahrener Kollege übernehmen, oder die Besprechung des Falles geschieht im Rahmen einer Supervision.

Therapeutisches Fehlverhalten

Die Arzt-Patient-Beziehung gilt als Hauptwirkfaktor einer Therapie. Sie ist gleichzeitig mit Risiken und Nebenwirkungen behaftet, wenn sich der Behandler falsch verhält. Denn die gezielte seelische Einflussnahme über das Medium Sprache kann durch dessen inadäquaten Einsatz und das Fehlverhalten des Therapeuten großen Schaden anrichten. Patriarchalisches Rollenverhalten, Besserwisserei, Ins-Wort-Fallen, Monologisieren, Dogmatisieren oder gleichgültiges Wegschauen sind Hinweise dafür, dass Therapeuten über ihren Kommunikationsstil nicht Bescheid wissen. Untersu-

Kommunikation

chungen haben gezeigt, dass die eigene Rededauer regelmäßig unterschätzt wird. Besonders schwer wiegen feine Ironie und plumpe Scherze auf Kosten des Patienten. Voyeuristische Neugier, narzisstisches Überlegenheitsbedürfnis und direktives Sendungsbewusstsein sind geeignet, die Autonomie des Kranken nachhaltig zu schädigen.

So sollte der Dialog beim Erstkontakt zwischen Arzt und Patient nicht verlaufen (▶ Beispiele).

Dialog

Beispiele

Arzt: »Sie leben also alleine?«
Patientin: »Ich hatte vor einem Jahr einen Freund, aber es endete mit einer großen Enttäuschung.«
Arzt: »Dann sind Sie wieder zu haben?«
Patientin: »So könnte man es ausdrücken.«
Arzt lacht: »Das wird nicht einfach. Ich bin auch Single. Wenn man mal über 40 ist … Versuchen Sie es doch mal mit einer Kontaktanzeige. Wie geht es uns denn sonst so? Probleme beim Wasserlassen, Ausfluss oder Verstopfung?«

Zur selben Zeit in einer anderen Praxis:
Patient: »Ich nehme die Tabletten jetzt seit 14 Tagen und verspüre Heißhunger auf Süßigkeiten.«
Arzt: »Was wollen Sie mir damit sagen?«
Patient: »Ich habe schon 10 kg zugenommen und meine, es liegt an den Tabletten.«
Arzt: »Sie haben Recht. Sie sind zu klein für ihr Gewicht. Treiben Sie Sport?«
Patient: »Ich gehe täglich mit dem Hund raus.«
Arzt: »Das dachte ich mir. Schauen Sie mich an. Joggen, Schwimmen, Tennis – und das seit Jahren. Das können Sie auch schaffen. Ihre Frau wird Sie bewundern …«

Auch berühmte Therapeuten haben, wie ein Blick in die Vergangenheit zeigt, die Abstinenzregel verletzt. Dieses wichtige Gebot der konsequenten, reflektierenden Distanz des Arztes gegenüber seinen Patienten erhält besondere Brisanz, wenn diese ihn in seiner Funktion stark idealisieren – eine häufige Konstellation.

Abstinenz

❗ **Körperliche Berührungen in der Therapie sind hoch mit Bedeutung beladen und können die ohnehin komplizierte Subjektivität verstärken.**

In der Regel sind die Bedürfnisse der Patienten darauf gerichtet, ihre Selbstkontrolle wiederherzustellen oder zu verbessern und nicht, sich vom Arzt abhängig zu machen.

Abstinenz bedeutet auch, dass der Arzt sich ganz zurücknimmt und wie auch immer beschaffene Wünsche des Patienten nicht unmittelbar befriedigt. Insbesondere sollte der Behandler keine persönlichen Angelegenheiten ausplaudern, obwohl das viele Patienten, entweder aus Neugier oder um von sich selbst abzulenken, ganz besonders spannend finden.

Übertragung und Gegenübertragung

Die Psychoanalytiker bezeichnen die Gefühle, die vom Arzt ausgehen und auf den Patienten projiziert werden, als Gegenübertragung. Diese ist die logische Folge der Übertragung, also der Gefühle, die dem Arzt von Patienten entgegengebracht werden. Beides – Übertragung und Gegenübertragung – sind wesentliche Elemente der psychoanalytischen Methode, spielen aber auch grundsätzlich in der therapeutischen Beziehung eine Rolle. Denkt man an Abstinenz bzw. sexuelle Übergriffe in der Psychotherapie, ist die sog. kontrollierte Gegenübertragung von Bedeutung, d. h. der Therapeut muss sich zu jeder Zeit darüber bewusst sein, warum er wie empfindet. Daran richtet er sein Verhalten aus. Anders ausgedrückt: Er darf viel reden, aber nichts machen.

sexuelle Übergriffe in der Psychotherapie

Das delikate und tabuisierte Kapitel der sexuellen Übergriffe in der Psychotherapie soll an dem historischen Fall der Sabina Spielrein (▶ Beispiel) verdeutlicht werden. Es ist ein Lehrstück über die therapeutische Beziehung zwischen Mann und Frau.

Beispiel

Sabina Spielrein (1885–1942) wurde als älteste Tochter jüdischer Eltern, eines Kaufmanns und einer Zahnärztin, in Russland geboren. Seit ihrer Kindheit litt sie an Tics und nächtlichen Angstattacken. Da sich die Symptome verstärkten, brachte ihre Mutter sie nach dem bestandenen Abitur zur Behandlung in die Schweiz. Am 17.08.1904 wurde Sabina in dem renommierten und seit 1898 von Eugen Bleuler (1857–1939) geleiteten Privatsanatorium »Burghölzli« bei Zürich aufgenommen und dort von dem 29-jährigen Carl Gustav Jung (1875–1961) behandelt. Nach zehnmonatiger Psychoanalyse bei C.G. Jung konnte sie am 25.04.1905 an der Universität Zürich ihr Medizinstudium aufnehmen. Im gleichen Jahr ließ sich Jung auf eine Liebesbeziehung mit der 20-Jährigen ein, obwohl eine persönliche Affäre zwischen Therapeut und Patientin als schwerer Kunstfehler galt und ihm das Phänomen der Übertragung bekannt war. Im Jahr 1908 erfuhren Sabinas Eltern von dem Verhältnis, und die Mutter reiste entrüstet nach Zürich. Daraufhin beendete Jung die Beziehung abrupt aus Angst vor einem Skandal.
Bis 1974, dem Jahr der Veröffentlichung eines Briefwechsels zwischen Jung und Freud sowie zwischen Spielrein und Freud, war diese Geschichte nahezu unbekannt. Folgendes kam ans Licht: Am 07.03.1909 schrieb Jung an seinen früheren Lehrer Sigmund Freud (1856–1939), den in Wien lebenden Begründer der Psychoanalyse, und berichtete über die Ereignisse. Sabina schrieb in ihrer Verzweiflung am 30.05.1909 ebenfalls an Freud und bat ihn, sie zu empfangen, was er jedoch ablehnte. Weitere Briefe von Jung an Freud folgten, wobei sich Jung als Opfer der Verführungskunst Spielreins darstellte. Freud schrieb trostspendend an Jung zurück: »Kleine Laboratoriumsexplosionen werden bei der Natur des Stoffes, mit dem wir arbeiten, nie zu vermeiden sein.« Am 10.07.1909 bedankte C.G. Jung sich bei Freud für die Unterstützung in der »Spielrein-Angelegenheit«.
Nach der Trennung von Sabina Spielrein hatte C.G. Jung eine zweite Affäre mit der Patientin Antonia Wolff.
Sabina Spielrein promovierte 1911 in Zürich, traf in Wien Sigmund Freud und wurde als zweite Frau in die dortige psychoanalytische Vereinigung aufgenommen. Sie heiratete 1912 in Berlin einen Arzt und bekam 1913

▼

ihre erste Tochter. In den Jahren 1921–1923 lebte sie in Genf, zog 1923 nach Moskau, und 1924 kehrte sie an ihren Geburtsort Rostow am Don zurück. Im Jahr 1926 bekam Sabina ihre zweite Tochter.
Stalin ließ 1936 die Psychoanalyse in der Sowjetunion verbieten. Sabina Spielrein arbeitete daraufhin als Pädagogin und Schulärztin und publizierte in Fachzeitschriften.
Am 22.06.1941 wurde Russland von den Deutschen überfallen. Im Jahr 1942 nahmen sie Rostow ein. Die dort lebenden Juden, darunter die 56-jährige Sabina Spielrein und ihre beiden Töchter Renate (28 Jahre alt) und Eva (18 Jahre alt) wurden erschossen.

? Leitfragen
Was lehrt uns diese Geschichte?

Der Briefwechsel zwischen Jung und Freud demonstriert männliche Komplizenschaft gegen eine verzweifelte Frau, die sich aus Liebeskummer mit Selbstmordgedanken plagt. Zwei Ärzte solidarisieren sich in zynischer Weise. Der eine (Jung) begeht einen schweren Kunstfehler, der andere (Freud), sein Lehrer, spielt das Verhalten herunter. Beide sind bemüht, einen Skandal zu vermeiden – auf Kosten der Geschädigten.

Komplizenschaft

Könnte dieses Dreieck des Agierens und der Doppelmoral, hier verkörpert durch Koryphäen ihrer Zeit, nicht auch heute ebenso in Praxis oder Klinik vorkommen? Risiken und Nebenwirkungen sind auch in der Psychotherapie nicht ausgeschlossen.

Doppelmoral

! Eine Psychotherapie ist eine tief subjektive Angelegenheit und kann erhebliche Auswirkungen auf das Lebensgefüge des Patienten haben.

Machtgefälle

Behandler und Patient begegnen sich zunächst als Fremde. Von der Qualität der sich entwickelnden Beziehung hängt der Therapieverlauf entscheidend ab. Der erste Kontakt zwischen Patient und Therapeut bedeutet ein Machtgefälle. Natürlich ist der Patient in der schwächeren Position. Es kommt darauf an, dass der Therapeut eine Annäherung durch professionelles Mitfühlen und Einfühlen in die Situation des Patienten herbeiführt. Dazu muss er die Sprache des Patienten sprechen, Fachausdrücke vermeiden, seine eigene Eitelkeit zügeln und seinem Patienten auf gleicher Augenhöhe begegnen.

Therapeutisches Fehlverhalten leitet sich aus den in der ▶Übersicht zusammengefassten unprofessionellen Merkmalen ab.

Unprofessionalität

Therapeutenfehlverhalten
- Missachtung der Abstinenz
- Voyeuristische Neugier
- Narzisstisches Sendungsbewusstsein
- Unkontrollierte Gegenübertragung
- Narzisstische Kollusionen
- Fehlende Empathie
- Fehlende Distanz
- Fehlende Selbstwahrnehmung

Perspektiven der allgemeinen Psychotherapie

Nach Grawe (Senf et al. 2005b) soll sich der umfassende und ganzheitliche Blick des erfahrenen Arztes und Therapeuten auf 5 wichtige Fenster im Haus des Hilfesuchenden richten:
- Störungsperspektive,
- Beziehungsperspektive,
- Ressourcenperspektive,
- entwicklungsgeschichtliche Perspektive und
- motivationale Perspektive.

Störungsperspektive — Welche Symptomatik bringt der Patient mit, und wie hoch ist sein Leidensdruck? Der Arzt sollte sich die Funktion eines körperlichen oder eines psychischen Symptoms klar machen, um das dahinter liegende Konfliktpotenzial zu erkennen. Das Wesentliche am Symptom ist, dass es die Angst bindet. So kann z. B. das Ritzen der Haut mit einer Rasierklinge für viele Patienten als Ersatz für ein Beruhigungsmittel gelten. Der Schmerz führt zu einer zentralen Bahnung, die vorübergehend ein Absinken des Angstpotenzials zur Folge hat. Diese Patienten sprechen von »Entspannung« durch die Selbstverletzung (▶ Abschn. 8.3).

Beziehungsperspektive — Wie ist das soziale Umfeld des Patienten beschaffen? Hat er Familie? Wie ist seine Position am Arbeitsplatz? Wo liegen Konflikte? Wie gestaltet sich die Therapiebeziehung?

Ressourcenperspektive — Was kann der Patient, wie ist er materiell situiert und was möchte er? Hierher gehören Ziele, Wünsche, Interessen, Werte, Wissen, Bildung, Fähigkeiten und Gewohnheiten (◘ Abb. 9.1).

Entwicklungsgeschichtliche Perspektive — Erfahrungen der Kindheit beeinflussen die Jugend, diese wieder das Leben des Erwachsenen, und dessen Erfahrungen setzen sich im Alter fort.

Motivationale Perspektive — Wozu ist der Patient bereit? In welchem Stadium der Veränderung befindet er sich, und wie stark ist er in seiner speziellen Lebenssituation belastbar?

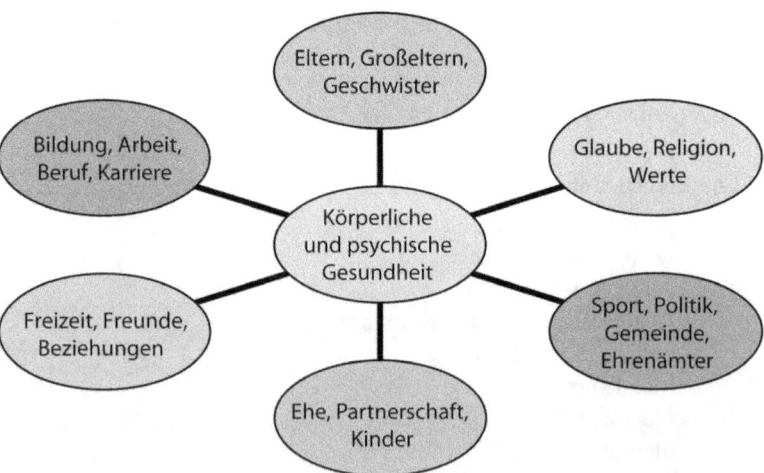

◘ Abb. 9.1. Lebensfelder und soziale Rollen

9.3 Entwicklung der Tiefenpsychologie

Um die Tragweite dieser modernen und integrativen Herangehensweise der 5 Fenster in der Psychotherapie einordnen zu können, ist es wichtig, beispielhaft die Entwicklung der Tiefenpsychologie aus der Historie heraus zu skizzieren.

9.3 Entwicklung der Tiefenpsychologie

Hypnose

Die Hypnose, entwickelt und erstmals angewandt Mitte des 19. Jh.s, ist als Ursprung späterer psychotherapeutischer Verfahren zu bezeichnen. Chirurgen und Internisten nutzten die Hypnose vorwiegend, um Schmerzpatienten zu behandeln.

frühe Schmerzbehandlungen

Freud und die Psychoanalyse

Zu Beginn des 20. Jh.s folgte dann die Psychoanalyse als erster, vorläufiger Inbegriff der Psychotherapie.

erster, vorläufiger Inbegriff der Psychotherapie

❗ Die Psychoanalyse begreift das Symptom (z. B. Angst) als Symbol eines überdauernden, unbewussten Konfliktes oder eines Defektes der Persönlichkeitsstruktur und hebt die langfristige Wirksamkeit frühkindlicher Erfahrungen hervor.

Sigmund Freud (1856–1939, österreichischer Arzt und Tiefenpsychologe; ◘ Abb. 9.2) ist der Begründer der Psychoanalyse. In Wien studierte er 1873–1881 Medizin. Zu Beginn seiner beruflichen Laufbahn wandte er sich gehirnanatomischen Studien zu und habilitierte 1885 in Neuropathologie. In den Jahren 1885/1886 hospitierte er bei dem charismatischen Neurologen J.M. Charcot in Paris, dessen Vorlesungen über Nervenkrankheiten er 1896 ins Deutsche übersetzte. Bereits 1886 eröffnete Freud eine Privatpraxis in Wien. Mit seinem Freund und Kollegen Josef Breuer (1842–1925, niedergelassener Arzt in Wien) veröffentlichte Freud 1895 die »Studien über Hysterie«. Es handelte sich um Beobachtungen an Patienten mit hysterischen Lähmungen, die sich unter Hypnose an traumatische Ereignisse erinnern konnten. In den folgenden Jahren entwickelte Freud seine Theorie der sexuellen Genese hysterischer Störungen und entwarf das Behandlungsmodell des »freien Assoziierens«. Ab 1897 unterzog er sich einer Selbstanalyse. Ab 1901 traten u. a Alfred Adler, C.G. Jung und Eugen Bleuler mit ihm in Verbindung. Im Jahr 1910 wurde die »Internationale Psychoanalytische Gesellschaft« gegründet. Freud emigrierte 1938 mit seiner Frau Martha und Tochter Anna nach London, wo er 1939 starb. Die »gesammelten Werke« Sigmund Freuds umfassen ein 18-bändiges literarisches Vermächtnis.

Sigmund Freud

Freud bilanzierte sein Lebenswerk, wie folgt:

> Es hat den Anschein, als wäre das Analysieren der Dritte jener unmöglichen Berufe, in denen man des ungenügenden Erfolges von vornherein sicher sein kann. Die beiden anderen sind das Erziehen und das Regieren. (Freud 1937, zit. nach Wettig 2005, S. 34)

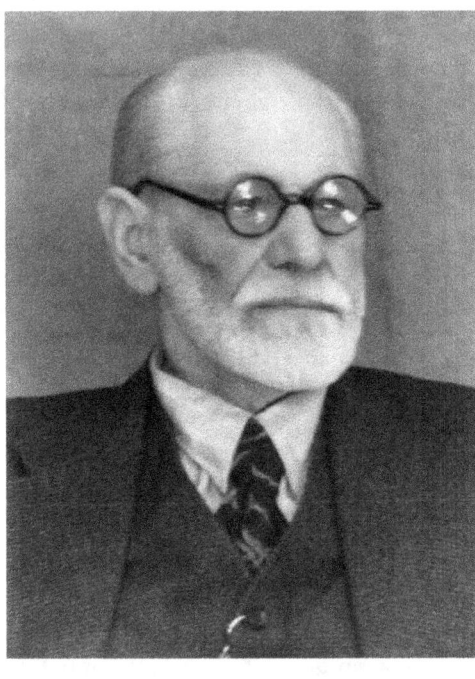

Abb. 9.2. Sigmund Freud

Ziele der Psychoanalyse

Die Ziele der Psychoanalyse sind in der ▶ Übersicht aufgelistet.

Ziele der Psychoanalyse
- Aufdeckung und Bearbeitung unbewusster Konflikte
- Kindheitserinnerungen
- Nachreifung
- Befreiung von neurotischer Einengung

Entdecker des Unbewussten

Sigmund Freud war ein hoch interessanter Geist, ein exzellenter Autor und v. a. der »Entdecker des Unbewussten«. Seine Schriften, Tagebücher und leidenschaftlichen Briefe sind anregend wie Romane. Seine Krankengeschichten lesen sich wie Novellen.

weltliche Seelsorge

Freuds Schriften gehören zweifellos zur seltenen Art stilistisch schöner wissenschaftlicher Prosa mit Sinn für Kunst, Kultur und Bildung. Seine Denkweise über »weltliche Seelsorge«, wie er die Psychoanalyse auch nannte, beeinflusste nach ihm viele andere Therapierichtungen sowie Geistes- und Naturwissenschaften. Im Jahr 1930 erhielt Freud den Goethe-Preis der Stadt Frankfurt. Er korrespondierte 1932 mit Albert Einstein und 1936, zum 80. Geburtstag, hielt Thomas Mann in Wien den Festvortrag.

Bewusstwerdung durch Sprache

Freud war ein Mann des Wortes. Bewusstwerdung durch Sprache – unter dieser Überschrift kann man die bahnbrechende intellektuelle und emanzipatorische Leistung dieses Gelehrten zu Beginn des 20. Jh.s zusammenfassen.

9.3 · Entwicklung der Tiefenpsychologie

Würde er heute leben, wo lägen seine Interessen? Er verstand sich selbst ausdrücklich als Naturwissenschaftler und war ausgebildeter Neurologe. Seine Zeichnungen von der Verschaltung der Hirnzellen kamen dem heute bekannten neuronalen Netzwerk sehr nahe – auch ohne moderne Technik und Computerbilder.

Er glaubte fest daran, dass sich seine Thesen über die Psyche mit neuronalen Mechanismen im Gehirn beweisen ließen. Sigmund Freud wäre heute sicher Hirnforscher und fasziniert von der Tatsache, dass Psychotherapie die Gehirnarchitektur genauso verändern kann wie etwa die Einnahme von Psychopharmaka.

Freilich hat er keine wissenschaftlich gesicherten Befunde, keine Studien und empirischen Daten im Sinne heutiger Standards einer evidenzbasierten Medizin geliefert. Das war wohl die größte Schwäche der gesamten Psychoanalyse über viele Jahre: die Vernachlässigung der eigenen empirischen Forschung. Keine therapeutische Schule darf die Vorgehensweise anderer Methoden aus anmaßender Überlegenheit ignorieren. In diesem Sinne hatte Freud z. B. die Universalität des Ödipuskomplexes auf einer viel zu schmalen Datenbasis behauptet.

Erinnerung und Aufdeckung allein genügen nicht. Um neue Erfahrungen zu etablieren, hat die Beziehung zwischen Arzt und Patient eine Schlüsselfunktion. Man muss sich nur das berühmte »Freud-Sofa« ansehen, um zu verstehen, wie intensiv Freud diese Erkenntnis seiner Arbeit genutzt hat. Das von ihm selbst so genannte »Sofa« bzw. die im psychoanalytischen Jargon weltweit bekannte »Couch« hielt 1890 Einzug in der Berggasse 19 in Wien, seinem über 40-jährigen Wohn- und Arbeitsort. Dieses kostbare Möbelstück war das Geschenk einer Patientin und steht jetzt im Freud-Museum in London.

Über die therapeutische Beziehung soll es dem Patienten ermöglicht werden, Probleme der Gegenwart zu bearbeiten und seine Situation positiv sowie nachhaltig zu verändern.

Die Psychoanalyse beeinflusste Entwicklungspsychologie, Bindungsforschung, Familientherapie und Neurowissenschaften. So steuerte die Triadentheorie, d. h. die menschliche Entwicklung im Dreieck der Elternbeziehung, wertvolle Impulse zur Familientherapie bei. Die Familientherapeuten der ersten Stunde waren im Übrigen gut ausgebildete Psychoanalytiker (z. B. Helm Stierlin, Horst Eberhard Richter), ebenso die Bindungsforscher John Bowlby und René Spitz. Die Bedeutung der frühen Kindheit und die Suche des Kleinkinds nach Sicherheit und Schutz wurden durch die Bindungsforschung immer wieder bestätigt.

Freud behauptete, dass Worte heilen können, aber er sagte auch:

> Die Zukunft mag uns lehren, mit besonderen chemischen Stoffen die Energiemengen und deren Verteilungen im seelischen Apparat direkt zu beeinflussen. Vielleicht ergeben sich noch ungeahnte andere Möglichkeiten der Therapie. Vorläufig steht uns nichts Besseres zu Gebote als die psychoanalytische Technik, und darum sollte man sie trotz ihrer Beschränkungen nicht verachten. (Zit. nach Wettig 2005, S. 10)

Erste Verbindungen zwischen Psychoanalyse und Neurobiologie

Vernachlässigung der empirischen Forschung

Schlüsselfunktion der Patient-Therapeut-Beziehung

Einfluss der Psychoanalyse

Tiefenpsychologisch fundierte Psychotherapie

Die tiefenpsychologisch fundierte Psychotherapie ist aus der Psychoanalyse hervorgegangen und wird heute mit einem maximalen Umfang von 80–100 Stunden, neben der Verhaltenstherapie, von den gesetzlichen Krankenkassen erstattet.

Von der Psychoanalyse unterscheidet sich die tiefenpsychologisch fundierte Psychotherapie durch die Begrenzung auf den aktuellen unbewussten Konflikt, der immer Bezug zu unbewältigten kindlichen Traumatisierungen hat. Das Hauptmerkmal der Methode ist die Rückführung seelischer Störungen auf eine unbewusste Psychodynamik, die durch Verdrängung und andere Abwehrmechanismen zustande kommt.

Begrenzung auf den aktuellen unbewussten Konflikt

Als Behandlungsziel gilt das Bewusstmachen verdrängter Erfahrungen und damit verbundener Gefühle und Körpersymptome. Sobald bisher unbewusste Konflikte sowohl intellektuell als auch emotional vom Patienten verstanden und parallel dazu reifere Lösungswege beschritten werden, verschwindet das Symptom. Die Betonung liegt dabei auf der Entwicklung der Erfahrungen innerhalb der Therapie.

Bewusstmachen verdrängter Erfahrungen

9.4 Zusammenhang zwischen Psychotherapie und Neurobiologie

Organische Korrelate der Reizverarbeitung

Ergebnisse der neurobiologischen Forschung mit moderner Bildgebung bestätigen eindrucksvoll viele Freud-Theorien. Im Verlauf einer effizienten Psychotherapie kommt es sowohl in der Persönlichkeit als auch im Gehirn zu strukturellen Veränderungen. Bei der Depression besteht z. B. eine nachweisbare Minderdurchblutung des präfrontalen Kortex (Stirnhirnrinde). Gleichzeitig überwiegt die Aktivität der Hirnzellen im limbischen System, dem die Steuerung von unbewussten Emotionen zugeschrieben wird. Diese Befunde deuten auf ein organisches Korrelat für psychische Prozesse hin, zumal der Vorgang bei Besserung der Depression auch reversibel ist, wie die funktionelle Magnetresonanztomographie (fMRT) beweist. Diese moderne Methode der Bildgebung kann die Effekte ultrakurzer, nur unbewusst wahrgenommener Sinnesreize im Gehirn sichtbar machen.

strukturelle Hirnveränderungen

Psychiater und Neurologen an der Universität von Pennsylvania in Philadelphia haben 22 Kokainabhängige untersucht. Sie boten ihnen visuelle Signale an, die mit ihrer Sucht zu tun hatten (z. B. Crack-Pfeife). Die Bilder wurden aber nur für 33 ms gezeigt und konnten daher nicht bewusst wahrgenommen werden. Dann folgten neutrale Reize (z. B. Blumenbilder), die 467 ms dauerten. Mit der fMRT konnten die Forscher dennoch eine durch den kurzen unbewussten, »nichtgesehenen« Reiz ausgelöste Aktivierung im limbischen System nachweisen.

durch Reize ausgelöste Aktivierung im limbischen System

Der gleiche Versuch lässt sich auch mit gesunden Personen durchführen, denen man sexuelle Reize oder angsterzeugende Reize ultrakurz an-

9.4 · Zusammenhang zwischen Psychotherapie und Neurobiologie

bietet. Das limbische System reagiert in gleicher Weise, bevor die Bilder bewusst erkannt werden.

Das Gehirn ist demnach extrem empfindlich für Reize, die entwicklungsgeschichtlich mit einem klaren Überlebensvorteil korreliert werden können (z. B. Sexualität, Nahrung, Gefahr). Bei Suchtkranken hat das Belohnungszentrum des Gehirns gelernt, ebenso intensiv auf Suchtsignale wie auf biologisch sinnvolle Reize zu reagieren. So erklärt sich die hohe Rückfallrate bei Abhängigkeitserkrankungen. Ihr Hauptmerkmal ist das schlecht kontrollierte Verlangen (»craving«).

Belohnungszentrum im Gehirn

Bezogen auf das Unbewusste, das mithilfe der fMRT sichtbar gemacht werden kann, decken diese Befunde zentrale Abläufe im Gehirn auf: In einem ultrakurzen Moment außerhalb jeden bewussten Erlebens werden offenbar Emotionen und Triebe verarbeitet. Hierbei findet noch keinerlei Kontrolle des Frontalhirns statt. Im weiteren Zeitablauf wird der Reiz tatsächlich wahrgenommen und unterliegt damit der Kontrolle (bzw. Hemmung) der Großhirnrinde. Es erfolgen nun die »vernünftige Beurteilung« der Wahrnehmung und die Handlungsplanung bzw. Reaktion darauf. Gemessen am »Schnellstart« des phylogenetisch älteren limbischen Systems verläuft die Reaktion des Großhirns eher träge. Möglicherweise ist das die Erklärung dafür, dass wir gern unseren Süchten, Versuchungen und Wünschen nachgeben. Wir genehmigen uns die Torte, obwohl wir Diät machen, gehen ins Kino trotz anstehender Prüfung, kaufen die teuren Schuhe und überziehen das Konto.

Sichtbarmachung der Reinzverarbeitung

Der Verstand hat in diesen Fällen Verspätung.

»Der Geist ist willig, aber das Fleisch ist schwach«. Wer kennt ihn nicht, diesen Bibelspruch aus dem Evangelium nach Mathäus (26,40–41), und wer hat ihn nicht schon persönlich erfahren? Es handelt sich um eine häufig gebrauchte Ausrede, noch dazu um eine Biblische. Dass das Fleisch schwach ist, steht außer Frage, v. a. wenn es etwas Anstrengung kostet, das Gute zu erreichen. Aber oft hat der aufmerksame Betrachter den Eindruck, dass das Fleisch schon schwach wurde, noch bevor der Geist eine Chance hatte, willig zu sein.

das Unbewusste hat schon entschieden

Jesus hat diesen Satz seinen Jüngern zugerufen, als sie in der Nacht vor seiner Gefangennahme mit ihm wachen sollten: »Wacht und betet, damit ihr nicht in Versuchung geratet. Der Geist ist willig, aber das Fleisch ist schwach« (Evangelium nach Matthäus 26, Vers 41).

Nach heutigen neurowissenschaftlichen Erkenntnissen in Verbindung mit dem Werk Siegmund Freuds Anfang des 20. Jh.s könnte man auch so formulieren: »Der Geist ist willig, aber das Fleisch ist schwach, denn das Unbewusste hat schon entschieden«.

Die durch die moderne Bildgebung beförderten neurobiologischen Erkenntnisse lassen auch Rückschlüsse auf den Verlauf psychotherapeutischer Interventionen zu. An der Uniklinik Rostock wurden Patientinnen während einer psychotherapeutischen Sitzung computertomographisch beobachtet. Dabei zeigte sich bei den Patientinnen, die besonders positiv auf die Therapie reagierten, eine deutliche Veränderung der Stoffwechselaktivität jener Neuronen, die auf emotionale Reize im Gehirn ansprechen.

Rückschlüsse auf den Verlauf psychotherapeutischer Interventionen

Organische Korrelate des Unbewussten und des Bewussten

Eine Reihe von Hirnforschern beschäftigt sich mit dem relativ neuen Fachgebiet der Neuropsychoanalyse. Im Wesentlichen geht es darum, die Phänomene des Unbewussten mit Methoden und moderner Technik der Hirnforschung zu ergründen.

»Wir sind nicht Herr im eigenen Haus«, sagte Freud (*Die Zeit*, 23.02.2006, Nr. 9 »Sigmund Freud – Die Seele gehört mir«) und meinte damit, dass das Unbewusste viele unserer Entscheidungen und Handlungen lenkt, ohne dass wir Einfluss darauf haben.

unbewusste Reaktionen

In der Hirnforschung ist heute unbestritten, dass folgende Annahmen Freuds zutreffen:
- Das Unbewusste hat mehr Einfluss auf das Bewusste als umgekehrt.
- Das Unbewusste entsteht in der Entwicklung sehr viel früher als bewusstes Erleben.
- Das bewusste Ich hat nur wenig Einsicht in die Grundlagen eigener Wünsche und Handlungen.

❶ **Emotionale Reaktionen werden größtenteils unbewusst erzeugt.**

Zu Recht beschrieb Freud das Bewusstsein als die Spitze eines mentalen Eisbergs, dessen größter Teil, das Unbewusste, sich unter Wasser befindet. Emotionen widerfahren uns, wir können sie nicht willentlich erzeugen.

Emotionen

Zu seiner Zeit erntete Freud aufgrund seiner Theorien wütende Kritik. Denn seit Descartes gab es eine lange philosophische Tradition, Gefühlen nicht zu trauen und sie lediglich als Behinderung rationaler Entscheidungen des Menschen zu sehen.

René Descartes (1596–1650) prägte den berühmten Satz »Ich denke, also bin ich (Cogito ergo sum)« (Perler 1998). Der französische Philosoph, Physiker und hervorragende Mathematiker unterschied zwischen Geist und Körper. Den Körper begriff er als Materie, die sich im Raum ausdehnt, als eine Art Maschine. Der Geist stand für das Denken und das Bewusstsein. Descartes nahm an, Tiere hätten kein Bewusstsein, sondern folgten einer Maschinerie. Der Mensch sei durch seine Zirbeldrüse das einzige Lebewesen, in dem Körper und Geist Verbindung finden würden.

Denken und Bewusstsein

Für Descartes war die Welt also zweigeteilt – in die Welt der Körper und die Welt des Geistes. Bewusstsein bzw. der Geist war für ihn die wichtigste Eigenschaft des Menschen. Der Körper des Menschen mit seinen Sinnen und Empfindungen wäre ohne den Geist, so Descartes, auch nichts anderes als ein Automat. Nur weil der Mensch die Fähigkeit habe, zu denken und sich seiner Umgebung bewusst zu werden, könne man davon sprechen, dass er eine Seele habe. Jedes andere Wesen sei dem Menschen unterlegen, da es kein Bewusstsein und folglich keine Seele besitze. Descartes führte somit das Ich als denkende Instanz ein.

bewusste Steuerung und Willensentscheidung

Den Höhepunkt der idealistischen Ich-Philosophie bildeten die Ansichten Immanuel Kants (1724–1804), für den das Ich der Inbegriff aller Funktionen des Denkens war. Nach Kant ist es die Vernunft, die dem Menschen zur Freiheit im Denken und Handeln verhilft und ihm die Fähigkeit zur Selbstbestimmung gibt. Daraus folgt: Der Mensch steht über allem, so Kant.

9.4 · Zusammenhang zwischen Psychotherapie und Neurobiologie

Wie sehr mussten sich die Anhänger dieser Theorien durch die Thesen Sigmund Freuds gedemütigt fühlen. In ihren Augen beleidigte er die menschliche Intelligenz, indem er das Ich – und somit das Bewusstsein – von weitaus mächtigeren Triebkräften gesteuert sah, denen man sich nur auf Umwegen nähern könne. Das Ich als schlichter Kompromiss aus Trieben (Es) und Gewissen (Über-Ich) – das war zu Beginn des 20. Jh.s revolutionäres Gedankengut. Die Begrenztheit bewusster Steuerung und Willensentscheidung konnte und wollte die Wissenschaft damals nicht anerkennen.

> ❗ Die Debatte um Selbstbestimmung und Willensfreiheit wird aktuell von führenden Neurowissenschaftlern (z. B. Wolf Singer, Hans Markowitsch) wieder entfacht.

Auch Freuds Theorie über die Verdrängung seelischer Konflikte und Traumata ist heute neurowissenschaftlich anerkannt. Er wies in seinen Schriften auf die selektive Wirkung der Verdrängung hin und meinte damit die Fähigkeit des »psychischen Apparates«, das mit unangenehmen Erinnerungen und Konflikten behaftete Material aus dem Gedächtnis zu verbannen. Im Zuge dessen neigt der Mensch dazu, sein Verhalten rational zu begründen:

Verdrängung seelischer Konflikte und Traumata

> Und er kommt zu dem Ergebnis: Nur ein Traum war das Erlebnis.
> Weil, so schließt er messerscharf, nicht sein kann, was nicht sein darf. (Aus »Die unmögliche Tatsache«, Christian Morgenstern; http://www.textlog.de/).

Freud sah die Vermeidung der Unlust, also die Unterdrückung schmerzlicher und angstvoller Erfahrungen als Hauptmotivation menschlichen Handelns an, mehr noch als das Streben nach Glück, Erfolg und Wohlbefinden.

Vermeidung der Unlust

Der französische Psychiater Pierre Janet hatte 1889 schon beschrieben, dass belastende Erinnerungen selektiv aus dem Bewusstsein ausgeblendet werden können. Es bleibt nur noch das Gefühl, »da war irgendetwas Schreckliches« (▶ Fallbeispiel).

Fallbeispiel

Der 20-jährige Zivildienstleistende Andreas fand während seines Nachtdienstes im Altenheim einen 85-jährigen Bewohner tot in seinem Bett vor. Eigentlich nichts Ungewöhnliches. Als der junge Mann am nächsten Tag aufwachte, waren die letzten 3 Jahre aus seinem Gedächtnis ausgelöscht. Im Zuge einer längeren Psychotherapie durchlebte er seine Kindheit wieder und berichtete, er habe im Alter von 7 Jahren seinen Vater erhängt auf dem Dachboden gefunden. Der Verstorbene im Altenheim hatte die Erinnerung an das verdrängte Trauma aktiviert. Mit Sicherheit wurde das Gehirn von Andreas durch den Anblick des toten Heimbewohners schlagartig mit Stresshormonen überschwemmt, deren Zielorte u. a. Hippocampus (biographisches Gedächtnis) und Mandelkern (emotionales Gedächtnis; ▶ Abschn. 2.1) sind. Der Informationsfluss und die Verknüpfung wichtiger Hirnzentren wurden durch das Erlebnis blockiert und die innere Ordnung der Reizverarbeitung im Gehirn empfindlich gestört. Die letzten 3 Jahre waren ausradiert, ein Symptom (Amnesie), das bei einem 20-Jährigen durchaus besorgt macht.

Gedächtnisverlust

Der Psychoanalytiker kennt diesen Gedächtnisverlust schon lange als psychischen Schutzmechanismus.

> ❓ **Leitfragen**
> Warum treibt das Gehirn diesen Aufwand und initiiert ein solches Notfallprogramm?

Nach traumatischen Erlebnissen in der Kindheit bleibt, trotz aller Verdrängungsversuche, ein schmaler Pfad, eine Erinnerungsspur vom kindlichen Gehirn bis hinein in die Gegenwart des Erwachsenen immer erhalten. Jagt nun eine neue aktuelle und aufregende Erfahrung, die dem Kindheitstrauma ähnlich ist, über genau diesen schmalen Pfad und stellt die Verbindung in die Vergangenheit wieder her, so wird die ursprünglich ruhende Erinnerungsspur zur glimmenden Zündschnur. Das Gehirn will sich vor Grauen, Panik und Schmerz schützen und hat die Dissoziation (▶ Abschn. 8.4) erfunden – ein spannendes Thema für die Vertreter der Neuropsychoanalyse.

Dissoziation

Instanzenmodell zur Persönlichkeitsstruktur

Aber damit nicht genug. Es gibt weitere Erkenntnisse Sigmund Freuds, die neurobiologische Korrelate aufweisen und Gegenstand heutiger neurowissenschaftlicher Forschung sind.

Sein »Instanzenmodell« zur Persönlichkeitsstruktur wurde 1923 erstmals in »Das Ich und das Es« veröffentlicht. Während das Ich als Selbst oder agierender Charakter im Hier und Jetzt zu bezeichnen und keiner bestimmten Gehirnregion zuzuordnen ist, versteht Freud das Es als Gesamtheit der Triebe und unbewussten Wünsche des Menschen. Neurobiologen finden dafür die hirnstrukturelle Entsprechung im limbischen System, genauer im emotionalen Gedächtnis (Amygdala) und im Belohnungszentrum (Nucleus accumbens) des Mittelhirns. Letzteres wird immer dann aktiv, wenn Menschen etwas wollen oder wenn eine Wunscherfüllung in Aussicht steht. Dabei ist es völlig belanglos, mit welcher Wahrscheinlichkeit die Belohnung auch tatsächlich eintritt. Vielmehr genügt die intensive Vorstellung davon, um den Nucleus accumbens anzuheizen.

Das geschieht, wenn wir uns dem Glücksspiel hingeben, wenn der Raucher an seine nächste Zigarette denkt, wenn wir im Sommer Lust auf ein kühles Bier haben, Appetit auf ein gutes Essen oder auch im Fall sexueller Erregung.

Organische Korrelate der Träume und der Erinnerungen

Im Schlaflabor hat man herausgefunden, dass Menschen, deren Belohnungszentrum aus Krankheitsgründen zerstört ist, überhaupt nicht mehr träumen. Wenn nun das Belohnungszentrum mit Wünschen assoziiert ist und uns auch zum Träumen befähigt (u. a. Begriff »Wunschtraum«), liegt der Schluss nahe, dass unbewusste Wünsche auch Träume fördern. Nichts anderes hatte Freud mit seinen umfangreichen Arbeiten über die Traumdeutung (1899) gemeint. Im Kern ging er davon aus, dass der Traum einen direkten Zugang zum Unbewussten ermöglicht und der Erfüllung unbewusster, da verdrängter Wünsche dient.

Traum als direkter Zugang zum Unbewussten

9.4 · Zusammenhang zwischen Psychotherapie und Neurobiologie

❗ Heute wissen wir, dass im Schlaf die bewusste Kontrolle durch die Großhirnrinde ausgeschaltet ist. Demgegenüber kommt es zu einer deutlichen Aktivierung des limbischen Systems, das für die Regulation von Gefühlen verantwortlich ist.

Träume bestehen z. T. aus dem Durchspielen von wichtigen emotionalen Erlebnissen, die der Hippocampus noch einmal an die Großhirnrinde schickt.

Persönliche, »filmische« Erinnerungen an vergangene Ereignisse finden sich schließlich überall im Kortex verteilt. Sie wieder abzurufen, ist Aufgabe des Frontalhirns. Auch Träume werden vom frontalen Kortex registriert.

Fest eingraviert bleiben in unserem Geist die Szenen, die aus irgendeinem Grund im Zustand emotionaler Erregung erlebt wurden. Wenn die Ereignisse (z. B. Krieg, Katastrophen, Krisen) durch Angst geprägt waren, können sie in Form von Albträumen wiederkehren.

Erlebnisse, die zu Langzeiterinnerungen werden sollen, werden an den Hippocampus geleitet; hier bleiben sie 2–3 Jahre gespeichert. Während dieser Zeit werden sie immer wieder an die Großhirnrinde überspielt, und bei jeder Wiederholung graben sie sich tiefer ein. Schließlich sind die Erinnerungen so fest im Kortex verankert, dass der Hippocampus für sie nicht länger nötig ist. Ein Großteil dieser Wiederholungen findet wahrscheinlich im Schlaf statt.

Langzeiterinnerungen

Wird der Hippocampus zerstört oder gehen seine Zellen im Rahmen einer Demenz zugrunde, wirkt sich das auf Gedächtnisprozesse katastrophal aus. Ohne Hippocampus nämlich kann der Mensch keine neuen Informationen mehr aufnehmen, ist also nicht lernfähig.

Zurück zum Freuds Instanzenmodell. Neben dem Ich und dem Es formulierte er das Über-Ich stellvertretend für Moral und Gewissen und damit als Gegenpart des Es. Die spannende Frage erhebt sich nun, ob das Über-Ich irgendwo in einer Gehirnstruktur zu finden ist und ob z. B. ein schlechtes Gewissen computertomographisch abgebildet werden kann. In diesem Zusammenhang ist der Fall Phineas Gage (▶ Beispiel) erwähnenswert.

Über-Ich, stellvertretend für Moral und Gewissen

> **Beispiel**
>
> Phineas Gage war ein Eisenbahnarbeiter im 19. Jh. Er verlor ein großes Stück seines Vorderhirns, als ihm eine Eisenstange aufgrund einer falsch ausgelösten Explosion durch den Schädel drang. Gage überlebte, aber vom Zeitpunkt seines Unfalls an war aus einem zielstrebigen, fleißigen Arbeiter ein Herumtreiber und Säufer geworden, sexuell enthemmt, dann wieder kindlich und v. a. unberechenbar in seinem Verhalten. Gage hatte sich nicht mehr unter Kontrolle und konnte sein eigenes Verhalten den äußeren Umständen nicht mehr anpassen und entsprechend steuern.

Der amerikanische Neurologe Antonio Damasio von der Universität Iowa beschrieb Fälle von Patienten, die im Kleinkindalter Verletzungen im Bereich des Stirnhirns erlitten hatten. Bei der Weiterbeobachtung dieser

Verletzung des präfrontalen Kortex

Menschen bis ins Erwachsenenalter fand er vergleichbare Auffälligkeiten wie die bei Phineas Gage beschriebenen. Seine Patienten hielten sich nicht an Regeln, wurden straffällig und passten sich nicht der Gesellschaft an. Angesichts ihrer Verfehlungen empfanden sie weder Reue noch Schuldgefühle. Die Verletzung des Stirnhirns in den ersten Lebensjahren verhindert offensichtlich die Entwicklung eines Bewusstseins für Moral und Gewissen. Setzt die Schädigung dieser Hirnregion im Erwachsenenalter ein, kann aus einem gläubigen, tugendhaften und unscheinbaren Bürger ein dissozialer und grenzüberschreitender Vandale werden, der aller Prinzipien seiner Sozialisation beraubt ist.

> **!** Persönlichkeit und Charakter und eben auch Freuds Über-Ich scheinen ihren Sitz im Stirnhirn zu haben.

Präziser sprechen wir von jener Hirnregion, die für die Selbstbestimmung zuständig ist, etwa Apfelsinengröße hat und sich direkt hinter unseren Augen und unserer Stirn befindet. Es handelt sich um den orbitofrontalen und den präfrontalen Kortex (▶ Abschn. 2.1).

Neuronale Plastizität

Anpassung des Gehirns

Die funktionelle Bildgebung ermöglicht heute die unmittelbare Darstellung des denkenden und des fühlenden Gehirns. Neuronale Plastizität bedeutet dabei die Fähigkeit des Gehirns, sich ständig den Erfordernissen seines Gebrauchs anzupassen. Dieser Vorgang läuft während des gesamten Lebens ab. Die Großhirnrinde erweist sich damit als eine einzigartig flexible und zugleich sich selbst fortwährend optimierende Struktur. Alles, was den Menschen prägt, was er lernt (auch in der Therapie), verändert sogleich die synaptische Feinstruktur des Gehirns. Sowohl frühkindliche Erfahrungen der Geborgenheit als auch traumatische Erlebnisse beeinflussen das Gehirn. Das betrifft nicht nur die Verschaltung der Nervenzellen, sondern auch die Genaktivierung und die dadurch beauftragte Eiweißsynthese in den Zellen.

Engramme

Das hochkomplexe Geschehen wirkt sich schließlich auf die Biographie eines Menschen aus. Hierbei entscheiden nicht etwa einzelne Hirnzellen über Charakter und Verhalten, sondern immer ganze Netzwerke unzähliger Zellverbände, die »Engramme« genannt werden und Landkarten vergleichbar sind.

Hemmung durch gezielte Psychotherapie/ Medikation

Unterzieht sich ein Erwachsener wegen einer psychischen Erkrankung einer Psychotherapie, braucht sein Gehirn über längere Zeit neue Reize und Erfahrungen, um die Chance zu haben, sich zu verändern. So wird z. B. in einer erfolgreichen Angsttherapie die Angst nicht gelöscht, sondern die Weiterleitung der angstfördernden Erregung entlang der Nervenbahnen wird gehemmt. Dies geschieht einerseits durch gezielte psychotherapeutische Techniken, andererseits durch Psychopharmaka.

> **!** Neurobiologisch betrachtet, ist jede kleinste innere Regung (z. B. Freude) an ein spezifisches neuronales Erregungsmuster gebunden.

9.4 · Zusammenhang zwischen Psychotherapie und Neurobiologie

Handelt es sich um eine psychische Störung, wurde auch diese vorher über längere Zeit nach dem entsprechenden Erregungsmuster gebahnt und nimmt immer wieder den gleichen Weg im Nervennetzwerk. Je früher im Leben diese Bahnung eingerichtet wurde und je länger sie anhielt, umso schwerer ist es, sie durch Psychotherapie aufzulösen. Dann liegt eine Chronifizierung vor.

Chronifizierung

Durchaus nutzbringend erfolgt die Bahnung synaptischer Verschaltungen z. B. durch Erlernen einer Fremdsprache oder eines Musikinstruments und Trainieren einer Sportart. Auch diese Fähigkeiten, vorausgesetzt, sie werden gepflegt, bleiben bis ins Alter erhalten. Da unser Gehirn auf die Verarbeitung von Sinnesreizen spezialisiert ist, kann sein Zustand größtenteils als Ergebnis bestimmter Lebenserfahrungen (auch Traumata) aufgefasst werden. Solche Lebenserfahrungen sind emotional getönte Erinnerungen, die sich zeitlebens im Gehirn festsetzen. Zu einer Stoffwechselaktivierung im emotionalen Gedächtnis (limbisches System) kommt es immer dann, wenn etwas Neues, Aufregendes und Unerwartetes geschieht. Es kann sich dabei entweder um subjektiv erlebte Bedrohung (Angst, Leid) oder um Wohlbefinden (Belohnung, Lust) handeln.

nutzbringende Bahnung synaptischer Verschaltungen

Der Mensch hat die Tendenz, schwierige, angstgetönte Situationen zu vermeiden. Ziel einer Psychotherapie ist es dann, den Patienten von diesem Vermeidungsmodus abzubringen und dabei zu begleiten, sich den Schwierigkeiten zu stellen. Erfolgreiche Psychotherapie kann aufgrund neuer Bahnung des Erregungsmusters computertomographisch nachgewiesen werden. Hirnstoffwechsel und Durchblutung unterscheiden sich dann vom Krankheitszustand.

Damit ist jedoch noch keine psychische Stabilität erreicht. Zwar kann sich eine Depression in einigen Wochen deutlich bessern, jedoch erleidet mehr als die Hälfte der Patienten innerhalb von 2 Jahren einen Rückfall. Der Grund: Das Risiko, wieder depressiv zu werden, ist, wegen der langfristig gebahnten krankhaften Netzwerke im Gehirn sehr groß, insbesondere unter Stress von außen. Patienten benötigen viel Zeit, um in Belastungssituationen immer wieder das in der Therapie Erlernte anzuwenden. Je öfter im Leben eine Depression, ein Panikanfall oder Ähnliches stattgefunden hat, desto intensiver sind diese Störungen im Gehirn eingraviert. Sie sind zu ihrem eigenen spezifischen Erregungsmuster geworden.

psychische Stabilität

> ❗ Psychotherapie kann jedoch krankhafte Nervenbahnen beeinflussen, d. h. eindämmen, umleiten und umstrukturieren.

So beobachtete man z. B. bei Zwangsstörungen nach effektiver Verhaltenstherapie eine signifikant geringere Aktivierung der Projektionsbahnen vom frontoorbitalen Kortex zum N. caudatus und Thalamus. Zusammenfassend beeinflusst Psychotherapie auf der Ebene der Großhirnrinde (Bewusstsein) das subjektive Erleben (»Es geht besser«), die Wahrnehmung und die Motivation des Patienten – und zwar v. a. über die therapeutische Beziehung. Dieser Prozess wird dann »top-down«, also von oben nach unten, ins limbische System übersetzt und führt dort, bei erfolgreicher Therapie, zur Veränderung synaptischer Verschaltungen (Psychotherapie – induzierter Wandel; ◘ Abb. 9.3).

Veränderung synaptischer Verschaltungen

◻ Abb. 9.3. Psychiatrische Behandlung

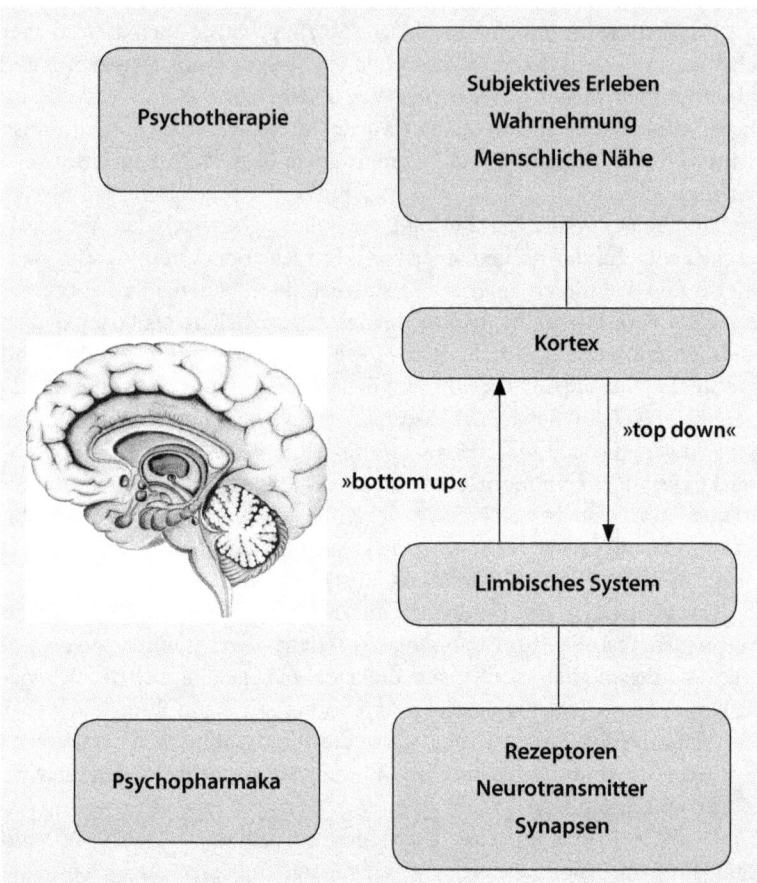

Psychotherapie kann somit die Mikrostruktur des Gehirns modulieren und ähnliche neurobiochemische Effekte hervorrufen wie Psychopharmaka.

9.5 Konsequenzen für die psychotherapeutische Heilbehandlung

❓ Leitfragen
Welche konkrete Hilfe steht psychotherapeutisch für jene Menschen zur Verfügung, die schwere Traumatisierungen in ihrer Kindheit erleiden mussten und möglicherweise eine der in ▶ Kap. 8 beschriebenen Störungen entwickelt haben?

individuelle Erfahrungen eines Menschen

Selbstverständlich können an dieser Stelle keine verbindlichen und allgemein gültigen Ratschläge erteilt werden, da jedes Schicksal, jeder Lebenslauf und jedes Gehirn unterschiedlich wie ein Fingerabdruck sind. Die individuellen Erfahrungen eines Menschen haben seit seiner Geburt dafür gesorgt, dass sein Sosein, Dasein und auch Kranksein ganz spezifisch und

9.5 · Konsequenzen für die psychotherapeutische Heilbehandlung

einzigartig ausfallen. Nun, trotzdem gibt uns die Bindungstheorie, auch bei schweren psychischen Störungen, Anlass zum Optimismus.

> **!** Die Narben unerfüllter oder zurückgewiesener Bindungsbedürfnisse mögen bleiben, aber sie können durch neue, sichere Bindungserfahrungen in ihrem Einfluss zurückgedrängt werden.

Nach John Bowlby sind korrigierende, emotionale Erfahrungen, die zu einer Veränderung der in der Kindheit erworbenen Bindungsmuster führen, über den gesamten Lebenszyklus hinweg möglich. Sie können in unterschiedlichen Beziehungen gemacht werden, insbesondere in einer Psychotherapie. Die Bindungstheorie hebt die Bedeutung der sicheren Basis für die Exploration sowie das Konzept der Feinfühligkeit hervor. Was hier für die Eltern-Kind-Bindung gilt, lässt sich sehr gut auf die therapeutische Beziehung übertragen. An dieser Stelle sind Entwicklungspsychologen, Bindungstheoretiker und Psychotherapieforscher einer Meinung. Exploration, und die Selbsterforschung in einer Psychotherapie ist auch als solche zu verstehen, ist nur möglich, wenn Sicherheit in der Beziehung besteht. Dafür zeichnet der Therapeut durch empathisches Verstehen, Wertschätzung und Echtheit gegenüber seinen Patienten verantwortlich.

korrigierende, emotionale Erfahrungen

Die Feinfühligkeit des Therapeuten fördert den Zugang zum emotionalen Erleben des Patienten, der je nach zugrunde liegender Störung nicht bereit oder in der Lage ist, seine Gefühle überhaupt selbst wahrzunehmen oder sie mitzuteilen. Das ist aber gerade ein wichtiges Ziel jeder Psychotherapie (▶ Übersicht).

Feinfühligkeit des Therapeuten

Der gute Therapeut kann

- Empathie zeigen
- Respekt haben
- Autonomie stärken
- Grenzen wahren
- Ressourcen erkennen
- Beziehung anbieten
- Biographie beachten

Die Bedeutung der Feinfühligkeit für den psychotherapeutischen Prozess ist analog zur Rolle der mütterlichen Feinfühligkeit für die Entwicklung der Emotionsregulation des Kleinkindes zu sehen.

In der Psychotherapie sollen eine Nachreifung und eine »Befreiung« im weitesten Sinne, u. a. von Symptomen, stattfinden. Die Kenntnis der frühkindlichen Bindungsmuster kann dabei helfen.

Kenntnis der frühkindlichen Bindungsmuster

Bei der unsicher-vermeidenden Bindung (▶ Abschn. 7.1) beispielsweise spiegelt das Bindungsverhalten des Kindes v. a. die Erfahrung von verdeckter Zurückweisung durch die Mutter wider. Die therapeutische Konsequenz daraus muss eine verstärkte Ermutigung und Unterstützung im Gespräch sein. Von derartigen Patienten wird ein zu hohes Maß an Zurückhaltung und Abstinenz (»der coole Analytiker«) vor dem Hintergrund der

unsicher-vermeidende Bindung

Erfahrung mit der Mutter als Ablehnung empfunden und schon regt sich Widerstand. Der Therapieabbruch ist dann die automatisierte Form des Verhaltens aus der Kindheit, die im unbewussten Gedächtnis gespeichert ist. Mit anderen Worten: Die negative frühkindliche Beziehung zur Mutter ist so stark im Gehirn eingraviert, dass alle weiteren Beziehungsangebote mit feiner Antenne daran gemessen und mit großem Misstrauen belegt werden. Aus diesem Grund scheitern viele Therapieversuche schon in den Anfängen, und stationäre Behandlungen werden frühzeitig abgebrochen.

Erfolgreiche Therapie dieser schwierigen Klientel kann nur durch permanent wiederholte Gegenüberstellung und Klärung der Unterschiede zwischen damaliger kindlicher Bindung und gegenwärtiger Beziehungsrealität gewährleistet werden. Die Botschaft an den Patienten muss lauten: »Nicht alle Menschen sind gleich. Es lohnt sich, Kontakte einzugehen und Beziehungsangebote zu überprüfen.«

unsicher-ambivalente Bindung

Bei der unsicher-ambivalenten Bindung (▶ Abschn. 7.1) stehen Inkonstanz, Widersprüchlichkeit und Unberechenbarkeit der primären Bezugsperson im Mittelpunkt. Ein Patient, der als Kind diesen Bindungsstil verinnerlicht hat, wird einem Therapeuten mit der gleichen Erwartung gegenübertreten. Kommt dieser zu spät, wird durch andere Aufgaben abgelenkt oder wirkt unkonzentriert, erhält er schnell das Etikett der Beliebigkeit und Willkür. Auch hier wird die Übertragung wirksam, da der Patient alle früheren Erfahrungen mit der Mutter auf den Therapeuten projiziert. Deshalb sind Konstanz und Verlässlichkeit des Therapeuten sowie wohlwollende Neutralität in Reaktion auf das verzerrte Beziehungsangebot des unsicher-ambivalent gebundenen Menschen besonders wichtig. Diese Patienten stehen oft im Konflikt zwischen Abhängigkeit, Trennung und Selbstbestimmung. Die Entscheidung für die eine oder andere Seite löst Angst aus.

desorganisierte Bindung

Liegt eine desorganisierte Bindung (▶ Abschn. 7.1) zugrunde, wird der Therapeut, analog wie die primäre Bindungsperson, als Gefahr erlebt oder gar als Gegner verurteilt. Psychotherapeutisch ist in diesen Fällen einzig und allein die Herstellung von Sicherheit und Kontinuität in der Beziehung erfolgversprechend.

Den aufgezeigten Schwierigkeiten zum Trotz soll allen Therapeuten oder denen, die es noch werden wollen, an dieser Stelle gesagt werden, dass eine Brise Humor nie verkehrt ist. Auch in der Therapie darf gelacht werden.

In diesem Sinne gilt für die Psychotherapie das Gleiche wie für jede andere medizinische Heilbehandlung:

> Der Weise, tief bekümmert, spricht:
> An guten Mitteln fehlt es nicht, zum Brechen jeden Leids Gewalt –
> nur kennen müsste man sie halt! (Roth , zit. nach Braus 2004, S. 97)

Was ich noch zu sagen hätte …

… aus autobiographischer Sicht   – 236

… aus psychiatrischer Sicht   – 237

… aus väterlicher Sicht   – 238

… aus philosophisch-gesellschaftspolitischer Sicht   – 239

… aus salutogenetischer Sicht   – 241

Das Beste in uns weckt ein Kind …   – 243

Liebe Leserinnen und Leser,
ich möchte zum Schluss noch einiges von dem mitteilen, was mir persönlich wichtig ist, was mich bei der Niederschrift meines Manuskripts bewegt und immer wieder motiviert hat. Es sind auch autobiographisch geprägte Anmerkungen, die Sie hier erwarten.

Thema Kindheit

Ich habe versucht, das Thema Kindheit aus vielen verschiedenen Perspektiven heraus zu betrachten, ohne dabei das Entwicklungsergebnis, nämlich den mehr oder weniger erwachsenen Menschen mit seinen Eigenheiten und bizarren Absonderlichkeiten bis hin zu einigen schweren psychischen Störungen außer Acht zu lassen.

Meine Erfahrungen als Neurologe, Psychiater und tiefenpsychologisch ausgebildeter Psychotherapeut, als Sohn und als Vater zweier Kinder bildeten u. a. die Grundlage für dieses Buch.

Ich habe unendlich viel gelernt.

... aus autobiographischer Sicht

Zu Beginn meiner psychotherapeutischen Ausbildung Mitte der 80er Jahre fielen mir einige Aufsätze bedeutender Entwicklungspsychologen und Verhaltensforscher in die Hände. Bernhard Hassenstein, René Spitz, Theodor Hellbrügge und andere schilderten die ersten Jahre des kleinen Menschen so lebendig und leidenschaftlich, dass mein Interesse geweckt wurde, dieses Wissen zu erweitern und darauf aufzubauen. So habe ich jetzt den Versuch unternommen, die frühen Erkenntnisse der Entwicklungspsychologie und der vergleichenden Verhaltensforschung mit den Theorien der Psychoanalytiker und den Ergebnissen der Bindungsforschung zu verknüpfen.

Entwicklungspsychologie, vergleichende Verhaltensforschung, Psychoanalyse und Bindungsforschung

Neurobiologie

Im Zuge des faszinierenden neurowissenschaftlichen Fortschritts der letzten Jahre ging es mir schließlich darum, das unserem Schädel innewohnende Wunder im Zusammenhang mit den anderen Forschungsdisziplinen zu betrachten. Diese rätselhafte, aufregende und mystische weiche Masse mit einem Gewicht von ca. 1300 g und einem Volumen von 600 cm^3 unterliegt gleichermaßen genetischen Bauplänen wie auch Umwelteinflüssen. Wer sich mit Bindung, Reifung, Entwicklung und Verhalten des Menschen von der Kindheit bis ins Alter beschäftigt, kommt an diesem blaßgrauen Organ, furchig wie eine Walnuss, verletzlich wie eine reife Avocado, nicht vorbei.

Ein Gehirn bringt begnadete Künstler, geniale Wissenschaftler und charismatische Helden ebenso hervor wie ewige Verlierer, verantwortungslose Lügner und dissoziale Mörder. Es lässt uns trauern, weinen, lachen, ärgern, denken, planen, organisieren, urteilen, abwägen, helfen, versorgen, kämpfen, flüchten, arbeiten, entspannen ...

Ob eine Lebensgeschichte überwiegend durch helle und freundliche Farben unterlegt oder ob sie grau und düster gezeichnet ist, entscheidet sich bereits in den ersten 5 Lebensjahren. Diese Botschaft ist der gemeinsame Nenner der oben genannten Forschungsgebiete mit der Neurobiologie. Aufgrund modernster Technik können wir heute Bilder vom denkenden und fühlenden Gehirn »live« anschauen. Wir sind auch in der Lage, bei

... aus psychiatrischer Sicht

psychisch kranken Erwachsenen jene »Stressnarben« in bestimmten Hirnregionen zu lokalisieren und zu vermessen, die durch schwere Traumatisierungen in der frühen Kindheit verursacht wurden.

Noch eine andere Botschaft ist mir wichtig.

❗ **Alle Erfahrungen, die der Mensch in den ersten 5 Lebensjahren macht, hinterlassen eine fest eingravierte Erinnerungsspur, die lebenslang nachwirkt.**

eingravierte Erinnerungsspuren

In der Elternrolle werden wir beim Anblick unserer Kinder an die Phasen der eigenen Kindheit erinnert, durchleben noch einmal die Gefühle und die Gedanken anhand dieser Erinnerungsspur. Vieles wiederholt sich so über die Generationen hinweg und geht in Erziehungsstil und Verhalten gegenüber den eigenen Kindern ein. Niemand kann sich dagegen wehren. Kinder haben schlechtere Startchancen – und die Studienlage ist hier eindeutig –, wenn ein Elternteil traumatisiert und/oder psychisch krank ist.

eigene Kindheit

... aus psychiatrischer Sicht

Es bewegt mich bei meiner Tätigkeit als Erwachsenenpsychiater immer wieder, wenn ganze Familien, oft mehrere Generationen gleichzeitig, unter diesem Phänomen der transgenerationalen Weitergabe von unsicherer Bindung leiden. Einerseits kommen viele Patienten zu mir, die in ihrer Kindheit und Jugend unverschuldet schwere Hürden überwinden mussten und daher im Erwachsenenalter nicht die nötige Kraft aufbringen können, ihr Leben zu meistern. Andererseits sehe ich häufig psychisch schwer kranke Menschen, deren Kinder sich im Sog der psychischen Störung befinden, aber gleichzeitig dem betroffenen Elternteil einiges an Halt und Hoffnung geben, um wieder zurück in die Normalität zu finden.

Phänomen der transgenerationalen Weitergabe

Eine Gradwanderung für Ärzte und Therapeuten ist es, hier die richtigen Entscheidungen zu treffen, um allen Interessen gerecht zu werden und das Schlimmste zu verhüten. Oftmals sind es die sozialen Probleme, die eine noch größere Herausforderung darstellen als die medizinische oder pharmakologische Behandlung.

soziale Probleme

Schon immer habe ich mich für Geschichte interessiert und ganz besonders für Biographien. Das trifft sich mit meinen beruflichen Aufgaben, denn der Psychiater erhebt routinemäßig die biographische Anamnese, die wesentlich dazu beiträgt, die Patienten kennen zu lernen. Jede Lebensgeschichte und die Art ihrer Schilderung legen tiefere Schichten einer Krankheitsentwicklung von der Kindheit bis zur Gegenwart frei. Ohne dieses Werkzeug sind eine effiziente Beurteilung und Prognose aus psychiatrisch-therapeutischer Sicht nicht möglich.

biographische Anamnese

»Der geeignetste Zugang zur Subjektivität des Patienten ist die biographische Methode« (Hoffmann 2006). Das schrieb Viktor von Weizsäcker (1886–1957), vielen bekannt als Onkel des ehemaligen Bundespräsidenten Richard von Weizsäcker und des Physikers, Friedensforschers und Philosophen Carl Friedrich von Weizsäcker. Viktor von Weizsäcker vereinte Vielfalt und Exzellenz in seiner Person. Als Internist, Neurologe und Philosoph begründete er die psychosomatische Medizin in Deutschland.

Gesamtdiagnose im Sinne Balints

Die biographische Anamnese unter tiefenpsychologischem Aspekt dient v. a. dem Ziel, die Gesamtdiagnose im Sinne Balints zu stellen. Gemeint ist die verstehende Verknüpfung von Krankheitsbild und Lebensweg in einer psychodynamischen Kurzformel (z. B. depressives Syndrom im Rahmen eines Trennungskonfliktes oder Angststörung bei beruflicher Überforderung). Beim Erstkontakt geht es darum, zu ergründen, wie dieser Mensch, der über Symptome klagt, aktuell lebt, mit welchen Personen er verbunden ist und wie sein Tag abläuft. Unter welchen Verhältnissen ist er groß geworden, hat er Liebe und Zuwendung erfahren? Haben frühere Lebensereignisse Spuren hinterlassen und zur gegenwärtigen Lebensgestaltung beigetragen? Wie weit reicht der Einfluss der Herkunftsfamilie und der Großeltern, wie ist die Beziehung zu den eigenen Kindern? Besteht Zufriedenheit mit Ausbildung und Beruf, und wie ist die materielle Absicherung?

Wirkfaktor für die Behandlung

Die biographische Anamnese hat nicht nur diagnostische Funktion. Kein Internist, Chirurg oder Augenarzt erhebt die Lebensgeschichte seiner Patienten. Das macht nur der Psychiater oder Psychotherapeut. Er hat damit einen wertvollen Wirkfaktor für die weitere Behandlung in der Hand. Sofern ein Patient dem Arzt vertrauensvoll sein ganzes Leben offenbart hat und dieser die Angaben mit Respekt behandelt, kann ein vielversprechendes therapeutisches Fundament entstehen.

... aus väterlicher Sicht

Nun, ich habe ausführlich über Vernachlässigung, Missbrauch und Problemfamilien (▶ Kap. 7) berichtet. Aber es gibt auch die andere Seite, die überbehütete Kindheit und die übertriebene elterliche Sorge.

überbehütete Kindheit

Kinder erzwingen die Weiterentwicklung der Eltern als Erzieher und als Partner durch ihr pures Dasein. Denn sie bedeuten zuerst einmal Verzicht. Verzicht auf liebgewonnene Gewohnheiten, materielle Güter, Lebensrhythmen, private und berufliche Zukunftspläne. Haben die Eltern das begriffen, kann ihr Engagement aber auch in einen übereifrigen Wettbewerb umschlagen. Das Kind muss alltagstauglich sein, die Woche wird durchorganisiert, handverlesene Spielkameraden werden auf die wenigen freien Termine platziert. Das Kind wird zum Prestigeobjekt. Bereits im Kindergarten sollen die Kleinen so ausgebildet werden, dass sie sich später beruflich behaupten können.

übereifriger Wettbewerb

Vermittlung von Angst

Andere übervorsichtige Eltern leben ihren Kindern Angst vor Bakterien und Klassenarbeiten vor, denn die Welt ist ein gefährlicher Ort. Siebenjährige haben Zukunftsängste, weil sie nicht wissen, was sie einmal werden sollen.

Wunsch nach Selbstbestimmung und Selbstfindung

Wir alle, die wir erwachsen sind, blicken auf unsere Kindheit zurück. Die Pubertät ist die Zeit, in der sich der dringende Wunsch nach Selbstbestimmung und Selbstfindung einstellt. In diesem Alter meinen die meisten, niemand auf der Welt habe eine schlimmere Kindheit gehabt als sie selbst. Die Eltern sind in dieser Phase bekanntermaßen an allem Schuld. Nicht selten reagieren sie stark verunsichert, begeben sich auf Fehlersuche und haben Angst, den Kontakt zu ihrem Kind zu verlieren.

... aus philosophisch-gesellschaftspolitischer Sicht

Diese Sorge hört nie auf, auch nicht, wenn die Kinder längst erwachsen sind und das Haus verlassen haben. Im Grunde besteht die ganze Herausforderung der Kindererziehung darin, die elterliche Sorge richtig zu dosieren. Zu viel davon beschränkt die Freiheit der Heranwachsenden, und zu wenig führt zur Überschreitung notwendiger Grenzen und kommt der Kapitulation gleich. Jeder weiß, dass die Kindheit sich nicht wiederholen lässt. Fehler können also nicht korrigiert werden. Viel hängt von der Beantwortung folgender Frage ab:

elterliche Sorge richtig dosieren

❓ Leitfragen
Wie schaffe ich es, mein Kind zu einem glücklichen, reifen und unbelasteten Menschen zu erziehen?

Wie können sich solche Kinder nach und nach vom Elternhaus ablösen, ohne sich für das Glück oder Unglück von Mutter und Vater verantwortlich zu fühlen? »Nach allem, was wir für Dich getan haben ...«

Verantwortlichkeit

❗ Niemand darf vergessen, Kinder und Jugendliche in ihrer Einzigartigkeit zu begreifen.

»Bedeutsam ist nicht das Kind, wie es einmal sein wird, sondern wie es ist – nicht wie es sein sollte, sondern wie es sein kann.« (Antoine de Saint-Exupéry, zit. nach Crome 1999).

Auch wenn es für diese Probleme keine allgemeingültige Lösung zu geben scheint, glaube ich, dass hier der Weg schon das Ziel ist. Ich meine, alle Eltern, die sich darüber überhaupt Gedanken machen, haben die richtige Einstellung. Der beste Ratgeber ist die Intuition liebender Eltern.

Der Weg ist das Ziel.

... aus philosophisch-gesellschaftspolitischer Sicht

Die Darstellung der Familie in den Medien und Hochglanzbroschüren erzeugt enormen Perfektionsdruck. Alle sind ausgeschlafen, gut gelaunt, die Wohnung ist sauber und aufgeräumt, das Glück winkt aus allen Ecken.

Glück

❓ Leitfragen
Apropos Glück – was ist das eigentlich?

Jedenfalls nichts von langer Dauer. Kaum hat man es bemerkt, schon ist es wieder weg. Wir Menschen haben im Laufe der Evolution unsere Ängste kultiviert und den Blick für Gefahren geschärft. Nur so konnten wir uns gegen Mammut und Säbelzahntiger durchsetzen. Es ging mehr ums Überleben, um ein warmes Fell oder um die tägliche Fleischration statt um Glücksgefühle und Psychohygiene. Heute weiß man aus der neurobiologischen Forschung, dass uns das Belohnungssystem im Gehirn immer dann einen kleinen Kick vermittelt, wenn eine positive Erwartung im Ergebnis noch übertroffen wird. Kurz darauf ist dieser Zustand aber schon wieder in Gewohnheit umgeschlagen und in seiner Wirkung abgeschwächt. In diesem Sinne haben materielle Güter ganz schnell einen Sättigungseffekt erreicht. Das heiß begehrte Auto verliert augenscheinlich an Wert, wenn der erste Kratzer zu sehen ist und der Nachbar das Folgemodell in die Garage stellt.

Vergänglichkeit

Es gibt aber noch andere mittelbare Faktoren, die glücklich sein lassen.

menschliche Zuwendung · *soziale Bindung* — Da wären z. B. menschliche Zuwendung und soziale Bindung zu nennen, ohne die der Mensch nicht existieren kann. Werden Freundschaften geschlossen, Beziehungen geknüpft und wird Hilfe angenommen, entsteht so etwas wie Nähe, Liebe und Glück. Man fühlt es einfach, kann es aber nicht genau beschreiben.

Bildung — Auch Bildung ist ein Schlüssel zum Glück. Im Gegensatz zum schnellen Kursverfall materieller Güter, ist die Möglichkeit, Wissen zu erwerben immer und überall gegeben. Wenn es gelingt, unsere kindliche Neugier und Offenheit bis ins Alter zu retten, machen wir immer wieder neue und spannende Erfahrungen. Die Kinder leben uns das vor. Sie wollen lernen, entdecken, ausprobieren, spielen und sich mitteilen.

Auch Erwachsene können das – Zufriedenheit kommt von innen.

Bewegung und Sport — Emotionsforscher haben herausgefunden, dass Bewegung und Sport antidepressiv wirken. Erreichbar ist dieser Effekt auch ohne Rekorde und Fitnessstudio mit einem täglichen halbstündlichen Spaziergang.

Sinnhaftigkeit — ❗ **Der wichtigste Glücksfaktor ist das Erleben von Sinnhaftigkeit.**

Menschen mit schweren Depressionen stellen immer die Frage nach dem Sinn ihres Lebens und finden allein keine Antwort mehr darauf.

Grundbedürfnisse — Mit größter Wahrscheinlichkeit werden wir glücklich, wenn es uns gelingt, die folgenden 3 Grundbedürfnisse von frühester Kindheit bis ins Alter zu befriedigen:
Bindung,
Kompetenz und
Autonomie.

Bindung — Über die Bindung erhalten wir die Bestätigung, dass wir liebenswert sind, geschätzt werden und in Beziehungen willkommen sind. Angstfrei auf andere zugehen zu können, bedeutet auch die Nachfrage und die Annahme von Hilfe in Notsituationen bzw. Anteilnahme und Unterstützung, wenn es anderen schlecht geht.

Kompetenz — Die Fähigkeit eines Menschen in seiner konkreten Lebenswelt positive Ergebnisse zu erzielen, erfolgreich zu sein, anerkannt und gelobt zu werden, bezeichnet man als Kompetenz. Zuständig sein, verantwortlich sein, nützlich sein und Aufgaben bewältigen – das möchte jeder. Es ist im ursprünglichen Sinne die Legitimation, auf der Welt zu sein, seinen Platz zu haben.

Autonomie — Das Streben nach Autonomie bedeutet schließlich ein starkes Freiheitsbedürfnis, das eigene Handeln selbst zu bestimmen, unabhängig zu sein und die eigene Willenskraft zur persönlichen Leitlinie zu erheben. Der Arzt Paracelsus (1493–1541) schreibt dazu: »Keines anderen Knecht sei, wer sein eigener Herr sein kann« (zit. nach Schott 2005).

Selbstwirksamkeit — Nichts anderes meint auch der Begriff »Selbstwirksamkeit«, der häufig als Ziel von Psychotherapie formuliert wird.

Rückblickend auf Bowlbys Bindungstheorie ist es für Eltern richtungweisend, durch die ausgewogene Dosierung von Bindung und Exploration

(Entdeckungsdrang) in den ersten 3 Lebensjahren dem kleinen Menschen den Weg zur Befriedigung der oben genannten 3 Grundbedürfnisse zu ebnen und damit die Bausteine zum Glück bereitzustellen.

Wenn wir im Einklang stehen mit dem, was wir sind, wo wir sind und mit wem wir zusammen sind, dürfte es sich um Zufriedenheit handeln. Diese Vorstufe zum Glück erhält uns gesund. Zufriedene Menschen erleiden seltener Herzinfarkte und Infekte, haben eine bessere Immunabwehr. Es geht aber auch darum, die Vergänglichkeit, das Unvermeidliche zu akzeptieren. Teil unseres Lebens sind Alter, Krankheit und Tod. Deshalb: »Carpe diem« – nutze den Tag.

Große Persönlichkeiten unserer Zeit wie Josef Ratzinger, Hans Magnus Enzensberger, Richard von Weizsäcker oder Margarethe Mitscherlich zeigen auf faszinierende Weise, wie das geht. Sie verkörpern umfassendes Wissen, unendliche Gelassenheit, tiefe Zufriedenheit und Angstfreiheit. Damit stehen sie in jenem natürlichen Glanz, der im Lichte authentisch vermittelter Werte als Weisheit zu bezeichnen ist. Auch sie waren einmal Kinder, hatten Höhen und Tiefen in ihrer Lebensgeschichte, sind aber heute ein wenig reifer und erwachsener als die meisten von uns.

Eine Zelle definiert sich über ihren Stoffwechsel, ein Organ über seine spezifische Funktion. Wir Menschen nehmen uns einzigartig und subjektiv wahr, finden uns paarweise zusammen und bilden Familien als Keimzellen von Gesellschaftssystemen, die sich dann wieder politisch organisieren. Unsere jeweilige Kultur ist durch Religion und ethische Grundsätze geprägt, und die unterschiedlichen Kulturen machen die Vielfalt der Erdbevölkerung aus. Die Erde schließlich kann sich nur unter bestimmten ökologischen Voraussetzungen erhalten.

❓ Leitfragen
Was bedeutet das?

Genau wie die buntbemalte, ineinanderverschachtelte russische Puppe, die Matrjoschka, hängt ein System des Lebens wieder vom anderen ab. Und auf jeder Ebene gibt es unzählige Möglichkeiten der Störung und Vernichtung. Zellen und Organe sterben bei Sauerstoffmangel ab, Individuen verlieren ihre körperliche oder psychische Integrität, Paare trennen sich, Familien zerstören sich selbst, Gesellschaften werden politisch unterdrückt, Kulturen bekriegen sich und die Erdbevölkerung suizidiert sich kollektiv ökologisch.

Gemessen an diesen Dimensionen der Verwundbarkeit stehen uns Ärzten nur begrenzte Mittel und bescheidene Möglichkeiten an Heilkraft zur Verfügung. Bei aller Erforschung der Krankheiten kommt es gleichzeitig darauf an, die Möglichkeiten der Gesunderhaltung zu kennen.

... aus salutogenetischer Sicht

Während die Pathogenese sich mit dem beschäftigt, was den Menschen krank macht, mit seinen Defekten und Symptomen, mit Krankheitsgeschichte, -verlauf und Diagnostik, ist die Salutogenese an den Ressourcen zur Gesundheit interessiert, d. h. an Bedürfnissen, Zielen, Fähigkeiten, Zukunftsorientierung und Prophylaxe.

Die verschiedenen Fallbeispiele in diesem Buch sowie biographischen Ausschnitte zur Illustration von Psychodynamik sind, mit geringen Änderungen, alle authentisch und entstammen meiner langjährigen Tätigkeit als Klinikarzt in der Akutpsychiatrie oder als Sachverständiger zu Fragen der Schuldfähigkeit und Erziehungsfähigkeit in gerichtlichen Auseinandersetzungen.

Kindheit und Jugend

In meiner beruflichen Praxis vergeht kein Tag, an dem ich nicht auf irgendeine Weise an das Thema Kindheit herangeführt werde. In diesem Zusammenhang möchte ich betonen, dass ich ausschließlich Erwachsene behandele, also Menschen ab dem 18. Lebensjahr. Es ist aber offensichtlich so, dass die meisten Patienten ein großes Bedürfnis haben, über ihre Kindheit und Jugend zu sprechen. Andererseits sind sie gedanklich stark mit ihren eigenen Kindern verwoben, die entweder für sie zusätzliche Probleme aufwerfen (z. B. Überforderung, Schulschwierigkeiten) und Stress bedeuten oder auch als »Strohhalm« fungieren, an dem sie sich festhalten, damit alles wieder so wird wie früher.

Gesamtheitskonzept

In meiner psychiatrisch-psychotherapeutischen Behandlung bleibt die Kindheit neben Ausbildung, Beruf, Partnerschaft, Familie und Wohnung nie unberücksichtigt. Gerade in der Psychiatrie aber auch in der Medizin ganz allgemein, wäre es eine sträfliche Unterlassung, sich als Arzt nur isoliert für ein Symptom zu interessieren und den Menschen in seiner Gesamtheit mit seinen sozialen Bezügen außer Acht zu lassen. Ludolf von Krehl (1861–1937), seines Zeichens internistischer Ordinarius in Heidelberg drückte das sehr treffend aus: »Es gibt keine Krankheit als solche, wir kennen nur kranke Menschen« (zit. nach Curtius 1961).

> ❗ Im Sinne der Salutogenese, und das ist eine meiner zentralen Botschaften, kommt der harmonischen Kindheit eine gesunderhaltende und prophylaktische Wirkung für das ganze Leben zu.

unersetzliche Bezugsperson

Es kann nicht oft genug betont werden, dass die Mutter oder eine gleichwertige Bezugsperson im Anfangsstadium der Bindung (1–3 Jahre) für das Kind unersetzlich ist. Unnötige Trennungen im Kleinkindalter müssen vermieden werden. Dort, wo Kinder vernachlässigt, gequält, misshandelt, psychisch und körperlich verletzt werden, bedarf es immer wieder des Mutes gut beobachtender Mitmenschen (das sind wir alle) oder des gleichzeitig taktvollen und wirksamen Eingreifens von Familienhilfe und -gerichten, um das Schlimmste zu verhüten.

Verletzungen der Kindheit

Seelische Grausamkeit tritt in unzähligen Erscheinungsformen auf und bewirkt ebenso viele Arten von Verletzung. Psychische Verletzungen werden oft nicht erkannt, da sie keine sichtbaren Narben hinterlassen oder sogar unterhalb der Bewusstseinsschwelle verlaufen. Die aus ihnen hervorgehenden zornigen oder schmerzhaften Gefühle können oft nicht adäquat kanalisiert und ausgedrückt werden, sodass der Zusammenhang mit dem Trauma für die Umgebung nicht unmittelbar erkennbar ist. Die Verletzungen der Kindheit werden als unbewusste Ereignisse für lange Zeit durch wieder unbewusste Abwehr- und Anpassungsaktivitäten (z. B. Verdrängung) so gut wie möglich von der Selbstwahrnehmung ferngehalten. Üben Eltern Gewalt aus, decken und ertragen viele Kinder dieses Verhalten aus

Scham, die Eltern, die man braucht und lieben möchte, zu denunzieren. Misshandelte Kinder erleben sich oft als böse, schlecht, dumm und nicht liebenswert. Ihre Gefühle können sie kaum erkennen und noch weniger formulieren. Sie haben an sich selbst keine Freude.

Durch jahrelange Demütigungen entwickelt sich weder Selbstvertrauen noch Vertrauen in andere, und die Beziehungsfähigkeit ist stark beeinträchtigt. Aufgrund dieser Entwicklungsdefizite erkranken viele der Kinder im Erwachsenenalter psychisch oder psychosomatisch. Der klassische »Nervenzusammenbruch«, der Beziehungskonflikt, das Verlusterlebnis, das Schmerzsyndrom, die Panikattacke, der Erregungszustand oder der Suizidversuch – dies sind Initialereignisse, die u. U. eine langfristige psychiatrische und psychotherapeutische Begleitung erfordern. Manche dieser Patienten idealisieren sogar ihre Kindheit, da eine unbewusste Angst vor der Rückkehr des Verdrängten und Schmerzlichen besteht.

Entwicklungsdefizite

Jedes Erlebnis, das an eine traumatische Erfahrung erinnert, kann, ähnlich wie eine starke allergische Reaktion, den ursprünglichen Zustand der Hilflosigkeit und Ohnmacht plötzlich wieder aufleben lassen.

❶ **Traumatisierung in der Kindheit hinterlässt eine bleibende, erhöhte Verletzlichkeit (Vulnerabilität).**

Werden diese Menschen, die nie erlebt haben, dass ihre Gefühle wahrgenommen und respektiert worden sind, dann selbst Eltern, haben sie auch oft kein Einfühlungsvermögen für ihr Kind. Das setzt eine Kettenreaktion über die Generationen hinweg in Gang – die mehrgenerationale Weitergabe von Bindungsmustern und Erziehungsstilen.

mangelndes Einfühlungsvermögen

Nach Schätzungen werden in der BRD 10% aller Kinder bis 7 Jahre schwer vernachlässigt oder misshandelt. Bei den meisten dieser Kinder könnte man bereits um die Geburt herum feststellen, dass eine Gefährdung vorliegt, und eingreifen.

Gefährdung

Auch die Politik ist inzwischen wach geworden. Auf dem »Kindernotgipfel« der Ministerpräsidenten der Länder am 19.12.2007 wurden Früherkennungsmaßnahmen bezüglich belasteter Familien und eine bessere Vernetzung von Ärzten, Psychologen, Familienhilfe, Polizei und Gerichten beschlossen. Bundesweit existieren inzwischen rund 200 Modellprojekte zum Kinderschutz.

Früherkennungsmaßnahmen

Es wäre schön, wenn auch dieses Buch in dem wichtigen Kontext der Prävention seinen Platz finden würde.

❶ **Kindheit ist ein herausragender Faktor für die Entstehung von Gesundheit (Salutogenese) oder Krankheit (Pathogenese).**

Das Beste in uns weckt ein Kind ...

Es war mir ein Anliegen, Ihnen diese essenzielle These überzeugend darzustellen. Glücklicherweise finden wir bei der großen Mehrheit der Familien und auch Alleinerziehenden günstige Voraussetzungen und gesunde Strukturen.

Kunst der Erziehung

Das entwicklungsfähige Familiensystem enthält klar überschaubare und trotzdem flexibel-elastische Grenzen und Regeln. Diese über die ganze Zeit der Kindheit und Jugend konsequent aufrechtzuerhalten, ist die große Kunst der Erziehung. Dazu gehört weitgehende Einigkeit zwischen den Eltern. Sie müssen durch ihr eigenes Verhalten für die Grenzen und Regeln, die sie den Kindern vorgeben, auch einstehen.

Dabei ist die Art, wie die Eltern ihre Zeit mit dem Kind verbringen, wichtiger als die rein quantitative Anwesenheit. Kürzere gemeinsame Spielphasen, das Vorlesen von Geschichten oder auch nur die angeregte Unterhaltung sind sehr viel wertvoller als viele Stunden ohne Aufmerksamkeit.

Durch offene und klare Kommunikation lassen sich Probleme im Dialog lösen. Wenn alle Familienmitglieder ihre Bedürfnisse und Wünsche ehrlich äußern können, entstehen ein solidarisches Bewusstsein sowie eine ausgeglichene Balance zwischen Geben und Nehmen (◘ Abb. 10.1).

einzig wahre Liebe

Vor langer Zeit habe ich irgendwo den Satz gelesen: »Die einzig wahre Liebe ist die Liebe zu einem Kind.« Damals, als Student, konnte ich mir gar nicht vorstellen, eigene Kinder zu haben. Viel zu sehr war ich mit der Materie beschäftigt, auf mich und meine persönlichen Interessen konzentriert, war mir im Unklaren darüber, was ich einmal sein, wo und mit wem ich zusammenleben werde. Unfertig, bruchstückhaft und unsicher erschien mir mein Platz in der Welt, wahrscheinlich ein Zeichen von Unreife. Ich zögerte.

Dann kam meine Frau, später mein heute 13-jähriger Sohn Adrian und schließlich meine jetzt 8-jährige Tochter Lydia. Ich würde es wieder so machen, nur 10 Jahre früher! Die Geburt der Kinder war für mich die ur-

ursprünglichste Form eines Glücksgefühls

sprünglichste Form eines Glücksgefühls.

Der erste Schrei, das Lächeln, die Sprachlaute oder die ersten Schritte, alles war und ist immer wieder ein schnell vergängliches Abenteuer. Aber auch die Ängste, Sorgen, Ärgernisse und Kinderkrankheiten gehören dazu, ebenso wie so manches schockierende Wort und unverständliche Verhalten in der Pubertät.

Ganz allmählich entziehen sich die Kinder unserem Einfluss, lernen Gutes und Schlechtes von Gleichaltrigen dazu und sind leider zunehmend mediengesteuert. Kaum ein Kind, das noch auf Bäume klettert und im Freien spielt. Auch Institutionen wie z. B. die Schule verwässern ursprüngliche Erziehungsideale der Eltern durch starre Vorgaben und Schemata, Leistungsansprüche und Wettbewerb. Gesellschaftliche Zwänge drängen sich zwischen Eltern und Kinder, provozieren Konflikte.

Manchmal überrascht es mich, dass ich so leicht verzeihen und eigene Bedürfnisse zurückstellen kann.

Elternrolle

❶ **In der Elternrolle sind Verhaltensweisen normal, die früher undenkbar gewesen wären.**

Es ist wohl unser angeborener Schutzinstinkt, der uns die Kraft aber auch die Freude gibt, all das über die Jahre auszuhalten, was die Nesthocker uns an Herausforderungen aufgeben. Die Sorge um sie wird nie aufhören.

Das Beste in uns weckt ein Kind ...

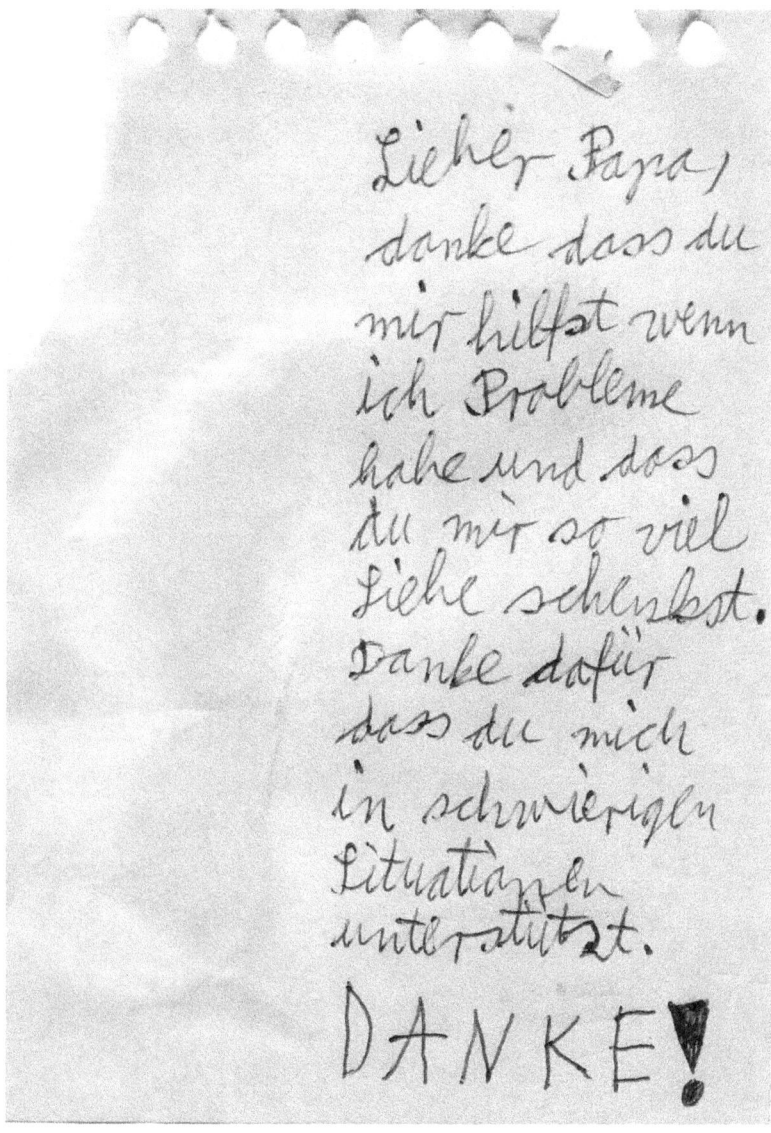

◘ Abb. 10.1. Brief eines 12-Jährigen

Vieles von dem, was wir an uns selbst oder an unserem Partner liebgewonnen haben, das kleine Muttermal auf der Wange, die blauen Augen, der verschämte Blick nach einem Missgeschick, die fleischigen Ohrläppchen, der abgespreizte kleine Finger beim Teetrinken, das unbeschwerte Lachen oder die stille Empfindsamkeit nach einer Enttäuschung, all das lebt und gedeiht vor unseren Augen weiter – und wird uns überdauern.

Es ist wahr: Das Beste in uns weckt ein Kind.

Literatur

Bauer J (2002) Das Gedächtnis des Körpers. Eichborn, Frankfurt

Bauer M, Berghöfer A, Adli M (Hrsg) (2005) Akute und therapieresistente Depressionen, 2. Aufl. Springer, Berlin Heidelberg New York Tokio

Böge I (2006) Dissoziation – Psychotherapeutische und pharmakologische Interventionen. Nervenheilkunde 25: 753–760

Bowlby J (1951) Maternal care and mental health. World Health Organization, Genf

Bowlby J (1958) The nature of the child's tie to his mother. Int J Psychoanal 39: 350–373

Bowlby J (1982) Attachment and loss. Basic Books, New York

Bowlby J (1989) Attachment across the life cycle. Routledge, London

Bowlby J (1995) Elternbindung und Persönlichkeitsentwicklung. Dexter, Heidelberg

Braun K, Bogerts B (2001) Erfahrungsgesteuerte neuronale Plastizität. Nervenarzt 72: 3–10

Braus D (2004) Einblick ins Gehirn. Thieme, Stuttgart

Brecht B (2000) Der kaukasische Kreidekreis. Edition Suhrkamp Nr. 31, Frankfurt

Brisch KH (1999) Bindungsstörungen. Von der Bindungstheorie zur Therapie. Klett-Cotta, Stuttgart

Brisch KH (2003) Bindungsstörungen und Trauma. In: Brisch KH, Hellbrügge T (Hrsg) Bindung und Trauma. Klett-Cotta, Stuttgart

Buchheim A (2007) Klinische Bindungsforschung – Methoden und Befunde. Nervenheilkunde 26: 291–298

Camus A (1995) Der erste Mensch. Rowohlt, Reinbek bei Hamburg

Carter R (1999) Atlas Gehirn. Schneekluth, München

Crome A (1999) Elternleid – Kindernöte. Spektrum 28(4): 102–104

Curtius F (1961) Das Individualitätsprinzp im Denken Ludolph Krehls. Munch Med Wochenschr 103: 2494–2497

Dalai Lama (2004) Die Regeln des Glücks. Bastei, Bergisch-Gladbach

Diller H (1994) Hippokrates. Ausgewählte Schriften. Reclam, Stuttgart

Ditfurth H von (1985) So lasst uns denn ein Apfelbäumchen pflanzen. Rasch & Röhring, Hamburg

Dulz B, Schneider A (1995) Borderline-Störungen. Schattauer, Stuttgart

Egle UT, Hoffmann SO, Joraschky P (Hrsg) (2005) Sexueller Missbrauch, Misshandlung, Vernachlässigung, 3. Aufl. Schattauer, Stuttgart

Eibl-Eibesfeldt I (1987) Grundriß der vergleichenden Verhaltensforschung, 7. Aufl. Piper, München

Fontane T (2003) Meine Kinderjahre. Artemis & Winkler, Düsseldorf (1893)

Fromm E (1966) Grundpositionen der Psychoanalyse. In: Fromm E (Hrsg) Fortschritte der Psychoanalyse. Hogrefe, Göttingen, S 19–32

Fuchs B (2003) Maria Montessori – Ein pädagogisches Porträt. Beltz, Weinheim

Fuchs T (2005) Ökologie des Gehirns. Nervenarzt 76(1): 1–10

Gast U, Rodewald F, Hofmann A et al. (2006) Die dissoziative Identitätsstörung – Häufig fehldiagnostiziert. Dtsch Arztebl 103(47): A-3193/B-2781/C-2664

Gebauer K, Hüther G (Hrsg) (2004) Kinder brauchen Wurzeln, 4. Aufl. Walter, Düsseldorf

Gibbs AM (2005) Bernard Shaw. A life. University Press, Florida

Greenfield SA (2003) Reiseführer Gehirn. Spektrum, Heidelberg

Grossmann KE, Grossmann K (Hrsg) (2003) Bindung und menschliche Entwicklung. Klett-Cotta, Stuttgart

Habermeyer ES, Herpertz C(2006) Dissoziale Persönlichkeitsstörung. Nervenarzt 77(5): 605–617

Häfner S, Franz M, Lieberz K, Schepank H (2001) Psychosoziale Risiko- und Schutzfaktoren für psychische Störungen: Stand der Forschung. Psychotherapeut 46(6): 403–408

Hassenstein B (1973) Verhaltensbiologie des Kindes. Piper, München

Hauser M (2007) Moral minds. Harper, Boston

Literatur

Heigl-Evers A, Heigl F, Ott J (Hrsg) (1993) Lehrbuch der Psychotherapie. Gustav Fischer, Stuttgart

Hellbrügge T, Wimpffen JH von (1974) Die ersten 365 Tage im Leben eines Kindes – Die Entwicklung des Säuglings, 2. Aufl. TR, München

Herpertz-Dahlmann B, Resch F, Schulte-Markwort M, Warnke A (Hrsg) (2005) Entwicklungspsychiatrie. Schattauer, Stuttgart

Herschkowitz N (2002) Das vernetzte Gehirn, 2. Aufl. Huber, Bern

Hoffmann H (1844) Der Struwwelpeter

Hoffmann SO (2006) Viktor von Weizsäcker – Arzt und Denker gegen den Strom. Dtsch Arztebl 103(11): 577

Huber M (1995) Multiple Persönlichkeiten – Überlebende extremer Gewalt. Fischer, Frankfurt a.M.

Humboldt W von (1973) Schriften zur Sprache. Hrsg. v. Böhler M. Reclam, Stuttgart

Hüther G (2005) Bedienungsanleitung für ein menschliches Gehirn, 5. Aufl. Vandenhoeck & Ruprecht, Göttingen

Jacob G, Lieb K (2007) Borderline-Persönlichkeitsstörung. Up2date Psychiatrie 1: 61–76

Jaspers K (1981) Nietzsche. Einführung in das Verständnis seines Philosophierens. De Gruyter, Berlin

Kant I (1984) Über Pädagogik, 5. Aufl. Hrsg. von Holstein, H. Kamp, Bochum (1803)

Kernberg OF (1996) Narzisstische Persönlichkeitsstörungen. Schattauer, Stuttgart

Kernberg OF, Buchheim P, Dulz B et al. (Hrsg) (2002) Die gesunde Persönlichkeit. Persönlichkeitsstörungen – Theorie und Therapie. Schattauer, Stuttgart

Leven K-H (Hrsg) (2005) Antike Medizin. Ein Lexikon. Beck, München

Lottmann HR (1986) Camus. Eine Biographie. Hoffmann & Campe, Hamburg

Malson L (1972) (Hrsg) Die wilden Kinder. Suhrkamp, Frankfurt a.M.

Miller A (1986) Tod eines Handlungsreisenden. Fischer, Frankfurt a.M.

Mitscherlich A (1963) Auf dem Weg zur vaterlosen Gesellschaft. Piper, München

Oerter R, Montada L (Hrsg) (2002) Entwicklungspsychologie, 5. Aufl. Beltz, Weinheim

Pechstein J (1974) Über Umweltabhängigkeit der frühkindlichen zentralnervösen Entwicklung. Thieme, Stuttgart

Pedrosa G, Rupprecht R (2003) Aktuelles zur Bindungstheorie und Entwicklungspsychologie sowie neurobiologische Aspekte bei psychiatrischen und psychosomatischen Erkrankungen. Nervenarzt 74(11): 965–971

Perler D (1998) Rene Descartes. Beck, München

Pestalozzi JH (2006) Wie Gertrud ihre Kinder lehrt. Literarische Tradition, Bad Schwartau

Putman F (2003) Die Dissoziative Identitätsstörung. Junfermann, Paderborn

Revenstorf D (2006) Die vier Quadranten des Wissens. DNP Neurol Psychiat 4: 54–57

Riemann F (1985) Grundformen der Angst. Reinhard, München

Riemer M (2006) Zur Auswirkung des Gewaltverbotes in der Erziehung nach § 1631 Abs. 2 BGB auf das Strafrecht. Interdisziplinäre Fachzeitschrift der DGgKV 9(2): 81–88

Rousseau JJ (1762) Emile.

Sack M (2004) Diagnostische und klinische Aspekte der komplexen posttraumatischen Belastungsstörung. Nervenarzt 75(5): 451-459

Sartre JP (1966) Das Sein und das Nichts. Versuch einer phänomenologischen Ontologie. Aus dem Franz. übers. von Streller J, Ott KA, Wagner A. Rowohlt, Hamburg

Scharfetter C (1991) Allgemeine Psychopathologie. Thieme, Stuttgart

Schiepek G (Hrsg) (2003) Neurobiologie der Psychotherapie. Schattauer, Stuttgart

Schiepek G, Stirn A (2006) Neurobiologische Effekte der Psychotherapie: Das Gehirn – dynamisch und selbstorganisierend. DNP Neurol Psychiat 6: 49–52

Schneider F, Fink GR (Hrsg) (2007) Funktionelle MRT in Psychiatrie und Neurologie. Springer, Berlin Heidelberg New York Tokio

Schott H (2005) Paracelsus. Dtsch Arztebl 102(38)

Seiffge-Krenke J (2001) Neuere Ergebnisse der Vaterforschung. Psychotherapeut 46(6): 391-397

Senf W, Borcsa M, Broda M et al. (Hrsg) (2005a) Übergänge und Grenzen psychotherapeutischen Handelns. Psychother Dial 6(2)

Senf W, Borcsa M, Broda M et al. (Hrsg) (2005b) Angststörungen. Psychother Dial 6(4)

Senf W, Borcsa M, Broda M et al. (Hrsg) (2006a) Kindheit. Psychother Dial 7(1)

Senf W, Borcsa M, Broda M et al. (Hrsg) (2006b) Psychotrauma. Psychother Dial 7(4)

Spitz R (1974) Vom Säugling zum Kleinkind – Naturgeschichte der Mutter-Kind-Beziehungen im 1. Lebensjahr. Klett, Stuttgart

Spitzer M (2004) Musik im Kopf. Schattauer, Stuttgart

Stübner S, Volkl G, Soyka M (1998) Zur Differentialdiagnose der dissoziativen Identitätsstörung. Nervenarzt 69: 440–445

Teegen F (2000) Psychotherapie der posttraumatischen Belastungsstörung. Psychotherapeut 45(6): 341–349

Veit-Jakobus D (1991) Johann Amos Comenius mit Selbstzeugnissen und Bilddokumenten. Rowoholt, Reinbek

Watson JB (1997) Behaviorismus. Klotz, Eschborn

Watzlawick P (1988) Münchhausens Zopf oder Psychotherapie und Wirklichkeit. Piper, München

Wettig J (2000) Vorsicht Psychotherapie. Psycho 26(9): 416–420

Wettig J (2003) Das ärztliche Gespräch mit depressiven Patienten. MMW Fortschr Med 145: 253–255

Wettig J (2005) Einmal Couch und zurück. Wissenschaft und Praxis, Sternenfels

Wettig J (2006) Eltern-Kind-Bindung: Kindheit bestimmt das Leben. Dtsch Arztebl 103(36): A 2298–2301

Sachverzeichnis

A

Abhängigkeit 2, 80, 86, 87, 96, 139, 146, 153, 192, 213, 225, 234
Abstinenzregel 217
Abwehr 18, 54, 125, 137, 138, 167, 189, 224, 242
Acetylcholin 16
Adaptation 94
Adoleszenz 90, 192, 195, 213
Adrenalin 16, 17, 104, 189
Adult Attachment Interview (AAI) 110, 114, 136
Affektregulation 99, 139
Aggression 17, 63, 64, 78, 80, 82, 118, 141, 166, 167, 204, 205, 206, 208
Aggressivität 140
Agieren 219
Agoraphobie. Siehe Angststörung
Alkoholismus 80, 130, 146, 151, 153, 157
Altruismus 92, 93, 184
Amnesie 200, 227
Amygdala 17, 18, 20, 21, 22, 46, 75, 103, 104, 187, 189, 191, 193, 201, 228
Anamnese, biographische 237
Angst 5, 104, 137, 187
– Erkrankung 5
– Sensibilität 192
– Störung 5, 190, 191, 192, 238
– Therapie 230
– Trennungsangst 192
– Zukunftsängste 238
Anhedonie 193
Annäherung 139, 140, 188
Anpassung 14, 24, 49, 57, 80, 83, 96, 103, 112, 130, 131, 167, 200, 215, 242
Aplysia californica 46
»arousal« 17
Außenwohngruppe 181
Autoaggression 167
Autonomie 86, 123, 240
– Bedürfnis 78
– Streben 79
Axon 13, 14, 23

B

Behaviorismus 38, 96
Behinderung 34
– limbisches System 22
– Prozess 10, 14

Belohnung 50, 231
– Effekt 149
– System 20, 22
– System 239
– Zentrum 225, 228
Bereitschaftspflege 182
Bestrafung 22, 83, 127, 137, 138, 141, 183, 204, 206
Beziehung 3, 6, 39, 50, 63, 78, 80, 82, 84, 87, 94, 97, 104, 105, 135, 136, 141, 142, 144, 146, 147, 154, 163, 166, 170, 177, 178, 192, 194, 196, 204, 205, 208, 238
– Abbruch 8, 112, 143, 154, 155, 167, 208
– Angebot 104, 105, 167, 234
– Arbeit 181
– Erwartung 100
– Fähigkeit 3, 64, 99, 106, 115, 139, 165, 181, 196, 243
– Gestaltung 195
– Konflikt 154
– Konflikt 243
– Problem 212
– Qualität 57
– Stil 155
– Störung 7
– therapeutische 215
– Wandel 122
Bildung 127, 240
– Bildungsniveau 148
Bindung 3, 236, 240
– Abbruch 143
– Bedürfnis 106, 115
– Bindungsstil 111
– desorganisiert-desorientierte. Siehe Fremde-Situation-Test
– distanziert-beziehungsabweisende Bindungseinstellung. Siehe Adult Attachment Interview (AAI)
– Erfahrung 7, 43, 76, 110, 114, 115, 134, 182
– Forschung 8, 45, 96, 97, 106, 107, 112, 127, 187, 223
– individuelle 177
– Muster 114
– Person 104, 105, 106, 112, 113, 135, 137, 140, 181
– präokkupierte, verstrickte Bindungseinstellung. Siehe Adult Attachment Interview (AAI)
– Qualität 110, 111, 113
– sicher-autonome Bindungseinstellung. Siehe Adult Attachment Interview (AAI)
– sichere. Siehe Fremde-Situation-Test

– Stil 114, 115, 134, 137, 139, 141, 192, 205, 234
– System 98, 99, 100, 110, 192
– Theorie 96, 101, 104, 106, 107, 110, 115, 177, 192, 233, 240
– unsicher-ambivalente. Siehe Fremde-Situation-Test
– unsicher-vermeidende. Siehe Fremde-Situation-Test
– unverarbeitetem Objektverlust beeinflusste Bindungseinstellung. Siehe Adult Attachment Interview (AAI)
– Verhalten 98, 110
Borderline-Persönlichkeitsstörung 195, 196, 198
Botenstoff 16
Broca-Areal 67

C

Charakter 8, 38, 41, 43, 74, 117, 122, 146, 151, 161, 228, 230
Chromosom 42
Chronifizierung 140, 231
Coping 94
»corticotropin releasing hormone« (CRH) 18, 103
»craving« 225

D

Dauerpflege 182
Delinquenz 138, 141, 153, 154, 155, 163, 165, 167, 204
Depression 5, 7, 16, 39, 47, 64, 124, 146, 166, 167, 169, 171, 177, 192, 193, 194, 195, 212, 224, 231, 240
Deprivation 6, 39, 173, 178, 179
– Forschung 177, 180
Desoxyribonukleinsäure (DNS) 41
dissoziale Persönlichkeitsstörung 140, 204, 205, 206
Dissozialität 156, 206
Dissoziation 198, 200, 201, 202, 203, 228
dissoziative Identitätsstörung 198, 200
Dopamin 20, 22, 74
»Droge Arzt« 215
Drohstarren 205
Dyade 123

Sachverzeichnis

E

Einfühlungsvermögen 49, 50, 66, 80, 81, 92, 113, 115, 159, 163, 165, 243
elterliche Sorge 160, 239
»elterliches Züchtigungsrecht« 160
Elternrolle 2, 154, 167, 188, 214, 237, 244
Embryonalstadium 10
Empathie 40, 66, 68, 86, 92, 94, 122, 135, 204, 208, 219, 233
Engramm 230
Epigenetik 42
Erfahrung 104
Erinnerungsspur 171, 228, 237
Erkundungssystem, motorisches 98
erlernte Hilflosigkeit 169
Erziehung 5, 65, 116, 117, 118, 119, 126, 127, 146, 150, 154, 159, 160, 161, 165, 175, 180, 181, 182, 183, 244
- Hilfe 180, 181
- Merkmal 141, 204
- Milieu 154
- Prinzip 127
- Prozess 87
- Stil 5, 132, 136, 205, 237, 243
- - autoritativer 127
- Unfähigkeit 7, 169
- Ziel 118
Es 227
Ethologie 38, 101
Exhibitionismus 171
Exploration 99, 110, 125, 233, 240

F

Familie 2, 4, 49, 50, 59, 71, 74, 75, 86, 89, 97, 106, 116, 117, 118, 119, 121, 127, 128, 131, 139, 140, 143, 144, 145, 146, 147, 148, 149, 150, 151, 155, 157, 158, 159, 163, 168, 171, 177, 179, 180, 192, 203, 204, 207, 212, 220, 239, 242
- Beratung 120
- Betreuung 157
- Bild 116, 117, 129
- Erziehung 117, 127
- Gericht 156, 160, 162, 182
- Großeltern 121
- Hebamme 158, 163
- Helfer 154, 157, 158
- Herkunftsfamilie 183
- Hilfe 155, 159, 179, 242, 243
- Identität 152
- Kernfamilie 117
- Konflikt 146
- Multiproblemfamilie 153
- Neurose 147
- Normalfamilie 116
- Patchwork-Familie 116
- Pflegefamilie 98, 163
- Planung 120
- Politik 179
- Probleme 147, 150
- Risikofamilie 163
- Struktur 117
- Suchtfamilie 150
- System 119, 121, 144
- Therapie 180, 223
- Welt 126
Familientherapie
- aufsuchende Familientherapie 159
- systemische Familientherapie 159
Feinfühligkeit 3, 44, 99, 105, 107, 112, 115, 126, 233
Feinmotorik 29, 68, 88
Fetalstadium 10
Filialprägung 50, 101
Filopodie 12
Findelkinder 172
»flashback« 199
Flexibilität 3, 40, 58, 60, 85, 86, 92, 113, 147
Fremdbetreuung 105, 106
Fremdeln 54, 99
Fremde-Situation-Test 110
Fremdheit 110
Frontalhirn 18, 19, 20, 21, 23, 172, 187, 225, 229
funktionelle Magnetresonanztomographie (fMRT) 45, 103, 224
funktionelle Organbeschwerden 135

G

γ-Aminobuttersäure (GABA) 74
Geborgenheit 2, 44, 49, 76, 79, 99, 119, 125, 183, 196, 204, 230
Gedächtnis 2, 7, 16, 18, 31, 42, 46, 52, 55, 65, 67, 84, 201, 208, 227, 228, 231, 234
- autobiographisches 115
- biographisches 16, 143, 193, 227
- Blockade 6, 201
- emotionales 17, 102, 164, 227
- Inhalte 100
- Spur 5
- Verlust 228
Gegenseitigkeit
- negative 166
- positive 166
Gegenübertragung 218, 219
Gehirn 2, 3, 7, 8, 10, 11, 12, 13, 14, 17, 21, 22, 23, 24, 28, 35, 39, 40, 42, 44, 45, 46, 47, 53, 68, 74, 100, 101, 103, 104, 149, 150, 187, 201, 223, 224, 225, 227, 228, 230, 231, 232, 234, 236, 239
Gehirnreifung 102, 193
Gen 8, 42
- Aktivierung 42
- Expression 42
- Human Genome Project 41
generalisierte Angststörung. Siehe Angststörung
Geruch 26
Geschlechtsrolle 84, 116
Gesetz zur Ächtung der Gewalt in der Erziehung 160
Gesundheit 87
Gewalt 63, 65, 80, 117, 134, 138, 141, 143, 145, 149, 157, 159, 160, 161, 162, 163, 164, 166, 169, 170, 171, 184, 196, 204, 208, 242
Glen Mills Schools 184
Glück 4, 92, 214, 227, 239, 240, 241
Glutamat 74
Gruppenkohäsion 184

H

Habituation 48
Heim 39, 55, 98, 121, 142, 151, 154, 157, 163, 174, 175, 176, 177, 178, 179, 181, 182, 183, 196, 207
- Erziehung 173, 180
- Kampagne 179
- Kind 175, 178
- Mädchenheim 177
- Unterbringung 180, 183
»helping alliance« 216
»Herdprämie« 117
Hippocampus 16, 17, 22, 47, 103, 193, 201, 227, 229
Hospitalismus 39, 173, 177, 180
Hypophyse 18
Hypothalamus 18, 22
Hypothalamus-Hypophysen-Nebennierenrinden-Achse 7, 103

I

Ich
- Integrität 91
- Philosophie 226
- Stärke 57, 74
- Verarmung 193

Identifikation 34, 80, 84, 124, 184
Identität 40, 84, 90, 122, 125, 139, 202
Imitationslernen 48, 67
Individualität 77, 78, 146, 171
Individualpädagogik 184
Individuation 34, 80, 123
Instanzenmodell 228, 229
Intelligenz 34, 39, 61, 132, 208, 227
- emotionale 60, 61, 62, 64, 65, 66, 72
- emotionale 92
- motorische 29, 30
- Quotient 115
- Quotient 61
- soziale 26

Intimität 90
Intuition 239

J

Jugend
- Amt 8, 142, 154, 155, 156, 157, 162, 174, 182
- Fürsorge 174
- Gerichtsgesetz 183
- Hilfe 157, 159, 181, 184
- Wohlfahrtsgesetz 180

K

Kaspar-Hauser-Syndrom 172
Kauai-Studie 131
Kinder- und Jugendhilfegesetz 180
Kindernotgipfel 243
Kinderschutz 243
Kindesmisshandlung 162, 166
Kindeswohl 156
Kindheit 236
Kohärenz 114
Kommunikation 31, 32, 33, 47, 49, 56, 61, 62, 64, 65, 70, 91, 112, 145, 148, 149, 244
- chemische 26
- Bereitschaft 57
- Fähigkeit 65
- Stil 216

Kompetenz 91, 240
- soziale 57, 58, 61, 62, 64, 65, 66, 107, 113, 132, 167, 176, 180

Konditionierung 48, 166
Konflikt 212
- Abhängigkeits-Autonomie-Konflikt 213
- aktueller unbewusster 224

Konflikt 83
- Bewältigung 113, 141
- chronischer 146
- Druck 155
- internalisierter 146
- Loyalitätskonflikt 152
- Partnerschaftskonflikt 166
- Potenzial 146

Konsolidierung 16
Kontrolle 81, 86, 96, 99, 142, 148, 149, 157, 160, 167, 198, 200, 225, 229
- Bedürfnis 82
- Mechanismus 155
- motorische 89
- soziale 118

Kortex 11, 20, 29, 224, 229, 231
Kortisol 7, 16, 17, 18, 103, 104, 105, 134, 140, 189, 193, 202
»Kraft der Wohnstube« 125
Kriminalität 131, 183, 184
Kulturtechniken 89

L

Leihoma 121
Leihopa 121
Leistung 50
- Bereitschaft 64
- Niveau 61
- Prinzip 82
- Test 60
- Vergleich 60

Leitbild 49, 84, 160, 165, 176
Lernen 12, 22, 23, 38, 41, 44, 46, 48, 50, 55, 56, 58, 60, 61, 62, 66, 67, 72, 119, 123, 126, 128, 129, 149, 152, 186, 188
- Fähigkeit 38, 52
- kombiniertes 55
- konstruktives 48
- latentes 49
- motorisches 67
- Potenzial 40
- Prozess 40, 42, 46, 47, 50, 51, 52, 56, 57, 65, 68, 156, 165, 177, 178
- soziales 62
- spielerisches 53

Libido 96
limbisches System 164, 224, 225, 228, 229, 231
Liquor 11

M

Macht 20, 22, 81, 82, 99, 122, 136, 147, 148, 202, 203
- Anspruch 162
- Bedürfnis 82
- Erleben 149
- Gefälle 219
- Spiel 145
- Streben 82

Markscheide 15
Medien 32, 49, 50, 53, 93, 148, 149
- Inhalt 149
- Konsum 53, 148, 150
- Technik 164
- Vielfalt 164

Migration 11, 17
Missbrauch 152, 169, 170, 192, 238
- Erfahrung 170, 171, 196, 199
- inzestuöser sexueller 200
- Opfer 169, 194
- sexueller 103, 154, 162, 169, 170, 171, 192, 194, 195, 198, 200
- Vater-Tochter-Inzest 169

Misshandlung 131, 138, 140, 141, 145, 154, 159, 161, 162, 163, 166, 167, 169, 182, 192, 194, 204, 205
Montessori-Pädagogik 128
Moral 19, 88, 92, 118, 174, 204, 229, 230
Myelinisierung 10, 15, 25
Motivation 20, 22, 49, 57, 64, 112, 118, 231

N

Nachahmung 48, 50, 54, 67, 72, 119, 156, 166, 178
narzisstische
  Persönlichkeitsstörung 135, 163
National Child Development
  Studie 194
Nebennierenrinde 18
Neurobiologie 236
Neuron 11, 12, 14, 16, 20, 23, 225
Neuroplastizität 10, 12, 14
Neuropsychoanalyse 228
Neurotransmitter 14

Sachverzeichnis

Neutralität 234
Noradrenalin 18, 42, 46, 74, 75, 104
Nucleus accumbens 20, 21, 228

O

Objektpermanenz 33, 99

P

Pädagogik, konfrontative 184
Pädophilie 170
- Entwicklung 136
- Persönlichkeit 164, 172
- Störung 138, 166, 171
Panikstörung. Siehe Angststörung
Pathogenese 243
Personenpermanenz 99
Persönlichkeit 3, 4, 8, 17, 51, 59, 74, 76, 77, 78, 80, 81, 82, 83, 85, 87, 91, 94, 113, 119, 127, 129, 130, 212, 213, 224, 230, 241
- Akzent 86
- Defizit 7
- Entwicklung 4, 50, 88, 89, 91, 97, 125, 130, 186
- Fragment 199, 200, 203
- Merkmal 68
- multiple 198, 199
- Schäden 8
- Spaltung 198
- Störung 39, 85, 87, 94, 112, 212
- Struktur 56, 83, 93
- Züge 77, 87, 88
Perspektiven der allgemeinen Psychotherapie
- Beziehungsperspektive 220
- entwicklungsgeschichtliche Perspektive 220
- motivationale Perspektive 220
- Ressourcenperspektive 220
- Störungsperspektive 220
Phobie, soziale. Siehe Angststörung
Phobie, spezifische. Siehe Angststörung
Phobie. Siehe Angststörung
PISA 58, 60, 61, 107, 128
Placeboeffekt 215
Positronen-Emissions-Tomographie (PET) 45
»Preparedness«-Hypothese 188
Prägung 8, 38, 101, 171, 181, 186
Prävention 132, 243
- Programm 163

»pruning« 12
Psychoanalyse 87, 94, 96, 97, 104, 198, 218, 219, 221, 222, 223, 224
Psychologie 38, 172, 177
- Entwicklungspsychologie 88, 97, 104, 119, 163, 177, 187, 223, 236
- Persönlichkeitspsychologie 88
- Tiefenpsychologie 187
- Tiefenpsychologie 221
- tiefenpsychologisch fundierte Psychotherapie 224
Psychopharmaka 197, 208, 223, 230, 232
psychosomatische Medizin 237
Psychotherapie 47, 65, 71, 135, 170, 212, 214, 215, 216, 218, 219, 221, 223, 224, 227, 230, 231, 232, 233, 234, 240
- supportive Therapie 213
- Verhaltenstherapie 194
Pubertät 12, 15, 22, 90, 122, 141, 152, 170, 171, 172, 204, 238, 244
Pyramidenbahn 30

R

Recht auf Schutz und Intimität der Familienbeziehungen 162
Reflex 24, 28, 47
Reife 3, 4, 25, 48, 49, 50, 54, 88, 91, 92, 93, 123, 125, 152, 169, 171, 239, 241
Reiz 16, 17, 20, 22, 24, 42, 44, 45, 47, 48, 56, 75, 76, 78, 83, 102, 103, 120, 123, 149, 173, 177, 180, 188, 224, 225, 230
- Leitung 25
- neutraler 188
- Offenheit 20
- Überflutung 20, 48, 200
Resilienz
- Forschung 130
- Konzept 132
- Paradigma 130
Ressource 58, 60, 79, 121, 130, 146, 154, 215, 216, 233, 241
Rückenmark 30, 39, 162, 173

S

Salutogenese 88, 241, 242, 243
Scham 19, 152, 170, 171, 175, 179, 192, 196, 243
Schizophrenie 20, 43, 48, 70, 198, 200

Schmerz 3, 5, 7, 17, 18, 25, 32, 52, 56, 70, 104, 135, 138, 167, 177, 91, 192, 195, 212, 213, 214, 220, 221, 228, 243
Schreikinder 120
Selbst
- Bestimmung 226, 227, 230, 234, 238
- Bewunderung 163
- Bewusstsein 68, 118, 146
- Bild 3, 90, 110
- Einschätzung 194
- Entwertung 193
- Erkenntnis 184
- Findung 238
- Kenntnis 94
- Kontrolle 217
- Kritik 216
- Reflexion 94, 145
- Sicherheit 5, 49, 57, 89
- Unsicherheit 143, 169
- Verletzung 94, 143, 177, 195, 220
- Vertrauen 113, 123, 137, 166, 177, 243
- Verwirklichung 94
- Wahrnehmung 64, 65, 66, 88, 92, 115, 139, 219, 242
- Wert 94
- Wirksamkeit 44, 112, 123, 128, 153, 179, 196, 197, 240
- Zweifel 6, 7, 51, 167, 193
Selbstständigkeit 50, 79, 96, 129, 135, 169
Selbstwertgefühl 3, 128, 130, 136, 139, 163, 193, 195, 212
»selffullfilling prophecy« 215
»sensation seeking« 141, 206
Serotonin 74
Sicherheit 22, 27, 56, 79, 81, 86, 110, 119, 125, 127, 144, 223, 233, 234
»Sleeper-Effekt« 171
SOLE 62
Sorgerecht 156
Sozialamt 154, 155, 158
Sozialentwicklung 54
soziales Lächeln 54
Sozialgesetzbuch (SGB) 180
Sozialhilfe 168
Sozialisation 34, 49, 52, 65, 96, 104, 118, 119, 155, 184, 204, 208, 215, 230
Sozialkontakt 54
Sozialverhalten 50, 97, 140, 159
Spontanität 81, 83, 84, 86, 87, 128, 164
- Erwerb 119
- Sprache 127, 128
Sprache 2, 5, 17, 18, 23, 24, 30, 31, 34, 35, 36, 44, 47, 48, 49, 52, 54, 66, 67, 86, 88, 96, 106, 152, 166, 173, 180, 216, 219, 222
- Ammensprache 32

- Benennungsexplosion 33
- Defizit 150
- Einwortsatz 33
- Entwicklung 33, 34, 54, 99, 149
- Entwicklungsverzögerung 149
- Erwerb 31, 32, 34, 35, 39, 54, 67, 178
- Gedächtnis 31
- gurren 32
- Lallphase 32
- Muttersprache 31, 34, 101
- Phoneme 31
- Prosodie 31
- Schatz 149
- Stil 150
- Störung 34, 173
- Verzögerung 34
- Wortschatz 34
- Zentrum 201
staatliche Vor- und Fürsorge 160
Stabilität 4, 46, 58, 83, 91, 142, 231
Stress 7, 16, 17, 102, 103, 104, 140, 193, 202, 231, 242
- Achse 7, 18, 19, 104
- Bindungsstress 46
- Dauerstress 7
- emotionaler 149
- Hormon 7, 16, 17, 105, 134, 189, 193, 201, 227
- Hormonachse 46
- Narbe 5, 46, 102, 103, 143, 187, 237
- Regulierung 94
- Reiz 18
- Resistenz 130
- Situation 132
- Trennungsstress 105
Sucht 6, 7, 22, 80, 138, 141, 148, 149, 151, 152, 154, 158, 159, 163, 165, 166, 167, 169, 204, 206, 208, 224, 225
Suizid
- Suizidalität 90, 167, 152, 164, 171, 177, 195, 200
- Suizidversuch 196
Suizidversuch 243

Synapse 11, 12, 13, 14, 15, 17, 43, 44, 101
- Bildung 10
- Sturm 44

T

»Tafeln« 159
Temperament 8, 74, 75, 76, 80, 84, 87, 47, 105, 106, 119, 131, 132, 138, 163, 191
Thalamus 20, 22, 188, 189, 201, 231
transgenerationale Weitergabe 114, 142, 237
Trauma 7, 96, 103, 132, 138, 139, 140, 142, 143, 147, 154, 164, 168, 171, 182, 187, 192, 193, 194, 195, 196, 198, 199, 200, 201, 202, 203, 221, 224, 227, 228, 230, 231, 232, 237, 242, 243
Triade 117, 123, 125
Trieb 96, 187, 225, 227, 228
- Abfuhr 170
- Hemmung 23
- Sexualtrieb 170
- Theorie 96
Tugend
- öffentliche Tugend 158
- private Tugend 158

U

Überbehütung 163, 238
Über-Ich 187, 227, 229, 230
Übertragung 218, 234
Umwelt 2, 18, 31, 32, 34, 38, 41, 42, 43, 44, 47, 50, 52, 53, 54, 78, 79, 97, 106, 119, 127, 186, 195, 201, 204, 236

Unbewusste 187
Urvertrauen 57, 89, 91, 110

V

Verdrängung 6, 80, 136, 146, 149, 168, 174, 187, 224, 227, 228, 242, 243
Verlust 6, 20, 39, 71, 93, 122, 125, 132, 151, 153, 170, 173, 181, 192, 200
- Angst 79, 165
- Erlebnis 136, 194, 195, 243
- Objektverlust 114
Vermeidung 5, 81, 97, 111, 118, 188, 227
Vernachlässigung 7, 39, 43, 76, 115, 131, 134, 138, 143, 154, 157, 159, 162, 163, 169, 173, 182, 194, 196, 198, 206, 214, 223, 238
Verstärkung 22, 56, 118, 141, 184, 195
Vorbild 2, 5, 40, 48, 50, 58, 84, 113, 119, 124, 126, 156, 160, 179, 204
Vulnerabilität 80, 193, 204, 243

W

»Wasserschlauchentscheidung« 161
Wohlstandsverwahrlosung 164, 165
Wohnkollektiv 179
Wolfskinder 172

Z

Zuwendung 6, 7, 22, 26, 32, 33, 39, 44, 54, 57, 68, 75, 78, 80, 81, 82, 83, 85, 86, 91, 105, 125, 135, 137, 163, 165, 169, 170, 172, 192, 196, 197, 204, 238, 240

GPSR Compliance

The European Union's (EU) General Product Safety Regulation (GPSR) is a set of rules that requires consumer products to be safe and our obligations to ensure this.

If you have any concerns about our products, you can contact us on

ProductSafety@springernature.com

In case Publisher is established outside the EU, the EU authorized representative is:

Springer Nature Customer Service Center GmbH
Europaplatz 3
69115 Heidelberg, Germany

www.ingramcontent.com/pod-product-compliance
Lightning Source LLC
LaVergne TN
LVHW080311260326
834688LV00038B/1064